Hanni Rützler

KINDER LERNEN ESSEN

Strategien gegen das Zuviel

Hubert Krenn Verlag

IMPRESSUM

Mag. Hanni Rützler
futurefoodstudio
Wien, Österreich

www.futurefoodstudio.at

Das Werk, einschließlich aller seiner Teile, ist urheberrechtlich geschützt. Jede Verwertung außerhalb des Urhebergesetzes ist ohne Zustimmung der Hubert Krenn VerlagsgesmbH unzulässig und strafbar. Das gilt insbesondere für Vervielfältigungen, Übersetzungen, Mikroverfilmungen und die Einspeicherung und Verarbeitung in elektronischen Systemen.

Die in diesem Buch veröffentlichten Ratschläge sind mit größter Sorgfalt von der Autorin erarbeitet und geprüft worden. Eine Garantie kann jedoch nicht übernommen werden.

Ebenso ist eine Haftung des Verlags und seiner Beauftragten für Personen-, Sach- oder Vermögensschäden ausgeschlossen.
Jede gewerbliche Nutzung der Arbeiten und Entwürfe ist nur mit Genehmigung der Hubert Krenn VerlagsgesmbH gestattet.

PRODUKTHAFTUNG Sämtliche Angaben in diesem Fachbuch erfolgen trotz sorgfältiger Bearbeitung und Kontrolle ohne Gewähr. Insbesondere Angaben über die Dosierungsanweisungen und Applikationsformen müssen vom jeweiligen Anwender im Einzelfall anhand anderer Literaturstellen auf ihre Richtigkeit überprüft werden. Eine Haftung der Autorin oder des Verlags aus dem Inhalt dieses Werkes ist ausgeschlossen.

Aus Gründen der leichteren Lesbarkeit werden in diesem Buch Personenbezeichnungen geschlechtsneutral formuliert.
Sie beziehen sich in gleichem Maße auf Frauen und Männer.

© Hubert Krenn Verlag, 2007

COVER Magdalena Appl
REDAKTION UND LEKTORAT Daniela Schuster / Büro Schwarzenberg
GRAFISCHE GESTALTUNG Magdalena Appl
DRUCK UND BINDUNG Druckerei Theiss GmbH, A-9431 St. Stefan
ISBN-13: 978-3-902351-94-2

INHALT

12 I DIE TÜCKEN DES SCHLARAFFENLANDS
Warum zu viel für uns zu viel ist

Die schöne Mär vom Überfluss 14
KULTURWISSENSCHAFT Einzug ins Schlaraffenland 15
STUDIE When Choice is Demotivation 16
Die Tücken des Schlaraffenlands 16
Auf der Suche nach den Schuldigen 17
Historische Wende 19
GESCHICHTE Die Industrielle Revolution und die Revolution des Nahrungsmittelangebots 20
Planlos im Überfluss 21
Ess-Erziehung in Zeiten des Mangels 22
KULTURWISSENSCHAFT Der Suppenkaspar 23
Ess-Erziehung in Zeiten des Überflusses 24
Ernährung sucht Orientierung 25
Welt im Wandel – Essen im Wandel 25
Veränderte Tagesrhythmen 25
Flexible Arbeit 26
Zeitnot als Massenphänomen 27
Der Trend zum Multitasking 28
STUDIE Womit verbringen wir unsere freie Zeit? 28
Das Problem Langeweile 29
New Woman, new Food 30
GESCHICHTE Der Anti-Haushalt 30
Mahlzeit? Nahrungsaufnahme! 33
STUDIE Gemeinsam oder einsam – Wie wir essen 34
Individualisten – Die neuen Esser 35
ABSTRACT Warum zu viel für uns zu viel ist 39

40 II VOM SÄUGLING ZUM FEINSCHMECKER
Auch essen will gelernt sein

Wie wir essen lernen 42
NATURWISSENSCHAFT Stufen der kindlichen Entwicklung 43
Geborene Genießer 52
Richtig essen – Eine angeborene Kompetenz 53
Was ist eigentlich Hunger? 54
Elterliche Verantwortung 56
Mutter und Vater als »vorbildliche« Esser 57
Die Ängste der Eltern 58

Das Problem der Ess-Erziehung in Zeiten der Regellosigkeit 59
Kleine Esser: Von der Randfigur zum Tischmittelpunkt 60
Disziplin versus Autonomie, Tradition versus Individualisierung 61
Was Kinder brauchen 62
Von Wurzeln und Flügeln 63
FORSCHUNG Was Kinder stärkt – Ergebnisse der Resilienz-Forschung 64
Wurzeln und Flügel – auch beim Essen 64
Der Hunger nach Liebe: Essen als Gefühlsmanagement 65
ERZIEHUNG Wertschätzung und Anerkennung 65
Essen ist kein Stoßdämpfer 66
KULTURGESCHICHTE Auf Brot und Wasser setzen 66
Anleitung zum Umgang mit Gefühlen 67
Die ersten 1.000 Mahlzeiten – Das Fundament für ein Leben als Esser 69
So is(s)t das Kind 70
Kinderkörper ticken anders 71
Ernährung für Besseresser 72
Optimierte Mischkost – Basis einer kindgerechten Ernährung 73
ERNÄHRUNG Altersgemäße Lebensmittelverzehrmengen
in der Optimierten Mischkost 74
Lebensmittel: Die richtige Wahl 75
Die richtigen Durstlöscher 78
Nicht nur das Richtige, sondern auch richtig essen 78
Lust auf Jause? 79
Die komplexe Welt des Essers 80
Hürde 1: Gut ist nicht gleich gut 81
Hürde 2: Der Kopf isst mit 81
GESCHICHTE Die Geschichte von Ernährungsvorschriften 81
Hürde 3: Die Entfremdung zwischen dem Essen und uns selbst 84
Hürde 4: Unsere Geschmackspräferenzen 85
Die Entstehung von Geschmackspräferenzen 86
STUDIE Auf den Geschmack gekommen 87
Süße Präferenzen 88
Erklärung 1: Süße Geschmacksvorliebe als Evolutionsvorteil 88
Erklärung 2: Zucker als Gegenstand weltumspannender Geopolitik 89
Erklärung 3: Zucker als leichte Zauberwelt 89
Erklärung 4: Zucker als schnelles, leicht zugängliches Mittel zur Sättigung 90
Salzige Präferenzen 90
Gelernte fettige Vorlieben 90
Das Phänomen der sensorisch spezifischen Sättigung 91
Sind wir Sklaven unserer Geschmackspräferenzen? 92
ABSTRACT Vom Säugling zum Feinschmecker – Auch essen will gelernt sein 93

94 III VIELFRASS & SUPPENKASPAR
Die Ursachen von Fettleibigkeit & Essstörungen

Zu dick, zu dünn oder gerade richtig? 96
Berechnung und Bewertung des Gewichts mittels BMI 96
BMI für Kinder und Jugendliche 97
Es kommt ganz dick! 97
DATEN UND FAKTEN Übergewicht – Die Welt ist eine Kugel 98
Die (teuren) Folgen des Übergewichts bei Kindern 99
Düstere Zukunft, großes Thema 99
Dicke Kinder, dünne Haut – Das Problem sozialer Ausgrenzung 101
STUDIE Kritik und Körperbild 101
Die armen Dicken, die dicken Armen 102
Die Antwort auf soziale Ausgrenzung: Kummerspeck 103
Die Ursachen der Adipositas-Pandemie 104
Übergewicht – Eine Frage der Gene? 104
Zwillingsstudien 105
Die Theorie der geizigen Gene 105
Hungrige Fettzellen 106
Dicksein – Ein soziales Schicksal? 107
STUDIE Der Suchtfaktor 107
Die unbewegte Kindheit 108
Die Bedeutung von Bewegung 110
Warum zu viel Energie dick macht 111
Das Konzept der Energiedichte 112
NATURWISSENSCHAFT Woher kommt die Energie? 113
Energie – Was Nahrungsmittel liefern 114
Die üblichen Verdächtigen: Fertiggerichte und Limonaden 116
Falsches Essen macht dick? Falsch essen macht dick! 117
Die unterschätzte Funktion von strukturierten Mahlzeiten 117
Die verführerische Macht der Abwechslung 118
FORSCHUNG Vielfalt macht dick 119
Von der Kraft der Portionsgröße 120
Die Diätfalle 121
Falle 1: Ration kommt von Ratio 122
Falle 2: Der Jojo-Effekt 123
Falle 3: Der Verlust der Genussfähigkeit 125
Falle 4: Die Dualität der Diät 126
Falle 5: Diät – Der erste Schritt in Richtung Essstörung 127
Vom Suppenkaspar und vom Vielfraß: Das Problem Essstörungen 128
GESCHICHTE Der echte Suppenkaspar 129
Was sind Essstörungen eigentlich? 129
Magersucht – Die Beherrschung des Hungers 131

MEDIZIN Warnsignale der Magersucht (Anorexia nervosa) 131
Bulimie – Der Teufelskreis von Schuld und Sühne 132
MEDIZIN Warnsignale der Ess-Brech-Sucht (Bulimia nervosa) 133
Is(s)t mein Kind normal? 133
MEDIZIN Teilsyndrom-Essstörung 134
Strategien gegen das Zuviel 135
Die Entdeckung der eigenen Bedürfnisse 137
ABSTRACT Vielfraß und Suppenkaspar – Die Ursachen von Fettleibigkeit und Essstörungen 139

140 IV GENIESSER LEBEN BESSER
Ein Plädoyer für den Genuss

Essen ist mehr ... 142
Genuss als Schlüssel zur Veränderung 144
STUDIE Magersucht als Genussphobie 145
Das Wesen des Genusses 145
GESCHICHTE Die Geschichte des Genusses 148
Keine Gesundheit ohne Genuss 150
Die schönen Nebenwirkungen des Genießens 151
STUDIE Wie Genießer essen 152
FORSCHUNG Der kleine Unterschied 153
Die Hürden auf dem Weg zum Genuss 153
Die Geringschätzung der Muße 154
Die Verkümmerung der Sinne 155
Der vernachlässigte Genuss 155
Der Frust mit der Lust 156
Konstruktivismus und Genuss 158
Auf zum Genuss, auf zum gesunden Essverhalten 159
Die Besiedlung hedonistischer Inseln 160
Die zwölf Gebote des Genusses –
Ein Guide für zukünftige Genießer 160
1. Gebot: Schalten Sie Ihre Sinne bewusst ein! 161
BIOLOGIE Die fünf Sinne 162
BIOLOGIE Die sinnliche Eroberung der großen weiten Essenswelt 166
2. Gebot: Machen Sie Lebensmittel zu Genussmitteln! 168
BIOLOGIE Sinnliche Erfahrungen 170
3. Gebot: Kochen Sie sich zum Genuss! 170
GESCHICHTE Von der Nachahmung zur Erziehung 172
4. Gebot: Warten Sie den richtigen Zeitpunkt ab! 174
5. Gebot: Nehmen Sie sich Zeit! 176

6. Gebot: Erlauben Sie sich zu genießen! 178
7. Gebot: Genießen Sie, was Ihnen gut tut! 179
8. Gebot: Achten Sie auf die Dosis! 180
9. Gebot: Sprechen Sie über den Genuss! 182
10. Gebot: Machen Sie Ihre Erfahrungen mit dem Genuss! 183
11. Gebot: Machen Sie gemeinsames Genießen alltäglich! 184
12. Gebot: Zelebrieren Sie den Genuss! 186
ABSTRACT Genießer leben besser – Ein Plädoyer für den Genuss 187

188 V GEBRAUCHSANWEISUNGEN
für das Schlaraffenland

Richtig essen – eine Frage der Erziehung 190
Ich esse (so), also bin ich (so) 190
Wählerische Kinder 191
Der Umgang mit negativen Erwartungen 192
Wie Kinder wählen 193
LITERATUR Von der Konsistenz der Wörter
und der Zunge in der Fremde 194
Heikelsein als Strategie für das Schlaraffenland 196
»Rezepte« für die Ess-Erziehung – Zehn Erziehungsregeln 197
1. Setzen Sie Essen nicht als Belohnung oder Bestrafung ein! 197
2. Lassen Sie Konflikte nicht mitessen! 198
3. Nehmen Sie Kinder und ihren Geschmack ernst! 200
4. Argumentieren Sie nicht mit Gesundheit! 202
5. Erlauben Sie Extrawünsche! 204
6. Akzeptieren Sie Ihren kleinen Wiederholungsesser! 205
7. Üben Sie keinen Zwang aus! 208
8. Begegnen Sie Frust mit Lust! 209
9. Nehmen Sie Appetitlosigkeit ernst, aber nicht persönlich! 212
10. Lehren Sie Werte, weniger Manieren! 214
GESCHICHTE Der lange Weg zu Messer und Gabel 215
Willkommen im Schlaraffenland 218
ABSTRACT Gebrauchsanweisungen für das Schlaraffenland 219

STICHWORT-INDEX 221
LITERATURVERZEICHNIS 227

FÜR

Daniela
Ella
Fritzi
Mona
Neptun

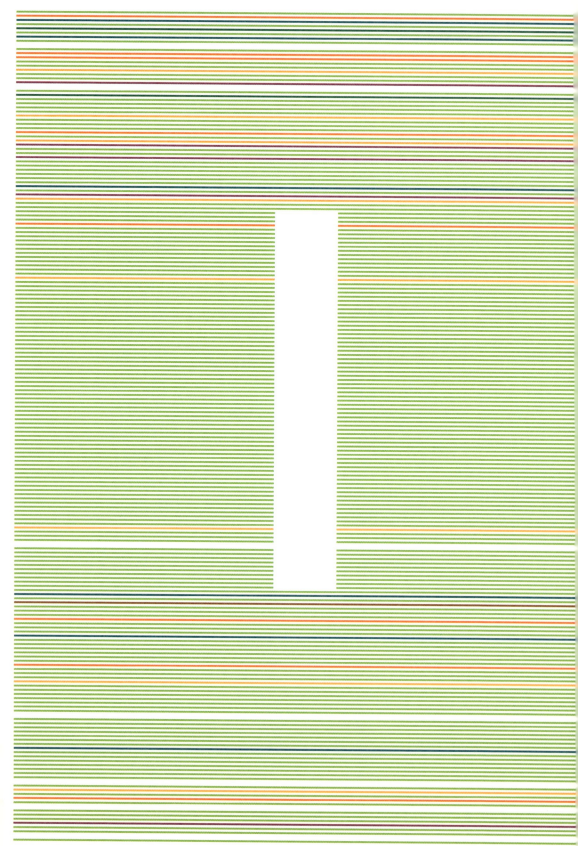

Die Tücken des Schlaraffenlands
Warum zu viel für uns zu viel ist

Das könnt ihr glauben, dass die Vögel dort gebraten in der Luft herumfliegen, Gänse und Truthähne, Tauben und Kapaune, Lerchen und Krammetsvögel. Und wem es zu viel Mühe macht, die Hand danach auszustrecken, dem fliegen sie schnurstracks ins Maul hinein.

AUS: Die Geschichte vom Schlaraffenland
VON: Ludwig Bechstein, deutscher Schriftsteller (1801–1860)

DIE SCHÖNE MÄR VOM ÜBERFLUSS

Die Geschichte der Menschheit ist auch eine Geschichte des Mangels. Jahrtausendelang sah sich der Großteil der Menschen auch in unseren Breiten einer Lebensmittelknappheit gegenüber. Mangelernährung, Krankheiten und die Sorge zu verhungern prägten unseren Alltag. Seit alters übt die Mär vom Schlaraffenland (von mhd. sluraff = Faulenzer) daher eine besondere Faszination auf uns aus. Die Vorstellung vom lukullischen Utopia, von gebratenen Krammetsvögeln, die durch die Luft fliegen, ist schon im 5. Jahrhundert vor Christus bei den griechischen Dichtern Telekleides und Pherekrates nachzulesen. Im 15. und 16. Jahrhundert taucht die Idee als Parodie auf das Paradies bei den Satirikern Sebastian Brant und Hans Sachs auf. Und mit den Märchen der Gebrüder Grimm und Ludwig Bechsteins hält das Land, in dem Wein statt Wasser aus den Quellen sprudelt, Käseräder so zahlreich wie Steine am Wegesrand liegen und gebratene Spanferkel frei umherlaufen, auf dass ein jeder sich jederzeit satt esse, schließlich Einzug in unsere Kinderzimmer.
Auch andere Länder kennen die Fantasie von einem Ort, an dem alles im Überfluss vorhanden ist: In England erzählt man sich beispielsweise vom Lubberland, Italiens Nachwuchs hört vom Paese di Cuccagna und in den Niederlanden ist das Schlaraffenland als lant van cockaengen bekannt, abgeleitet vom altfranzösischen Wort für Wohlgenuss – Cocagne.

Das Schlaraffenland – nur eine satirische Utopie, ein fiktives Land »*drei Meilen hinter Weihnachten*«? Würden wir heute Telekleides, Hans Sachs oder die Gebrüder Grimm durch unsere Lebensmittel-Mega-Märkte geleiten, sie durch die Restaurant-Flaniermeilen in unseren Stadtzentren führen, ihnen einen Blick in unsere heimischen Kühlschränke gewähren, sie würden sich wohl in jenem Schlaraffenland wähnen, das sie in ihren Satiren und Märchen über das Dolce Vita beschrieben haben. In unseren Flüssen mögen nicht Milch und Honig fließen, doch stehen seit den 1960er-Jahren in den Industrieländern Lebensmittel tatsächlich fast unbegrenzt zur Verfügung. Und durch den rasanten Zuwachs an Convenience-Produkten (Fertig- und Halbfertigspeisen) entfällt vielfach auch die aufwändige Zubereitung der Lebensmittel. Wie die gebratenen Krammetsvögel flattern uns die Speisen gleichsam in den Mund.

EINZUG INS SCHLARAFFENLAND KULTURWISSENSCHAFT

Früher mussten wir mit dem vorhandenen und saisonal bedingten Lebensmittelangebot unser Auslangen finden. Heute kann man allein in einem Supermarkt durchschnittlicher Größe aus einem Warenkorb wählen, der nicht weniger als 230.000 verschiedene Genussartikel bereithält. Der Preis für das Angebot? War der Einkauf für unsere Eltern und Großeltern noch eine Sache von wenigen Minuten, stellt er für uns eine komplexe Aufgabe dar, für die wir Zeit und Energie aufbringen müssen – und die uns auch nicht selten einige Selbstzweifel kostet.
Wenn man keine Wahl hat, sich nicht entscheiden darf, sondern Gegebenes hinnehmen muss, ist das Leben fast unerträglich. Nimmt die Zahl der Optionen zu, bedeutet das einen enormen Zuwachs an Autonomie, Kontrolle und Befriedigung. Wächst die Zahl der Wahlmöglichkeiten jedoch weiter, zeigen sich auch negative Aspekte, wie die sprichwörtliche »*Qual der Wahl*«. Wir fühlen uns überfordert. Um eine optimale Entscheidung treffen zu können, brauchen wir Informationen. Doch Warenkenntnisse über 230.000 Artikel zu erwerben, übersteigt nicht nur unser Zeitbudget, sondern auch unsere Gedächtnisleistung.
Heute müssen wir mit dem Wissen leben, dass wir bei einer Auswahl von 230 Suppen, 16 Sorten Instant-Kartoffelpüree, 75 Bratensoßen, 15 verschiedenen Olivenölen, 42 Essigarten und 175 Teebeutelvarianten eine gute, aber vielleicht nicht die beste Entscheidung treffen werden.

In seinem Buch »Anleitung zur Unzufriedenheit« hat der amerikanische Psychologe Barry Schwartz die Möglichkeit, zwischen 80 Chipssorten zu wählen, nicht als Paradies auf Erden, sondern schlichtweg als Tyrannei bezeichnet. Denn die »Lust-Temperatur« passt sich ständig an. Soll heißen: Wir gewöhnen uns sehr rasch an neue Entwicklungen und halten sie dann für selbstverständlich. Ein Beispiel: Als es plötzlich möglich wurde, das ganze Jahr über alle Obst- und Gemüsesorten zu bekommen, die das Herz begehrte, war das anfangs wie im Schlaraffenland. Doch nach kurzer Zeit wurde diese verschwenderische Fülle zu allen Jahreszeiten zur Selbstverständlichkeit. Und rasch schlug auch die Freude in Enttäuschung um. Enttäuschung darüber, dass die Erdbeeren aus Israel, Spanien oder Peru, die wir im Dezember bei uns kaufen können, nicht süß und aromatisch sind. Barry Schwartz kommt zu dem Schluss, dass nur derjenige, der seine Entscheidungen nicht ständig in Zweifel zieht, sondern sagen kann, dass »*gut genug für mich auch genug ist*«, lernt, zufrieden und glücklich mit sich selbst zu sein. Keine einfache Aufgabe in Zeiten des Überflusses.

WHEN CHOICE IS DEMOTIVATION STUDIE

Eine Untersuchung zeigt, wie die Qual der Wahl unser Kauf- und Essverhalten beeinflusst. In einem Delikatessengeschäft, in dem am Wochenende gewöhnlich Probiertische mit neuen Waren aufgestellt werden, boten Forscher eine Reihe exotischer Konfitüren zur Verkostung an. Kauften die Kunden eine Marmelade, erhielten sie einen Gutschein über einen Dollar. In der ersten Versuchsanordnung konnten sich die Verbraucher durch sechs Marmeladensorten kosten. In der zweiten durften sie 24 Brotaufstriche probieren. In beiden Fällen standen 24 Sorten zum Verkauf.
Die große Verkostung lockte mehr Kunden an den Tisch als die kleine. In beiden Versuchsanordnungen wurden in etwa gleich viele Konfitüren probiert. In den Verkaufszahlen zeigte sich allerdings ein gewaltiger Unterschied. 30 Prozent der Kunden, denen nur die kleine Marmeladenauswahl zum Probieren zur Verfügung stand, kauften später ein Glas, hingegen nur drei Prozent der Kunden, die sich dem großen Testangebot gegenübersahen.

DIE TÜCKEN DES SCHLARAFFENLANDS

Anders als unsere Vorfahren, die einst der jahrtausendealten Mär vom Schlaraffenland lauschten und sich nichts Schöneres vorstellen konnten als ein Leben im Überfluss, stehen wir heute nicht mehr vor der bangen Frage, wie wir unsere Kinder durch den nächsten Hungerwinter bringen. Die Geschichte vom Schlaraffenland ist Wirklichkeit geworden. Ein Leben also wie im Märchen? Ja, doch nicht immer gibt es ein Happy End. Vielen heutigen Schlaraffen

fällt es schwer, mit dem nahezu unbegrenzten Angebot an Lebensmitteln, mit den an jeder Ecke herrlich duftenden Speisen, mit dem Lockruf der allgegenwärtigen kulinarischen Bilder in Werbung und Medien vernünftig umzugehen. Allerorten trifft man auf eine Versuchung, in die man so leicht hineinbeißen kann wie einst der biblische Adam in den Apfel.
Allein bezahlen muss man für die reichliche Fülle. Und das nicht nur im monetären Sinn. Denn das Zuviel-des-Guten hat leider Folgen: Es führt zu Übergewicht und chronischem Übergewicht (Adipositas) – und damit zur frühzeitigen Entwicklung von Diabetes und Herz-Kreislauf-Erkrankungen, die die Lebenserwartung deutlich verkürzen.

Im Jahr 2000 hat die Weltgesundheitsorganisation WHO Übergewicht zum am schnellsten wachsenden Gesundheitsrisiko der Industrienationen erklärt. Selbst jene Nationen, die noch nicht lange Zugang zum Schlaraffenland haben, wie etwa China, entdecken dieses lukullische Paradies bereits um den Preis der Fettleibigkeit. Wer den Preis zahlen muss? Insbesondere der Nachwuchs. Laut einer EU-Studie aus dem Jahr 2005 steigt allein die Zahl der übergewichtigen Kinder in Europa jährlich um 400.000. Die WHO befürchtet, dass 2040 bereits die Hälfte aller Erwachsenen in den Industrieländern chronisch übergewichtig (adipös) sein könnte.
Angesichts dieser Entwicklung sprechen Gesundheitsexperten und Mediziner bereits von einer Übergewichtsepidemie. David Satcher, Sprecher der Vereinten Nationen, warnt davor, dass bald mehr Menschen an adipositasbedingten Krankheiten sterben, als jedes Jahr den Folgen des Rauchens erliegen. Die WHO hat daher den Kampf gegen das Übergewicht zu einem ihrer zentralen Ziele erklärt. Und auch Politik und Medien haben sich der Thematik längst angenommen.

AUF DER SUCHE NACH DEN SCHULDIGEN

Beobachtet man die derzeitige Ernährungsdebatte, kann man sich des Eindrucks nicht erwehren, dass weniger nach einer Lösung als nach einem Schuldigen gesucht wird. Im Fadenkreuz: Lebensmittelproduzenten, Gastronomen – hier vor allem die Quick-Service-Anbieter, ehemals bekannt als Fast-Food-Ketten – und die Dicken selbst. Letztere machen sich schon allein durch ihre Figur in unserer »*lipophoben Gesellschaft*«, wie es der französische Soziologe Claude Fischler 1993 in seinem Bestseller »L'Homnivore« ausdrückte, »*optisch verdächtig*«.

Diese Betrachtungsweise ist natürlich mehr als nur kurzsichtig. Denn erstens ist Übergewicht nicht allein auf Produktion und Angebot von süßen und fetten Lebensmitteln zurückzuführen. Und zweitens kann in Bezug auf Adipositas nicht nur auf das Wachstum der gastronomischen Dienstleistungen hingewiesen werden. Für beide Fälle gilt vielmehr: kein Angebot ohne Nachfrage. McDonald's allein erklärt nicht den Erfolg von McDonald's, Schokolade ist Schokolade und kein Stopfgansfutter. Drittens führen uns über 30 Jahre Diäterfahrung vor Augen, dass es ein gefährlicher Irrtum ist, zu glauben, das Individuum könne sein Ernährungsverhalten alleine kraft seines Willens verändern, wenn es nur gut genug informiert sei. Rein rationale Selbstbeherrschung bei der Ernährungsumstellung hat sich als Illusion erwiesen. Zu Recht, denn Essen, Trinken und Kochen sind mehr als die Befriedigung eines physiologischen Bedürfnisses, sie sind Kulturtechniken.

Fakt ist: Die üblichen Verdächtigen hätten nicht derart und weltweit zur Verbreitung des Übergewichts beitragen können, wenn sie nicht mit anderen Faktoren zusammengetroffen wären. Solchen Faktoren, die die Ausbreitung der Adipositas-Epidemie erklären:

— Erstens vollzog sich eine historische Wende in Bezug auf das Nahrungsangebot: Beinahe übergangslos glitten wir von Zeiten des Mangels in eine Zeit des Überflusses.

— Zweitens waren wir auf den Einzug ins Schlaraffenland nicht vorbereitet. Kein Guide, kein Leitfaden, der uns den Umgang mit dem für uns so neuen Überangebot hätte lehren können. Die alten Kulturtechniken, die tradierten Tischregeln – sie alle taugten nicht als Orientierungshilfen und Rituale im Umgang mit dem Überfluss. Mehr noch: Sie erwiesen sich sogar als kontraproduktiv für den neuen individuellen Esser. Und so waren die ersten Generationen von Essern geboren, die keine Essregeln vorfanden und sich daher auf gefährliche Weise sich selbst ausgeliefert sahen.

Drittens trugen wirtschaftliche, soziale, gesellschaftliche und gesellschaftspolitische Veränderungen dazu bei, dass tradierte Ernährungsregeln, gewohntes Essverhalten und sogar der familiäre Mittagstisch aufgeweicht wurden, setzten die doch regelmäßige Arbeitszeiten und eine klare Rollenteilung der Geschlechter voraus.

Viertens geschah die Auflösung der kulinarischen Traditionen zugunsten einer starken Individualisierung des Essverhaltens. Dadurch entstand jedoch eine Art Vakuum in der Esskultur, in dem sich bislang keine neuen geeigneteren Strategien für den Umgang mit dem Zuviel ausbilden konnten. Seither sind wir auf der Suche nach neuen Orientierungsmustern.

HISTORISCHE WENDE

In den vergangenen 150 Jahren hat sich unsere Lebenswelt so grundlegend verändert, wie es nie zuvor in der Geschichte der Menschheit in einem so kurzen Zeitraum geschehen ist: Die Agrargesellschaft hat sich über die Industrie- zu einer Wissensgesellschaft weiterentwickelt. Der britische Sozialhistoriker Edward Palmer Thompson sprach in diesem Zusammenhang von einem Übergang vom Brot- zum Geldnexus: Es vollzog sich ein Wandel von einer Gesellschaft von Selbstversorgern, die ihr tägliches Brot zu Hause produzierten, zu einem neuen Gesellschaftstypus, in dem die Menschen ihren Anspruch auf Nahrung über Geld geltend machen.

Mit dieser Weiterentwicklung war der Weg geebnet für den Übergang von der Mangel- zur Überflussgesellschaft. Die Industrielle Revolution revolutionierte auch das Nahrungsmittelangebot.

DIE INDUSTRIELLE REVOLUTION UND DIE REVOLUTION DES NAHRUNGSMITTELANGEBOTS

Der Übergang von der Mangel- zur Überflussgesellschaft wurde historisch gesehen durch einige revolutionäre Umwälzungen in Landwirtschaft und Wirtschaft vorbereitet. Im Folgenden werden sie beleuchtet:

—— Die Agrarrevolution trug zur Lösung eines entscheidenden Problems bei: Sie sicherte die Nahrungsmittelversorgung. Sie schaffte so die Voraussetzung dafür, dass die Menschen in die Städte abwandern und sich anderen Beschäftigungen in Industrie und Dienstleistungsbranche zuwenden konnten. Dies geschah durch ein ganzes Bündel an Veränderungen, die sich schon seit dem frühen 18. Jahrhundert beobachten lassen. Zu ihnen zählen der Übergang von der Dreifelder- zur Fruchtwechselwirtschaft, die Verbesserung des Saatgutes, Zuchterfolge bei Nutztieren und der Einsatz neuer Ackerbaugeräte. Durch diese Maßnahmen ließ sich eine beträchtliche Steigerung der Arbeits- und der Flächenproduktivität in der Landwirtschaft realisieren.

—— Im ausgehenden 19. Jahrhundert erhielt diese Revolution eine neue Qualität: Nun setzte ein Mechanisierungs- und Chemisierungsschub in der Landwirtschaft ein, der während des gesamten 20. Jahrhunderts anhielt. Nach dem Zweiten Weltkrieg entwickelte sich daraus das Agrobusiness, das zur Lokomotive des Wirtschaftswachstums wurde. Die überdurchschnittliche Produktivitätssteigerung in der Landwirtschaft in den 1950er- und 1960er-Jahren wird auch als »Zweite Agrarrevolution« bezeichnet.

—— Die Produktivitätssteigerungen in der Landwirtschaft und zunehmende Importe von Getreide und Kolonialwaren ermöglichten es, zusammen mit neuen Entwicklungen aus der Maschinen-, der Chemie- und der Elektroindustrie, Nahrungsmittel in kapitalintensiven, mechanisierten Produktionsverfahren herzustellen: Die Nahrungsmittelindustrie entstand. In der zweiten Hälfte des 19. Jahrhunderts sind das die Müllerei, die Bierbrauerei, die Speisefett-, Öl- und Teigwarenindustrie, die Babynahrungs-, die Kondensmilch-, die Schokoladen- und die Suppenwürfelwirtschaft.

— Im Nahrungsmittelsektor wurde vor allem das Zusammenspiel von Eisenbahn, Hochseeschifffahrt und Telegrafie wichtig. Seit Mitte des 19. Jahrhunderts sanken die Transaktionskosten. Es kam zu einer Intensivierung transnationaler Austauschbeziehungen, zu einer Vertiefung der internationalen Arbeitsteilung und – als Nebeneffekt – zur Herausbildung eines hochgradig integrierten Weltmarktes mit einer effizienten Infrastruktur. Neben den Kolonialwaren spielt zunächst Getreide eine bedeutende Rolle.

— Um den Weltmarkt auch bedienen zu können, kam es zu einer Vervielfältigung und Breitenanwendung neuer Konservierungsmethoden: Die moderne Konserve ist ein Produkt der Industrialisierung. Anfänglich galt sie als Luxus, erst mit dem Konjunkturaufschwung nach dem Zweiten Weltkrieg kam es zu einem Einsatz auf breiter Front. Die Verpackung bot aber auch Möglichkeiten für die Herstellung eines neuen Typs von Produkten: Produkte, die von den Markterfordernissen her konzipiert wurden. Damit verbunden war und ist der Aufstieg von Markenartikeln.

Durch das Zusammenspiel von Mechanisierung, Konservierung, Kommunikation und Transport war eine neue Vielfalt und Fülle an Lebensmitteln möglich geworden. All diese Prozesse stützten sich gegenseitig und führten zu einer umfassenden Veränderung der Gesellschaft, die als Industrialisierung von Raum und Zeit bezeichnet werden kann. Aufgrund dieser Entwicklung konnte der Anteil für Lebensmittel und alkoholfreie Getränke an den monatlichen Haushaltsausgaben jedes Jahr weiter gesenkt werden. Machte er noch vor wenigen Jahrzehnten den Großteil des Haushaltsbudgets aus, liegt er heute knapp unter 15 Prozent.

PLANLOS IM ÜBERFLUSS

Die rasant wachsende Zahl von Adipositas-Erkrankungen zeigt eindrücklich, wie schnell der menschliche Körper mit dem Überfluss, einem Zuviel an Fett, Zucker oder hochkalorischen Lebensmitteln – bei gleichzeitigem Bewegungsmangel – überfordert ist. Dies gilt auch für den menschlichen Geist. Jahrtausendelang war er darauf programmiert, Strategien zur Überwindung des Mangels zu entwickeln. Entbehrungen beherrschen ihn. Auf den Umschwung, ja selbst auf eine bescheidene Verbesserung, war er nicht vorbereitet. Nun steht unser Geist dem Überfluss im wahrsten Wortsinn planlos gegenüber: Brauchbare Pläne für den Umgang mit dem Zuviel sind in seinem Programm nicht vorhanden. *»Tatsächlich kaufen Kinder, sobald sie über etwas Geld verfügen, Eis, Limonade, Kuchen, Bonbons, auch Sardinen- oder Pastetenkonserven, die sie mit der Gier aus der Dose verschlingen, die so groß wie ihre Frustration ist«*, beobachtete die französische Ethnologin Colette Pétonnet bereits 1969 in ihrem Buch »Ces gens-là«.

Der Übergang vom Mangel zum Überfluss war und ist auch deshalb so sehr schwer zu bewältigen, weil es nur Wenige gibt, die im Überfluss etwas ähnlich Problematisches sehen wie im Mangel – seien es Laien oder Experten. Dies zeigt sich schon an einfachen, nicht das Essen betreffenden Beispielen: Beinahe jeder würde der Aussage zustimmen, dass Armut ein Problem darstellt. Reichtum dagegen wird kaum kritisch beleuchtet.
Das Bewusstsein, mit der Ausbildung von neuen Regeln für den Umgang mit dem Zuviel auf den Paradigmenwechsel zu reagieren, ist demnach noch nicht sehr weit verbreitet. Und so sehen wir uns seit einigen Jahrzehnten in der paradoxen Situation, ein schier unendliches Nahrungsangebot vorzufinden und dennoch mit vielfältigen, aus Fehlernährung resultierenden Problemen konfrontiert zu sein. Fehlernährung, die nicht dem Mangel geschuldet ist, sondern dem Überfluss und einer einseitigen, zu üppigen Ernährung.

Ess-Erziehung in Zeiten des Mangels
Nicht nur unser Geist und Körper hinken der Veränderung der Ernährungssituation in den Industrieländern hinterher, auch unser Erziehungsstil. Nach wie vor unterrichten wir Kinder im Umgang mit Lebensmitteln und Speisen, wie wir es selbst in frühen Kindertagen gelernt haben: *»Iss, damit du groß und stark wirst«*, *»Noch ein Löffelchen für die Mama und den Papa ... «*
Unsere Eltern und Großeltern, die in Zwischenkriegs-, Kriegs- und unmittelbaren Nachkriegszeiten aufgewach-

sen sind, entwickelten eine wahre Meisterschaft darin, mit dem Mangel zu leben. Wer nicht verhungern wollte, aß, was auf den Tisch kam. Auch wenn es nicht schmeckte oder schon zum dritten Mal in der Woche derselbe Eintopf aufgetragen wurde. Mit Überredungskunst, Lob und Geschichten über die Sonne, die nur scheint, wenn der Teller leer gegessen ist, versuchten die Generationen vor uns ihren Kindern das Essen zu versüßen, so wie es einst ihnen in Notzeiten schmackhaft gemacht wurde.
Oder sie drohten mit Geschichten aus der Schwarzen Pädagogik, wie jener vom Suppenkaspar, der seine Suppe nicht essen wollte – und gar jämmerlich verhungerte.

DER SUPPENKASPAR   KULTURWISSENSCHAFT

Der Suppenkaspar ist eines der schwärzesten und wahrscheinlich bekanntesten Kapitel aus Heinrich Hoffmanns »Struwwelpeter«. Es erzählt in wenigen Versen die Geschichte des kleinen Kaspar, der sich weigert, das zu essen, was auf den Tisch kommt, und daher innerhalb weniger Tage verhungert. Kaspar wird zunächst als Musterknabe vorgestellt – getreu dem Motto vieler damaliger Eltern: »*Nur ein wohl genährtes, sprich kugelrundes Kind ist ein gesundes.*« Sein adrettes Aussehen und seine Befindlichkeit sind Folge des Gehorsams bei Tisch. Doch eines Tages weigert sich Kaspar, seine Suppe zu essen – ohne Grund, jedenfalls wird darauf nicht eingegangen. Die Drohung mit dem Tod, der ihn holen werde, wenn er sich weiter weigere, seine Suppe zu essen, sollte die kleinen Leser disziplinieren. Wobei die Logik der natürlichen Konsequenz – wer nichts isst, stirbt – durch Übertreibung zur Täuschung wird. Denn niemand muss sein Leben lassen, wenn er einmal vier Tage fastet.

Tradierte (Ess-)Erziehungsregeln haben uns durch magere Zeiten geholfen. Angesichts des heutigen Überflusses sind sie jedoch hinfällig geworden. Mehr noch: Sie sind kontraproduktiv. Dennoch beeinflussen sie zum Teil immer noch den Alltag am familiären Mittagstisch. Noch vor 20 Jahren fanden es nach einer Umfrage in Deutschland 80 Prozent der befragten Frauen richtig und wichtig, dass Kinder lernen, »*das zu essen, was auf den Tisch kommt*«. Ein Drittel der Interviewten hielt es zudem für erstrebenswert, dass ihre Kinder »*den Teller leer essen*«.

Auch wenn man davon ausgehen kann, dass der Anteil jener abnimmt, die diese ehemals zentralen Orientierungsgrößen am Esstisch hochhalten – ausgestorben sind die Befürworter ganz sicher noch lange nicht.

Doch müssen wir uns heute die Frage stellen: Ist dieses Mangeltraining die richtige Strategie für das Schlaraffenland? Ziehen wir mit einer solchen Haltung nicht brave Esser heran, die vor allem eines lernen: jede Chance zur Nahrungsaufnahme zu nutzen? Es lohnt sich, tradierte Erziehungsregeln und Tischmanierenzu hinterfragen und ihre Sinnhaftigkeit unter veränderten Vorzeichen zu überprüfen.

Ess-Erziehung in Zeiten des Überflusses

Bislang haben wir kaum Regeln entworfen, um auf die veränderten Vorzeichen, den Übergang vom Mangel zum Überfluss, pädagogisch und ernährungswissenschaftlich sinnvoll reagieren zu können. Die alte chinesische Weisheit, man solle sich niemals satt essen, ist wahrscheinlich die einfachste Regel, die wir westlichen Schlaraffen beherzigen sollten, um mit dem Überfluss leben zu lernen.

Selbstverständlich sollen Kinder aber auch heute noch lernen, dass Lebensmittel und Speisen Produkte sind, mit denen man respektvoll umzugehen hat. Aber das bedeutet nicht, dass alles zu essen beziehungsweise aufzuessen ist, was auf den Teller kommt. Wichtiger ist, dass Kinder lernen, eine für sie gute Wahl zu treffen. Und dass sie so zu einem verantwortlichen und zugleich genussvollen Umgang mit Nahrungsmitteln und Speisen finden – im Hinblick auf die selbst gewählte Portionsgröße ebenso wie in Bezug auf persönliche Präferenzen für bestimmte Lebensmittel, Zubereitungsarten und Kombinationen.

Wie Ess-Erziehung in Zeiten des Überflusses konkret aussehen und wie man einen Weg durch das Schlaraffenland mit seinen unzähligen Verführungen finden kann, findet sich im Guide für das lukullische Utopia in den Kapiteln 4 und 5.

Ernährung sucht Orientierung

Aus Erfahrung wissen wir, dass Wohlstand mit Mobilität und Differenzierung der Bedürfnisse beziehungsweise Differenzierung des Angebots an Produkten und Dienstleistungen einhergeht. Die neuen Errungenschaften des Wohlstands treffen jedoch auf eine Esskultur, die von den alten Spielregeln des Mangels geprägt ist. Zeitgleich geraten aber auch diese tradierten Muster – regelmäßige Esszeiten, gemeinsamer Familientisch, drei Mahlzeiten am Tag, klare Mahlzeitenfolgen etc. – unter Druck. Setzen sie doch geregelte Arbeitszeiten und klare Geschlechterrollen voraus. Doch beide zentralen Einflussfaktoren geraten mit der Industriellen Revolution zeitgleich in Bewegung – und mit ihnen das Ernährungsverhalten, das seither nach neuen Orientierungsmustern sucht.

WELT IM WANDEL – ESSEN IM WANDEL

Zur Aufweichung der tradierten Orientierungsmuster haben verschiedenste soziale und wirtschaftliche Rahmenbedingungen beigetragen, deren Ursprung im Wandel von der Agrar- zur Überflussgesellschaft zu suchen ist: veränderte Tagesrhythmen, flexible Arbeitszeiten, Zeitnot, die Degradierung des Essens zur Nebentätigkeit, die Unfähigkeit mit freier Zeit sinnvoll umzugehen ...
All diese Faktoren bedingen in ihrer Summe einen ganz neuen Typus von Esser: den individualisierten Esser. Im Folgenden werden diese Rahmenbedingungen und ihr Einfluss auf das Ernährungsverhalten näher beleuchtet.

Veränderte Tagesrhythmen

Früher waren wir Bauern und Handwerker, haben zumeist im selben Haus gewohnt und gearbeitet. In jener agrarischen Gesellschaft war der Tag in Zeiteinheiten gegliedert, die festlegten, was darin zu erledigen war: Ein Tagwerk war zwischen Morgengrauen und Abenddämmerung zu vollenden, ein Morgen Land an einem Vormittag zu pflügen. Essenszeiten und Erholungspausen waren dem natürlichen – durch Sonnenauf- und -untergang, den Jahres(zeiten)wechsel, die Saat, die Ernte oder die Gezeiten bestimmten und durch religiöse Bräuche unterstützten – Tagesrhythmus angepasst. Mit der Industriali-

sierung veränderte sich unser Lebensrhythmus jedoch gravierend, und mit ihm unsere Essgewohnheiten. In den Fabriken wurde aus dem Tagwerk ein Werktag, von nun an teilte die Stechuhr den Tag in Arbeits- und Freizeit. Die Trennung von Arbeit und Wohnen erlaubte es auch kaum mehr, das Mittagessen zu Hause einzunehmen.
Heute vollzieht sich mit der Flexibilisierung der Arbeit ein weiterer historischer Schritt: Die Zahl der Berufstätigen mit normalen Arbeitszeiten sinkt, stattdessen gibt es immer mehr Teilzeitkräfte, Selbstständige, Vielarbeiter ... Vermehrt arbeiten wir heute auch nachts, jeder Dritte ist sonntags beschäftigt. Für die Wirtschaft ist die Aufhebung aller zeitlichen Restriktionen zu einem wichtigen Instrument geworden. Der flexible Einsatz von Arbeitszeit erspart die kostspielige Lagerung der immer größeren Warenvielfalt. Produziert wird just in time. Bei guter Auftragslage werden Überstunden gemacht, bei Flaute gibt's Freizeit.
Damit wird der Mensch immer mehr zum Puffer der Wirtschaft. In unserer postindustriellen Dienstleistungsgesellschaft sind es die Wünsche von Kunden und Partnern, Vorgesetzten und Kollegen, die den Tagesablauf bestimmen. Wir hetzen wie die früheren Fabrikarbeiter, nur geschieht dies höchst individuell und flexibel. Nicht mehr die Stechuhr, sondern die optimierte (Ich-)Agenda gibt den Rhythmus vor. Kundennähe verlangt Präsenz über den ganzen Tag, die Termindichte macht Sitzungen und Besprechungen auch über den Mittag notwendig. Dazu kommen die gestiegenen Ansprüche an die Freizeit, an die persönliche Entfaltungs- und Lebensgestaltung sowie die immer komplexeren Stundenpläne der Schulkinder, die es kaum mehr ermöglichen, die Familie zur selben Zeit am Esstisch zu versammeln. Die Folge: Zeitnot, permanenter Termin- und Planungsstress.

Flexible Arbeit

Die gute alte Arbeitswelt, in der Papa einen Vollzeitjob hatte, den er behalten durfte, bis er in Pension ging, wird heute gerne nostalgisch verklärt. Doch ihr Verblassen geht nicht auf das Konto von Globalisierung und Neoliberalismus, sondern ist das Resultat eines Zusammenwirkens von Technologie, Bildung und Emanzipation. Arbeit bedeutet in Zukunft immer weniger, dasselbe zu tun, sondern zu erfinden, zu gestalten und zu verändern. Arbeit nimmt in der Wissensgesellschaft einen anderen Aggregatzustand ein. Sie wird »*flüssig, tritt über die Ufer der alten Arbeitsplätze, sie wird kreativer und fordert uns deshalb als ganzen Menschen*«, so der bekannte deutsche Trendforscher Matthias Horx 2006.

Zeitnot als Massenphänomen
Jeder zweite Erwerbstätige klagt über wachsende Zeitnot. Die Zahl jener, die mehr als 45 Stunden pro Woche arbeiten, ist wieder im Steigen begriffen. Verstärkt wird dieses Phänomen durch den Druck, mit der beschleunigten Gesellschaft Schritt halten zu müssen. Informationen gehen in Echtzeit um die Welt. Nachrichten, Märkte, Angebote – alles gilt es im Auge zu behalten. Der Spielraum schrumpft auf den Augenblick, es geht um das perfekte Timing. Die Kollektion von H&M wird innerhalb weniger Tage den neuen Trends angepasst, die Rechenleistung von Mikrochips verdoppelt sich alle 18 Monate, das Weltwissen alle fünf bis zehn Jahre. Und genau wie unsere Technik müssen auch wir uns immer wieder updaten, um up to date und damit kompatibel zu bleiben. Früher erstreckte sich das Leben kaum über das eigene Dorf hinaus, heute ist die Welt zum Dorf geworden. Medien, Waren, Internet und Tourismus haben sie in unsere Reichweite gebracht – und damit all ihre Möglichkeiten und Verheißungen. Zwischen unserer eigenen Lebensspanne und der Weltzeit öffnet sich die Schere immer weiter, sodass dem Menschen, der »*mit endlicher Lebenszeit unendliche Wünsche*« hat, wachsendes »*Weltmissbefinden*« droht, wie der deutsche Philosoph Hans Blumenberg schreibt.
Zeit und Aufmerksamkeit sind zu den zentralen Marktkriterien geworden. Um diese knappen Ressourcen konkurrieren nun also Warenwelt, Freizeitindustrie, Beruf und Familie. Allen Ansprüchen können wir unmöglich gerecht werden. Unweigerlich kommen wir zu spät, laufen wir hinterher, versäumen wir etwas. So lange, bis wir bessere Sozialtechniken entwickeln, uns besseres Selbstwissen aneignen und mehr emotionale Intelligenz ausbilden.

Der Trend zum Multitasking

Um Zeit zu gewinnen, machen wir derweil immer weniger Pausen, erledigen nicht mehr eins nach dem anderen, sondern vieles zugleich. Multitasking nennt sich das auf Neudeutsch. Doch dort, wo nicht mehr alles zu seiner Zeit passiert, wird Zeitmanagement zu einem permanenten Balanceakt. Unerwartetes kollidiert mit Plänen, Dringliches mit Prioritäten, Arbeit mit Privatem. Aber gerade das Familienleben lässt sich nicht organisieren wie der Arbeitstag: Kinder brauchen ihren Bedürfnissen entsprechend Zeit, auch Liebe und Freundschaft richten sich nur schwer nach dem Takt der Uhr. Die fehlende, aber dringend benötigte Zeit wird dort eingespart, wo sie nicht »produktiv« verwendet werden kann: vor allem beim Schlafen und beim Essen.

Aktuelle Studien belegen, dass die drei traditionellen Mahlzeiten – Frühstück, Mittagessen und Abendbrot – in Europa praktisch nicht mehr existieren. Der Durchschnittsbürger isst heute 4,5 Mal am Tag. 41 Prozent der Nahrung werden außerhalb der Mahlzeiten aufgenommen. Und vor allem: nebenher. Denn Multitasking macht das Essen im (Arbeits-)Alltag immer mehr zur Nebensache. Schüler, die beim Frühstück ihre Hausaufgaben machen, sind heute ebenso selbstverständlich wie Vertreter, die während des Essens im Speisewagen via Laptop ihre E-Mails beantworten, Manager, die beim Lunch in der Kantine die Börsenkurse studieren, Journalisten, die mit einem Hamburger in der Hand Manuskripte korrigieren, oder Hausfrauen, die während des Bügelns das Take-Away-Sushi essen. Sie empfinden es als eine Form der Daseinsoptimierung, wenn sie sich für Fingerfood entscheiden, um dann essend anderen Tätigkeiten oder gar dem Broterwerb nachkommen zu können.

WOMIT VERBRINGEN WIR UNSERE FREIE ZEIT? STUDIE

Vor allem mit Fernsehen. Fünf Stunden und 17 Minuten täglich sind es im Schnitt bei Arbeitslosen. Bei der deutschen Gesamtbevölkerung messen Studien drei Stunden und 30 Minuten, 11,5 Jahre eines Durchschnittslebens. Kinder und Jugendliche, die über ein eigenes TV-Gerät verfügen, sitzen im Jahr mehr Stunden vor der Flimmerkiste als in der Schule.

Dabei ist Fernsehen keineswegs unsere Lieblingsbeschäftigung – sondern sogar der unbefriedigendste Zeitvertreib, wie amerikanische und deutsche Studien zeigen. Lesen, Sport oder andere Hobbys heben die Stimmung, nach dem Fernsehen ist sie unverändert oder sogar schlechter. Nur wer gezielt Sendungen auswählt, zieht einen Nutzen aus ihnen. Der, der wahllos nach Unterhaltung sucht, fühlt sich hinterher oft ausgelaugt und seiner Energien beraubt.

Auch andere Formen des konsumorientierten Freizeitverhaltens – etwa Shoppen – sind nicht wirklich befriedigend. Die Zufriedenheit des Verbrauchers steigt nur bis zu einem bestimmten Punkt mit der Gütermenge, dann aber sinkt sie sogar. Das hat die amerikanische Konsumforschung schon in den 1950er-Jahren gezeigt. Umfragen in zahlreichen Ländern bestätigen, dass materialistisch eingestellte Menschen unzufriedener sind als jene, die ihre Zeit den Mitmenschen, der Gesellschaft und der Entfaltung ihrer Talente widmen.

Das Problem Langeweile

Neben der Zeitnot beobachten Soziologen ein anderes Massenphänomen: Immer mehr Menschen leiden unter »leerer« Zeit, die es zu vertreiben gilt. Langeweile wird zunehmend zu einem Gefühl, das uns alle befällt. Nicht mehr nur Arbeitslose und Pensionisten, die plötzlich aus ihrem gewohnten Alltag gerissen werden und keine »produktive«, sprich Erwerbsarbeit mehr leisten, fühlen sich leer. Auch Menschen, die mitten im Arbeitsleben stehen, ertragen mitunter einen ruhigen Sonntag nicht mehr, an dem es nichts zu tun gibt.

Die einen wissen nicht, welchem Hobby, welcher gesellschaftlichen Verpflichtung sie sich zuerst zuwenden sollen und finden deshalb keine Zeit mehr für sich selbst und ein gesundes Essen. Die anderen vermögen nichts mit sich anzufangen und schlagen die Zeit tot – mit Essen zum Beispiel. Langeweile und Zeitnot – paradoxe Symptome einer Gesellschaft, die sich immer mehr beschleunigt und dabei in getrennte Zeitkulturen zerfällt: in parallele Lebenswelten, die in höchst unterschiedlichen Rhythmen ticken – und essen.

NEW WOMAN, NEW FOOD

Durch die gesellschaftliche Emanzipation und die zunehmende Erwerbstätigkeit der Frauen, die auch immer mehr in traditionelle Männerdomänen vorstoßen und in Führungspositionen Fuß fassen, lösen sich traditionelle Rollenzuteilungen auf. Dies hat auch großen Einfluss auf die Essgewohnheiten, weil massive Einbrüche in den Zeitbudgets für die Hausarbeit zu verzeichnen waren. Denn mangels anderer geeigneter Mittel brachten viele Frauen ihre Emanzipation vor allem durch eine schnelle Küche voran. Und dies, ohne allzu große Konflikte mit den Familienmitgliedern vom Zaun zu brechen.

Als Beispiel für die wachsende Bedeutung der schnellen Küche führt der fanzösische Soziologe Jean-Claude Kaufmann in seinem Buch »Kochende Leidenschaft – Soziologie vom Kochen und Essen« die im 19. Jahrhundert plötzlich populären Cakes an: »*Sie sind schnell gemacht, der Esser kann sie aus der Hand essen, wann und wie immer er will.*« In der ersten Hälfte des 20. Jahrhunderts erlebte die schnelle Küche einen weiteren Aufschwung. Es kamen neue Geräte – wie der Dosenöffner und später die Mikrowelle –, neue Restauranttypen und neue, standardisierte Fertig- und Halbfertigprodukte auf den Markt, die die Ära des Fast Food einläuteten. Die große Zeit der Restaurantketten und des industrialisierten Fast Food begann, wenn auch sehr zart.

DER ANTI-HAUSHALT   GESCHICHTE

Die Eröffnung des ersten Fast-Food-Restaurants in Europa am 21. August 1971 im holländischen Zaandam markierte eine Trendwende in den Esskulturen Europas. Der durchschlagende Erfolg dieser Restaurants ist nicht nur auf die Beliebtheit, die Big Mac, Whopper und Co. bei Kindern und Jugendlichen genießen, zurückzuführen, sondern auch darauf, dass diese neuen kulinarischen Konzepte der sich verändernden Lebensweise sehr entgegen kamen. Bei der Entlastung der Hausfrau durch das Essen außer Haus spielte nicht das bürgerliche Restaurant die Hauptrolle, sondern »*der Antihaushalt des Steh-Snacks im Kaufhaus-Basement oder in den getarnten Ketten-Schlemmerläden des Fast-Essens*«, wie der Historiker Ot Hoffmann es ausdrückt.

Es mag in diesem Zusammenhang seltsam anmuten, dass der Begriff Restaurant ursprünglich auf ein klassisches Fast-Food-Gericht zurückgeht, nämlich auf die so genannten »restaurants divins«, die göttlichen Erquickungen, die ein gewisser Monsieur Boulanger ab 1765 in Paris Passanten offerierte. Es handelte sich dabei zunächst um eine »consommé restaurant«, also um eine Suppe, die verlorene Lebenskräfte wiederherstellen sollte und im Stehen geschlürft wurde.

Noch in den 20er- und 30er-Jahren des 20. Jahrhunderts, so schreibt der Gourmetkritiker Christoph Wagner in seinem Buch »Fast schon Food«, war das Restaurant »*letztlich nichts anderes als eine oft sogar besonders formalisierte und ritualisierte Verlängerung der patriarchalischen Tischgemeinschaft*«.

Die weibliche Emanzipation ging keineswegs kontinuierlich, sondern eher schubweise vor sich. Frau hatte trotz aller Fortschritte auch Niederlagen zu verkraften – persönlicher wie gesellschaftlicher Art. Im Jahr 1855 schrieb Wilhelm Heinrich Riehl, ein Pionier der empirischen Sozialforschung, in seiner Studie »Die Familie« über den »*gänzlich falsch verstandenen Emanzipationsanspruch*«. Und fuhr fort: »*Dieser führt zu unerhörter Individualisierung und falscher Selbstständigkeit der weiblichen Natur. Er hat letztens die Zerstörung der Familie zur Folge und mündet in einen Abgrund seelischer Fäulnis.*«

Einen ihrer größten Rückschläge musste die Frauenbewegung in der großen Depression hinnehmen, die auf den Börsenkrach im Jahr 1929 folgte. Der von Massenarbeitslosigkeit geprägte Zeitgeist äußerte sich entlarvend in einem Artikel, der 1937 im »Scribner's« erschien und unter dem Titel »The new woman goes home« argumentierte, dass »*die Durchschnittsfrau, die zu Hause kocht, einweckt, bäckt und wäscht, mehr zum Wohlstand ihrer Familie beitragen kann, als sie es jemals durch Geldverdienen schaffen würde.*« Appelle dieser Art führten schließlich dazu, dass Frauen in den 40er-Jahren des vergangenen Jahrhunderts trotz zahlreicher technischer Erleichterungen und wesentlich gestiegenem Bildungsniveau täglich etwa vier bis fünf Stunden mit der Zubereitung der klassischen Mahlzeiten – Frühstück, Mittagessen und Abendbrot – beschäftigt waren.

Erst mit dem Krieg entstand eine neue Mobilität, die ihren Einfluss auf die Essgewohnheiten nicht verfehlen sollte. Weil es für Frauen bis in die 1940er-Jahre hinein als unschicklich galt, Restaurants alleine zu betreten, eröffneten damals in den USA besonders viele Tea- und Coffeeshops sowie die ersten Pizzerias und Delis, die überwiegend von Frauen besucht wurden.

Mitte der 1960er-Jahre wies Jean Mayer, die Gastro-Kolumnistin der Washington Post, darauf hin, dass es gerade der Siegeszug des Convenience Food gewesen sei, der der Frauenbewegung den Rücken stärkte. Aus heutiger Sicht ist der Befreiungsprozess der Frauen sicher nicht allein auf die zunehmende Verfügbarkeit von Fast-Food-Restaurants, Küchentechnik und Schnellgerichten zurückzuführen. Sie förderte jedoch das Selbstbewusstsein der Frauen und erleichterte ihnen »*den Ausbruch aus der schicksalhaften Notwendigkeit*«, wie es Hannah Arendt, eine in die USA ausgewanderte deutsche Philosophin, Ende der 1960er-Jahre so passend umschrieb. Mithilfe der Entwicklung von Haushaltsgeräten und neuen Fertigprodukten haben sich Frauen aus ihrer Rolle als Ernährerin befreit, die einen Großteil ihres Tages in Anspruch genommen hat.
Freilich ist diese Argumentation auch etwas verkürzt, denn der automatische Haushalt und das Convenience Food verursachten Mehrkosten, sodass den Frauen oft gar nichts anderes übrig blieb, als arbeiten zu gehen, um sich die modernen Errungenschaften leisten zu können. Die häufigen Familienessen im Fast-Food-Restaurant, die schnellen Fertiggerichte aus der Mikrowelle, der Pizzaservice bis an die Haustüre – das alles schuf letztlich nicht nur das Gefühl einer neuen Freiheit, sondern auch neue ökonomische Abhängigkeiten.

Im Nachkriegseuropa begann diese Entwicklung erst mit dem üblichen transatlantischen Verzögerungseffekt. Doch sorgte der kriegsbedingte Mangel an Arbeitskräften dafür, dass sich Frauen schon während des Zweiten Weltkriegs ihre eigenen Qualifikationen erarbeitet hatten und diese auch nach Kriegsende nicht mehr brachliegen lassen wollten. 1960 war in Deutschland etwa ein Drittel der Frauen berufstätig. Das zusätzliche Einkommen der Frauen erhöhte das Familienbudget, sodass man sich neben unerlässlichen Anschaffungen jetzt auch Gaststättenbesuche und Fast-Food-Verpflegung außer Haus leisten konnte.

Die Frauen sind natürlich nicht scharenweise aus der Küche »desertiert«. Da die Arbeitsteilung zu Hause nur langsam voranschritt – wenn auch die Fortschritte im Bereich der Küche größer waren als beim Waschen, Bügeln und anderen Haushaltstätigkeiten –, hatten sie es so organisiert, dass sie das Essen schneller zubereiten konnten. Sie behielten sich aber besondere Momente vor, vor allem das Wochenende, um ihrem Wunsch, Familie herzustellen, durch verschwenderische Selbsthingabe freien Lauf zu lassen – zum eigenen Vergnügen und dem der anderen.
Diese Entwicklung wurde beträchtlich erleichtert durch die Veränderung infolge des Aufkommens von individuellem Essverhalten außer Haus wie in der Familie. Diese Veränderungen sind noch lange nicht abgeschlossen und sie schreiten im urbanen Milieu nach wie vor schneller voran als im ländlichen Bereich.

Die Veränderungen in der Küche sind vor allem aber auch eine Folge der veränderten Stellung der Frau in der Gesellschaft. Die Frauen wollen nicht mehr allein durch Kochtöpfe definiert werden. Sie fühlen sich als autonome Persönlichkeiten des öffentlichen Lebens. Die Küche ist nun ein Moment unter anderen in einem Spektrum unterschiedlicher Tätigkeiten geworden. In weniger als einem halben Jahrhundert hat sich die tägliche Arbeitszeit in der Küche beträchtlich verringert. Sie hat in der Hälfte der Haushalte weniger als 20 Minuten erreicht.

MAHLZEIT? NAHRUNGSAUFNAHME!

Die beschriebenen Gesellschaftsphänomene haben massive Auswirkungen – nicht zuletzt auf unser Essverhalten und das unserer Kinder. Wir essen unregelmäßig, lassen einzelne Mahlzeiten mitunter aus oder nehmen sie dann zu uns, wenn wir Zeit haben. Strukturierten früher die Mahlzeiten unser Arbeitsleben, sind es heute Arbeit und Schule, die uns mehr oder weniger Zeit zum Essen einräumen. Weder wartet der Schulbus noch die erste Unterrichtsstunde. Wenn zu Mittag der Magen knurrt, liegen meist noch ein oder zwei Schulstunden vor dem Hungrigen. Und sitzen die Kinder dann endlich am Esstisch, ist der große Hunger bei vielen schon verflogen. Manche Kinder übergehen einfach ihr Hungergefühl, andere reagieren prompt darauf und nehmen zwischendurch Snacks zu sich, meist Süßigkeiten und Chips oder ähnliche salz-, zucker- und fetthaltige Knabbereien.

GEMEINSAM ODER EINSAM – WIE WIR ESSEN STUDIE

Das Frühstück wird überwiegend zu Hause (84 Prozent) zelebriert, entweder mit dem Partner (41 Prozent) oder allein (33 Prozent). Sechs Prozent frühstücken außer Haus, jeder Zehnte frühstückt überhaupt nicht. Das Mittagessen wird nur mehr von der Hälfte der Bevölkerung (51 Prozent) daheim eingenommen. Bereits 43 Prozent essen außer Haus, 29 Prozent mit Kollegen, fünf Prozent mit Freunden. Das Abendessen wird überwiegend (89 Prozent) zu Hause im Kreis der Familie verzehrt. Lediglich sieben Prozent essen abends auswärts, wobei es sich meist um Singles (16 Prozent) oder junge Menschen (15 bis 29 Jahre) handelt. Jeder Fünfte isst abends allein.

Quelle: Österreichische Ernährungsstudie, Fessel-GfK, 2002

Wie man sieht, sind die gemeinsamen Mahlzeiten tendenziell in Auflösung begriffen. Quantitativ und weltweit betrachtet, sind individuelle Esspraktiken und das Außer-Haus-Speisen auf dem Vormarsch – auf Kosten des familiären Esstisches. Speziell das Mittagessen wird kaum noch zu Hause eingenommen. Nur wer Babys oder viele Kinder hat, isst noch regelmäßig mittags daheim. Um das Frühstück kümmert sich zunehmend jeder selbst. Allein das Abendessen bietet, ebenso wie die Mahlzeiten am Wochenende, noch die Gelegenheit zu einer familiären Mobilisierung.
In Summe hat unser postindustrieller Lifestyle dazu geführt, dass sich die Bedeutung der Mahlzeiten gewandelt hat. Mahlzeiten im Sinne von Zeiten für das Mahl gibt es kaum noch, der berufliche und schulische Alltag ist nicht

mehr mit den klassischen Essenszeiten – Frühstück, Mittagessen, Abendbrot – zu vereinbaren. Das führt dazu, dass vor allem das Mittagessen – in der mittel- und nordeuropäischen Kultur jahrhundertelang die wichtigste, meist gemeinsam mit der Familie eingenommene Mahlzeit – rasant an Bedeutung verliert. Untertags gemeinsam zu essen ist aufgrund der verschiedenen Zeitpläne der Familienmitglieder kaum mehr zu bewerkstelligen.

Mit dem Mittagstisch löst sich aber nicht nur ein altes bürgerliches Paradigma auf, die Veränderungen führen auch zu gravierenden Verunsicherungen. Der familiäre Mittagstisch – der Vater an der Stirnseite als Gebieter über Reden und Schweigen, die Mutter am anderen Ende als Versorgerin und Behüterin, dazwischen, sittsam und kontrolliert, die Kinder – galt nicht nur als Inbegriff des bürgerlichen Lebens, als Ort, an dem den Kleinen Manieren und die Regeln des Zusammenlebens beigebracht und sie in das Leben der Erwachsenen eingeführt wurden. Das Mittagessen war für uns Mitteleuropäer auch die Hauptmahlzeit. Noch heute, da statistisch gesehen das Abendessen immer mehr an Bedeutung gewinnt, glaubt eine Mehrzahl der Deutschen, Österreicher und Schweizer, dass man, will man sich gesund ernähren, mittags mehr und abends weniger essen sollte – gänzlich unbeeindruckt von der Tatsache, dass etwa Italiener und Spanier traditionellerweise abends ihre (mehrgängige) Hauptmahlzeit einnehmen, ohne sich deshalb objektiv ungesünder zu ernähren.

INDIVIDUALISTEN – DIE NEUEN ESSER

Auf der Suche nach neuen Orientierungsmustern für das Ernährungsverhalten sind wir bis dato kaum fündig geworden. Die Antwort auf die große Verunsicherung und auf die von starren Essregeln und tradierten Tischsitten geprägten vergangenen Jahrhunderte lautet derweil: Individualisierung. Der gesellschaftliche Wandel – begründet im Übergang vom Mangel zum Überfluss und vorangetrieben von der Emanzipation der Frauen, der Autonomie der Individuen und dem Angebot an neuen Produkten und Dienstleistungen – hat die Palette der

Möglichkeiten für die individuelle Lebensgestaltung massiv vergrößert.

Immer mehr Menschen betrachten ihr Leben nicht als von Schicksal oder sozialer Herkunft determiniert, sondern als bewusst gestalt- und entfaltbar. Zugleich wird Selbst-Kompetenz, also die Fähigkeit des Individuums, sein Potenzial zu nützen und sein Leben selbst zu steuern und zu verändern, zu einer Schlüsselqualifikation der modernen Gesellschaft. Zur Orientierung dienen uns dabei nicht mehr überholte Pflicht- und Verbindlichkeitswerte, sondern stets neu zu verhandelnde Werte, die einen Ausgleich zwischen den stark gewachsenen individuellen Bedürfnissen und dem notwendigen sozialen Normen- und Regelsystem ermöglichen.

Mobilität, Differenzierung der Bedürfnisse und Zeitdruck sind Kinder des Wohlstands. Nachhaltig verändern sie unsere Ernährungskultur. Vor unseren Augen formiert sich ein neues Ernährungsmodell, das seinen Einfluss mit aller Macht über den gesamten Planeten ausdehnt. *»Es entspringt einem deutlichen Bruch mit einer historischen Vergangenheit, in der der Esser durch eine richtige Institution, die gemeinsame Mahlzeit, sozialisiert wurde, und entfaltet sich durch eine mit ihm einhergehende Marginalisierung der häuslichen Küche«*, schreibt der Soziologe Jean-Claude Kaufmann in seinem Buch »Kochende Leidenschaft – Soziologie vom Kochen und Essen«. Denn der Trend zur Individualisierung und bewussten Lebensgestaltung hat auch massive Auswirkungen auf die Art und Weise, wie sich jeder Einzelne in Zukunft ernähren wird:

— Die Entscheidung, was und wie wir essen, wird nicht länger delegiert oder einfach hingenommen wie in Zeiten materieller Knappheit oder in sozial stark hierarchischen Gesellschaften. Es geht beim Essen längst nicht mehr nur um die Befriedigung lebenswichtiger physiologischer Grundbedürfnisse, sondern vermehrt um Identitätssicherung, soziale Unterscheidung, ästhetischen und sinnlichen Genuss.

— Der Trend zur Individualisierung ermöglicht es auch, sich die jeweiligen Esspartner je nach Situation und Bedürfnis selbst auszusuchen, denn in einer individualistischen und eher permissiven Gesellschaft entstehen neue Clan-Strukturen, die weniger normativ sind. Essen wird verstärkt mit Freunden, Geschäftspartnern, Arbeitskollegen etc. genossen und findet nicht mehr notwendigerweise vor allem am familiären Esstisch statt.

Immer mehr Menschen werden zu individuellen Essern. Sie orientieren sich, von sozialen Zwängen befreit, bei der Auswahl ihrer Nahrungsmittel und bei der Entscheidung für einen Essstil daran, ob diese ihrem persönlichen körperlichen und seelischen Wohlbefinden zuträglich sind. Das neue Ernährungsmodell organisiert die Esspraktiken um ein neues Zentrum herum, den individuellen Esser. Das Problem: Damit wird Letzterer auch zu jemandem, der aus den sich bietenden Angeboten und Dienstleistungen spontan auswählt, was er wann essen will. Der moderne Esser ist so in einem sehr hohen Maße zu einem reinen Konsumenten geworden. Dies wird häufig als »schlechte Ernährung« umschrieben und mit dem american way of life in Zusammenhang gebracht. Zwar drücken die ökonomisch und kulturell dominierenden Vereinigten Staaten diesem Prozess kraftvoll ihren Stempel auf, dennoch ist er transnational.

Angesichts dieses neuen Typus von Esser ist es kein Wunder, dass Produkte, die der Köchin die Arbeit erleichtern oder auf die Bedürfnisse des mobilen Essers eingehen, der schnell etwas naschen möchte, seit Jahren die größten Zuwachsraten verzeichnen. Früher versammelte sich die Familie regelmäßig bei Tisch, um gemeinsam zu essen. Heute gibt es ein Haushaltsgerät, das die Ausgangslage maßgeblich verändert hat: den Kühlschrank. Ursprünglich diente er der Köchin lediglich als Lagerstätte für Nahrungsmittel. Doch zunehmend steht der Kühlschrank anstelle des Herdes im Zentrum der häuslichen Nahrungsorganisation. Das Angebot an Fertiggerichten – besonders an individuellen Desserts – ermöglicht spontane Lösungsmöglichkeiten. Gemäß ihrem Rhythmus und nach Belieben öffnen die einzelnen Familienmitglieder die Kühlschranktüre und nehmen sich etwas zu essen heraus. Das Naschen ist zu Hause ebenso bequem und verlockend geworden wie im öffentlichen Raum.
Damit wird der Kühlschrank zum materiellen Organisator der Autonomie des Einzelnen zu Hause. Dieser

Prozess kann stattfinden, weil die Individuen selbst auf Individualität Wert legen oder weil sie durch den unterschiedlichen Tagesablauf dazu gezwungen werden.

Doch in einer Welt voller Leckereien und Genüsse, die nur darauf warten, dass man sie sich verschafft, muss der Esser lernen »Nein« zu sagen. *»Die Regulierung des individuellen Appetits angesichts nahezu unendlicher Ressourcen ist zum Hauptproblem geworden«*, betont Bestsellerautor Claude Fischler. Zum Hauptproblem nicht nur der Erwachsenen, sondern insbesondere auch der Kinder, die die Orientierungshilfen für das Schlaraffenland erst lernen müssen. Wie das funktioniert? Lesen Sie im folgenden Kapitel.

ABSTRACT WARUM ZU VIEL FÜR UNS ZU VIEL IST

Im Jahr 2000 hat die Weltgesundheitsorganisation WHO Übergewicht zum am schnellsten wachsenden Gesundheitsrisiko der Industrienationen erklärt. Besonders betroffen: Kinder. Bereits jeder zehnte Erstklässler ist zu dick. Tendenz steigend! Die Finger von Laien wie Experten zeigen anklagend in Richtung Fast-Food-Ketten und Lebensmittelindustrie – verführen sie doch überall mit süßen, fetten, salzigen Snacks zum Knabbern, Knuspern, Knibbeln.

Doch diese Anklage greift aus ernährungswissenschaftlicher wie soziologischer Sicht zu kurz. Es sind nicht die Verlockungen des Schlaraffenlands, die uns und unsere Kinder immer dicker werden lassen. Es ist vielmehr unser Unvermögen, richtig mit ihnen umzugehen. Die Ursachen dafür sind vielfältig: Zum einen vollzog sich eine historische Wende von der Mangel- zur Überflussgesellschaft, die so plötzlich kam, dass weder unser Körper noch unsere Kultur sich auf sie vorbereiten konnten. Von Jahrtausenden des Mangels geprägt, haben wir keinerlei Strategien für den Umgang mit dem Zuviel parat. Orientierungslos stehen wir der neuen Ernährungssituation gegenüber. Zum anderen traf diese Wende im Nahrungsmittelangebot auf wirtschaftliche, soziale, gesellschaftliche und gesellschaftspolitische Veränderungen: Sich rasant wandelnde Tagesrhythmen, Arbeitszeiten und -modelle und die Auflösung der Geschlechterrollen weichten zusätzlich tradierte Ernährungsregeln und -gewohnheiten auf, setzen die doch regelmäßige Arbeitszeiten und eine klare Rollenteilung voraus.
Dadurch entstand eine Art Vakuum in der Esskultur. Die Antwort auf die große Unsicherheit lautet derweil in Ermangelung einer brauchbaren »Gebrauchsanleitung« für das Schlaraffenland: Individualisierung. Doch braucht diese Autonomie Grenzen, in denen sich ein sinn-, lust- und genussvolles Essverhalten entwickeln kann. Grenzen, die leider bislang fehlen.

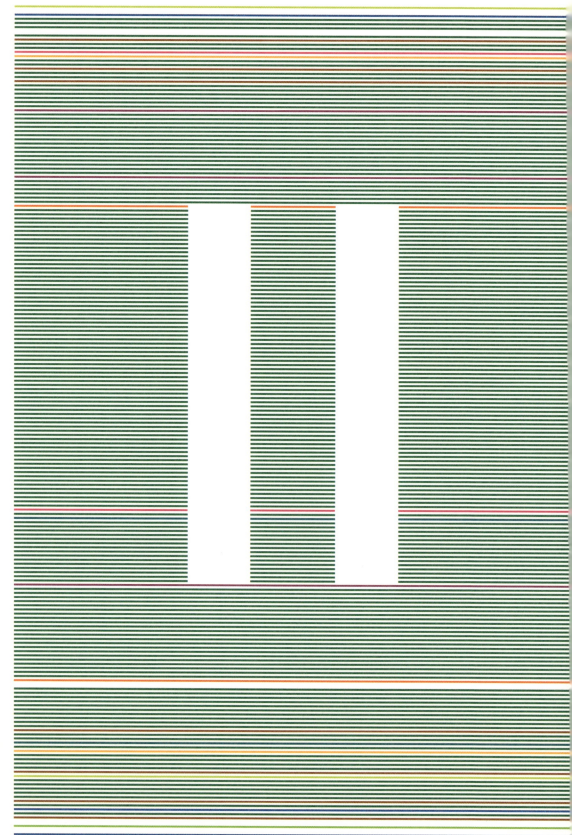

Vom Säugling zum Feinschmecker
Auch essen will gelernt sein

Die Jungen sollen ihre eigenen Wege gehen,
aber ein paar Wegweiser können nicht schaden.

Pearl S. Buck, amerikanische Schriftstellerin (1892–1973)

WIE WIR ESSEN LERNEN

Müssen wir essen tatsächlich lernen? Können wir nicht vielmehr von Geburt an genau das, was zur Nahrungsaufnahme nötig ist: nämlich schlucken? Ja und nein. Natürlich sind wir physiologisch von Anfang an in der Lage, Muttermilch aufzunehmen. Doch erst im Laufe des ersten Lebensjahres lernt unser Körper, (fast) alle Lebensmittel und Speisen zu verarbeiten. Denn die Fähigkeit, sich die Nahrung aktiv anzueignen und in körpereigene Substanz umzubauen, entsteht erst durch den Reiz und entwickelt sich langsam.
Säuglinge benötigen daher außer Liebe und Zuwendung auch eine ganz spezielle Ernährung. Muttermilch wäre die ideale Wahl. Denn ...

... sie enthält alle notwendigen Nährstoffe in der richtigen Zusammensetzung und Menge.
... sie ist leicht verdaulich und passt sich den Bedürfnissen des Säuglings während der Entwicklung an.
... die Abwehrstoffe in der Muttermilch schützen vor Infektionskrankheiten, insbesondere Magen-Darm-Infektionen und Atemwegserkrankungen. Gestillte Kinder sind weniger anfällig für Krankheiten.
... sie bietet einen Schutz vor Allergien. Allergiegefährdete Säuglinge sollten sechs Monate lang ausschließlich gestillt werden.
... das Saugen an der Brust fördert die Entwicklung des Kiefers und kann Fehlstellungen der Zähne vorbeugen.

Wenn die Mutter nicht stillen kann oder will, kann ein Kind natürlich auch mit der Flasche und spezieller Babynahrung gesund aufwachsen. Wie auch immer die Eltern sich entscheiden: Die Speisekarte der Neugeborenen ist kurz: Muttermilch und/oder fertige Flaschennahrung – etwas Anderes ist in den ersten sechs Lebensmonaten weder erforderlich noch ratsam, da die Verdauung erst ihre Funktion aufnimmt und rund ein halbes Jahr braucht, bis sie nach und nach auch andere Nahrungsmittel verarbeiten kann.

DIE STUFEN DER KINDLICHEN ENTWICKLUNG — BIOLOGIE

BIS 1 MONAT
KÖRPER Das Neugeborene ist mit vielen Aufgaben konfrontiert: Es muss eigenständig atmen, Kreislauf und Verdauung regulieren sowie die Körperwärme stabilisieren. Trotz schwacher Muskeln zeigt es reflexartige Bewegungen.
ESSEN Muttermilch je nach Hunger, alternativ mindestens 600 ml Flaschenmilch.
GEIST Erkennt bereits nach wenigen Stunden Stimme und Geruch der Mutter. »Intuitive Mathematik«: kann zwischen zwei und drei gleichen Objekten unterscheiden.
SPRACHE Kommuniziert durch Schreien. Zieht Laute der Muttersprache denen anderer Sprachen vor.
SOZIALVERHALTEN Zeigt Interesse an Gesichtern. Imitiert Augenblinzeln und Zungeherausstrecken. Beruhigt sich, wenn es auf den Arm genommen wird.

BIS 2 MONATE
ESSEN Muttermilch je nach Hunger, alternativ mindestens 600 ml Flaschenmilch.
GEIST Unterscheidet das Gesicht der Mutter von anderen. Gewinnt Vorstellungen durch Tastsinn: erkennt seinen im Mund gefühlten Schnuller optisch wieder.
SPRACHE Beginnt zu gurren. Erster Austausch: reagiert mit Lauten auf Ansprache.
SOZIALVERHALTEN Entwickelt soziales Lächeln: reagiert auf menschliche Stimmen und Gesichter.

BIS 3 MONATE
ESSEN Muttermilch je nach Hunger, alternativ mindestens 600 ml Flaschenmilch.
GEIST Verfolgt zunehmend Details und Bewegungen. Versteht Objektpermanenz: weiß, dass Objekte verschwinden, wenn sie verdeckt werden.
SPRACHE Artikuliert Bedürfnisse durch verschiedenartige Schreie. Beginn des Lippenlesens: Bringt Lippenbewegung mit Vokalen in Zusammenhang.
SOZIALVERHALTEN Sucht oder meidet den Blick des Gegenübers. Erwartet Interaktion: kommuniziert über Mimik, Gestik und Laute.

BIS 4 MONATE
KÖRPER Im Alter von drei Monaten entwickelt der Säugling wichtige Funktionen im Zentralnervensystem und bildet einen eigenen Tag- und Nachtrhythmus aus. Dank wachsender Kraft im Oberkörper beginnt er den Kopf aufrecht zu halten.
ESSEN Muttermilch je nach Hunger, alternativ mindestens 600 ml Flaschenmilch.
GEIST Merkt sich Gelerntes eine Woche. Erkundet die Umgebung mit den Augen. Nutzt verstärkt die Hand zur Wahrnehmung.
SPRACHE Reagiert unterschiedlich auf freundliche und ärgerliche Stimmen. Kann lächeln, ahmt lallend vorgesprochene Vokale nach.
SOZIALVERHALTEN Kann durch Mimik Entzücken, Traurigkeit und Überraschung zeigen.

BIS 5 MONATE
ESSEN Muttermilch je nach Hunger, alternativ mindestens 600 ml Flaschenmilch.
GEIST Zeigt vermehrt Interesse am Spiegelbild. Hat dasselbe Farbspektrum wie ein Erwachsener.
SPRACHE Laute nehmen muttersprachliche Färbung an.
SOZIALVERHALTEN Begrüßt Betreuer durch Strampeln und Zappeln. Drückt Freude durch lautes Lachen und Quietschen aus.

BIS 6 MONATE
ESSEN Muttermilch je nach Hunger, alternativ mindestens 600 ml Flaschenmilch.
GEIST Untersucht gezielt Gegenstände mit beiden Händen. Versteht einfache Rechenaufgaben mit wenigen Objekten: reagiert erstaunt auf falsche Ergebnisse.
SPRACHE Experimentiert mit verschiedenen Betonungen und Tonhöhen. Unterscheidet Laute fremder Sprachen besser als Erwachsene.
SOZIALVERHALTEN Beginnt fröhliche oder verärgerte Stimmen dem entsprechenden Gesichtsausdruck zuzuordnen.

BIS 7 MONATE
KÖRPER Mit sechs Monaten lernt das Baby ohne fremde Hilfe zu sitzen. Die beginnende Kooperation der beiden Gehirnhälften ermöglicht ihm unter anderem das beidhändige Greifen.

ESSEN Feste Nahrung kommt ungefähr im sechsten Monat hinzu, und bald darauf kann das Kind an den Familienmahlzeiten teilnehmen. Aber auch nach der Einführung fester Nahrung bleibt Mutter- oder Flaschenmilch die wichtigste Nahrungsquelle während des gesamten ersten Lebensjahres. Damit das Kind feste Nahrung essen kann, muss der Hals den Kopf tragen und das Kind aufrecht sitzen können. Das ist meist ab dem fünften bis siebten Monat der Fall. Jetzt kann man eine Still- beziehungsweise Fertigmilchmahlzeit durch Brei ersetzen. Eine langsame Einführung fester Nahrung reduziert das Risiko, dass sich Lebensmittelallergien entwickeln – insbesondere dann, wenn Allergien in der Familie häufig auftreten. Das Immunsystem des Babys ist nach sechs Monaten besser in der Lage, mit neuen Lebensmitteln umzugehen.
Wenn man das Baby mit neuen Gerichten bekannt macht, sollte man sich jeweils auf ein Gericht beschränken und mehrere Tage warten, bevor man das nächste ausprobiert. Es kann eine Weile dauern, bis sich das Kind mit einem bestimmten Gericht anfreundet, man sollte also nicht nach dem ersten oder zweiten Versuch aufgeben. Manche Experten empfehlen, zuerst Gemüse einzuführen, weil sie befürchten, dass die Kinder Gemüse nicht mögen, wenn sie bereits süßes Obst kennen gelernt haben. Es gibt aber keine Studien, die belegen, dass die frühzeitige Einführung von Gemüse ausgesprochene Gemüsefans hervorruft.
GEIST Beginnt, Blickrichtung eines Erwachsenen zu folgen.
SPRACHE Beginnt zu lallen, verdoppelt Silben zu »dada« oder »baba«. Reagiert auf seinen Namen.
SOZIALVERHALTEN Emotionale Bindungen zu einer Person oder mehreren beginnen sich zu verstärken.

BIS 8 MONATE
GEIST Anzeichen für Nachdenken über Ursache und Wirkung.
SPRACHE Begreift einfache grammatikalische Regeln: zieht Sätze mit sinnvollen Pausen vor.
SOZIALVERHALTEN Fremdelt: verhält sich unterschiedlich gegenüber vertrauten und unbekannten Menschen.

BIS 9 MONATE
GEIST Sucht jetzt aktiv nach verstecktem Spielzeug. Beginnt Funktionen von Gegenständen zu begreifen: versucht sie »richtig« zu nutzen.

SPRACHE Brabbeln beginnt sprachliche Züge anzunehmen, Laute ähneln denen der Muttersprache. Versteht »Nein«.
SOZIALVERHALTEN »Affektverstärkung«: blickt in ungewohnten Situationen zur Vertrauensperson, um in deren Mimik zu lesen, wie es reagieren soll.

BIS 10 MONATE
KÖRPER Um den neunten Monat erprobt das Kind erste Formen der Fortbewegung, um sich einem Gegenstand zu nähern. Es rutscht im Sitzen, rollt über den Boden und krabbelt.
GEIST Kann noch nach 24 Stunden einfache, bei Erwachsenen beobachtete Handlungen nachahmen.
SPRACHE Reagiert auf einfache Aufforderungen. Kann »Mama« und »Papa« sagen.
SOZIALVERHALTEN Liebt Versteckspiele. Erkennt, worauf eine Person emotional reagiert. Zeigt Zuneigung.

BIS 11 MONATE
ESSEN Zwischen dem zehnten und zwölften Monat ist das Kind alt genug, um anstelle von Babypürees Speisen von normaler Konsistenz zu essen – und zwar zunehmend ohne fremde Hilfe.
GEIST Schaut Bilder an und weist mit dem Finger auf Gegenstände.
SPRACHE Beginnt vorgesprochene Wörter nachzuahmen.
SOZIALVERHALTEN Reagiert mit lebhaftem Protest, wenn ihm ein Lieblingsspielzeug weggenommen wird.

BIS 12 MONATE
KÖRPER Etwa im Alter von zwölf Monaten verfügt das Kind über die nötige Gelenkigkeit, Muskelkraft und Balance für einen wichtigen Entwicklungsschritt: Es erlernt das selbstständige Laufen.
GEIST Sehqualität entspricht der eines Erwachsenen. Kann einen Gegenstand identifizieren, wenn dessen Name genannt wird.
SPRACHE Beginnt erste klare Wörter zu sprechen.
SOZIALVERHALTEN Lernt durch Nachahmung neue Verhaltensweisen wie Klatschen und Winken.

BIS 18 MONATE
ESSEN Im ersten Lebensjahr beginnt das Kind sein Leben in völliger Abhängigkeit von den Eltern, in den nächsten zwölf

Monaten wird aus dem Säugling eine eigenständige kleine Person, die selbst essen und laufen kann. Auch die Technik des Fütterns verändert sich im ersten Jahr stark. Die Babys lernen nach und nach, Brei und andere Speisen vom Löffel zu akzeptieren und versuchen bald darauf, selbst zu essen, indem sie mit der Hand über den Tisch fahren, um nach Krümeln zu greifen und mit dem Essen zu spielen.

KÖRPER Die Bewegung wird immer genauer. Bald ist das Kind in der Lage, ein Stück Brot zwischen Zeigefinger und Daumen zu nehmen und sich in den Mund zu schieben. Jetzt ist es wichtig, darauf zu achten, dass es nicht in den Mund nimmt, was es nicht essen sollte. Mit Süßigkeiten sollte man noch warten, auch wenn das Kind den Geschmack von Kuchen und Eis wahrscheinlich auf Anhieb mögen wird. Wichtig: dem Säugling im ersten Lebensjahr keinen Honig geben, da Honig das Bakterium Clostridium botulinum enthalten kann. Der Darm des Säuglings verfügt noch nicht über eine ausreichende Immunabwehr, um sich gegen die krankheitserregenden Keime zu schützen.

Zwischen dem zwölften und 14. Monat ist das Baby so weit, dass es von der speziellen Babymilch zur handelsüblichen Kuhmilch wechseln kann. Vermutlich ist das Kind bereits mit der Schnabeltasse vertraut, also kann allmählich der Einsatz der Flasche reduziert werden. Tipp: nicht von jetzt auf gleich wechseln. Und das Kind loben, wenn es aus der Tasse trinkt. Aus kleinen Kindern werden Nahrungsexperten: Sie lernen Geschmacksrichtungen und -konsistenzen kennen und ernähren sich immer bewusster.

GEIST Entwickelt Symbolspiel: deutet Gegenstände und Personen zu Spielfiguren um.

SPRACHE Vokabular: bis zu 20 Wörter.

SOZIALVERHALTEN Begrüßt und umarmt vertraute Personen. Erste Anteilnahme, aber auch Verstellung. Beginn des Trotzverhaltens.

BIS 2 JAHRE

GEIST Ich-Bewusstsein ist entwickelt: erkennt sich selbst im Spiegel.

SPRACHE Benennungsexplosion: erreicht 50-Wörter-Marke, danach rapide Aneignung neuen Vokabulars. Bildet Sätze aus zwei Wörtern.

SOZIALVERHALTEN Spielt mit anderen Kindern. Zunehmende Unabhängigkeit von den Eltern.

BIS 3 JAHRE

ESSEN Kleinkinder wollen Unabhängigkeit und bringen dies auch mitunter lautstark zum Ausdruck. Eltern können das richtige Umfeld für ihre Kinder schaffen, indem sie für den Bereich Essen Regeln einführen und Grenzen setzen. Jetzt sollte man beispielsweise mehrere Zwischenmahlzeiten zur Auswahl anbieten. So kann das Kind selbst entscheiden und man erreicht, dass es etwas Gesundes isst, ohne Kampf. Kleinkinder benötigen kleinere und weniger Portionen als ältere Kinder – mit Ausnahme von Obst und Gemüse.

WIE VIEL SOLLTE IHR KLEINKIND ESSEN?

Produktgruppe	tägliche Portionen	Portionsgröße (12–24 Monate)	Portionsgröße (24–36 Monate)
kohlenhydratreiche Produkte	mind. 4	bis zu 1/2 Scheibe Brot, 2–4 EL gekochter Reis, Nudeln oder Babybrei	bis zu 1 Scheibe Brot, 4–8 EL gekochter Reis oder Nudeln, 30 g Frühstücksbrei
Milchprodukte	mind. 2	175 ml Milch oder Joghurt, 40 g Käse	
Eiweißprodukte	1–2	1–2 EL oder 15–30 g Fleisch, 1 Ei	30–55 g Fleisch, 1 Ei
Obst	2–3	1 kleine Banane, 1 Apfel oder Birne, 30 ml verdünnter Orangen- oder Apfelsaft	
Gemüse	2–3	40 g Brokkoli, Karotten, Mais, grüne Bohnen, Erbsen oder Tomaten	

Quelle: Gavin, Mary / Dowshen, Steven / Izenberg, Neil: Kinderleicht, Starmberg 2005

GEIST Kann Puzzlespiele mit drei oder vier Teilen lösen. Interessiert sich für mechanisches Spielzeug, Lichtschalter und Geräte.
SPRACHE Erfreut sich zunehmend an Reimen und Liedern. Formuliert einfache, grammatikalisch korrekte Aussagesätze. Vokabular: etwa 300 Wörter.

SOZIALVERHALTEN Entwickelt Schuldgefühle, zeigt Zuneigung zu vertrauten Spielpartnern. Eigensinnigkeit lässt nach: kann beim Spielen kooperieren.

BIS 4 JAHRE
KÖRPER Ist motorisch bereits so geschickt, dass es Dreirad fahren kann, springen, auf einem Bein hüpfen und Treppen steigen.
GEIST Entwickelt Zeitverständnis und autobiographisches Gedächtnis. Begreift, dass verschiedene Menschen ein Objekt aus verschiedenen Perspektiven sehen.
SPRACHE Kann grammatikalisch korrekte Fragen stellen und Sätze aus fünf bis sechs Wörtern bilden. Entwickelt Kritzelschrift.
SOZIALVERHALTEN Spielt gerne Rollenspiele. Kann kooperieren, teilen und schenken. Spiel wird zum Wettbewerb. Erste Freundschaften.

BIS 5 JAHRE
ESSEN Etwa im Alter zwischen drei und fünf Jahren beginnen viele Kinder, das Wort »Hunger« für Langeweile, Einsamkeit, Traurigkeit und andere Gefühle zu verwenden, die sie nicht verstehen oder benennen können. Wenn Essen aber als Mittel beispielsweise gegen Langeweile eingesetzt wird, entsteht eine Verbindung zwischen Langeweile und dem Essen, die sich später häufig schwer wieder rückgängig machen lässt.
GEIST Versteht, dass sich eigene Gedanken und Gefühle von denen anderer Personen unterscheiden. Kann bewusst lügen.
SPRACHE Erzählt komplexe Geschichten. Vokabular bis zu 8.000 Wörter.
SOZIALVERHALTEN Möchte Freunden gefallen, lernt andere Ansichten kennen. Konzept von »Gut« und »Böse« ausgebildet.

BIS 6 JAHRE
GEIST Kann zunehmend Schein und Wirklichkeit besser trennen: versteht etwa Verkleidung. Merkfähigkeit wächst nun langsamer.
SPRACHE Gebraucht Sprache weitgehend korrekt. Kommuniziert erfolgreich, ohne über Sprache zu reflektieren.
SOZIALVERHALTEN Organisiert Gruppenspiele, versucht

Konflikte zu lösen. Identifizierung mit dem eigenen Geschlecht: zeigt zunehmend typisches Verhalten.

BIS 7 JAHRE
ESSEN Die Einschulung ist ein guter Zeitpunkt, um den Kindern mehr Kontrolle über die eigene Ernährung zu geben. Mehr Entscheidungsbefugnis für die Kinder bedeutet, sie stärker in die Essensvorbereitung einzubeziehen und ihnen im Lauf der Jahre beizubringen, Produktaufschriften zu lesen und als informierte Kunden bewusste Entscheidungen zu treffen. Für einen anstrengenden Schultag braucht das Kind genügend Energie und Nährstoffe. Ideal sind drei Haupt- und zwei Zwischenmahlzeiten, da der kindliche Stoffwechsel schneller funktioniert als der von Erwachsenen. Besondere Bedeutung hat das Frühstück, da es die beste Grundlage für einen langen Tag bildet. Es lohnt sich Kinder zu ermuntern, ein Jausenpaket von zu Hause mitzunehmen.
KÖRPER Mit sechs Jahren, zur Zeit des Schuleintritts, meistert das Kind bereits schwierige Bewegungsabläufe. Es fährt Rad ohne Stützräder, läuft Rollschuh und spielt Fußball.
GEIST Hohe Kreativität. Entwickelt Metagedächtnis: ist sich bewusst, dass Erlerntes auch wieder vergessen werden kann.
SPRACHE Korrigiert Fehler spontan während des Sprechens. Setzt Buchstaben und Laute in Beziehung: schreibt, wie man spricht.
SOZIALVERHALTEN Lehrer und Mitschüler werden neue Bezugspersonen.

BIS 8 JAHRE
GEIST Komplexes Denken: erwägt mehrere Herangehensweisen an ein Problem; kann eine Handlung im Geist umkehren.
SPRACHE Wendet erste Rechtschreibregeln an.
SOZIALVERHALTEN Vergleicht seine Leistungen mit denen anderer. Zunehmende Gruppenaktivität: verstärktes Interesse an organisierten Spielen und Ausflügen. Entwickelt tiefere Freundschaften, hat aber wenig Kontakt zu Gleichaltrigen anderen Geschlechts.

BIS 9 JAHRE
GEIST Metakognition ist weit entwickelt: nachdenken über die eigenen Gedanken.

SPRACHE Beherrscht grundlegende Rechtschreibregeln wie Großschreibung am Satzanfang. Kann grammatikalische Fehler erklären.
SOZIALVERHALTEN Siehe »Bis 8 Jahre«.

BIS 10 JAHRE
GEIST Zeichnet perspektivisch und dreidimensional.
SPRACHE Entwickelt Verständnis für Metaphern, Doppeldeutigkeiten und Sprachwitz.
SOZIALVERHALTEN Siehe »Bis 8 Jahre«.

BIS 11 JAHRE
ESSEN Der für den Übergang zur Pubertät charakteristische Wachstumsschub beginnt bei Mädchen im Durchschnitt mit 10,5 und bei Jungen mit 12,5 Jahren. Mit der Beschleunigung des Wachstums nimmt auch der Kalorienbedarf zu, dies gilt insbesondere für Jungen.
KÖRPER Mit etwa zehn bis zwölf Jahren setzt bei Mädchen die Pubertät ein: Durch die hormonelle Umstellung wachsen Brüste und Hüften, kurz darauf die Geschlechtsorgane. Die Menstruation setzt im Schnitt mit 12,2 Jahren ein. Sie hängt direkt mit der Gewichtsentwicklung zusammen: Je höher das Körpergewicht, desto früher setzt die Regel ein.
GEIST Kann Aufmerksamkeit besser fokussieren und irrelevante Informationen ausblenden. Beginnt Lernstrategien zu entwickeln und anzuwenden.
SPRACHE Beherrscht, Geschichten auf einen Höhepunkt hin zu erzählen.
SOZIALVERHALTEN Siehe »Bis 8 Jahre«.

VON 11–15 JAHRE
ESSEN In diesem Alter hat das Kind normalerweise den größten Appetit – besonders in Zeiten verstärkten Wachstums während der Pubertät. Ein gesundes und kräftiges Wachstum setzt eine nährstoffreiche Ernährung mit ausreichend Kalzium und Eisen voraus.
KÖRPER Ab etwa zwölf Jahren wachsen beim Jungen Muskelmasse und Geschlechtsorgane; mit durchschnittlich 12,5 Jahren hat er den ersten Samenerguss. Gegen Ende der Pubertät ist der Stimmbruch erfolgt.
GEIST Anfänge des formalen Denkens: kann systematisch Hypothesen aufstellen und überprüfen, versteht abstrakte Konzepte, bewertet und erläutert eigene Denkprozesse. Mit

der Pubertät beginnt die Identitätssuche: entwickelt differenziertes Selbstbild, entdeckt persönliche Vorlieben und Hobbys, zeigt vermehrt Selbstzweifel (vor allem Mädchen) und destruktives Verhalten (vor allem Jungen).
SPRACHE Lernt, sein Sprachverhalten verschiedenen Situationen besser anzupassen. Eignet sich Jugendsprache an.
SOZIALVERHALTEN Konflikte mit den Eltern nehmen zu, Entfremdung gegenüber Zärtlichkeiten in der Familie. Wachsendes Interesse am anderen Geschlecht. Cliquenbildung: bemüht sich um Anerkennung in der Gruppe.

VON 16–18 JAHRE
KÖRPER Im Alter zwischen 16 und 19 Jahren ist das Längenwachstum abgeschlossen. Mädchen erreichen die Erwachsenengröße etwa zwei Jahre früher als Jungen.
GEIST Zunehmende geistige Flexibilität und Fortschritte im abstrakten Denken, betrachtet Probleme aus vielen Perspektiven, beschäftigt sich intensiv mit politischen, sozialen und religiösen Themen. Ausgeprägte Identitätssuche: hinterfragt Meinungen und Konventionen, entwickelt eigene Vorstellungen und Werte.
SPRACHE Verfeinertes Sprachverhalten: Schilderung abstrakter Sachverhalte, gegliedertes Argumentieren, um eigene Standpunkte darzulegen. Deutscher Wortschatz von etwa 80.000 Wörtern.
SOZIALVERHALTEN Ausgeprägtes Sozialleben: besucht mit Freunden Partys, Clubs und Konzerte. Zunehmend eigenständige Tagesplanung und verantwortliches Handeln. Hat im Durchschnitt ab 15 Jahren zum ersten Mal Sex. Beginnende Loslösung vom Elternhaus.

DANACH
GEIST Identität beginnt sich zu festigen. Plant und trifft Entscheidungen für die Zukunft.

Quelle: Geo Wissen # 37, 2006, erweitert durch Verfasserin des Buches

Geborene Genießer

Essen ist aber nicht nur eine zielgerichtete physiologische Bedürfnisbefriedigung, die Kinder sich langsam und zunehmend aneignen. Essen ist auch Ausdruck unserer Kultur und unserer Individualität. Bis Säuglinge zu Feinschmeckern heranwachsen, zu Erwachsenen, die mit Genuss essen können, ist es ein langer Weg. Immerhin: Wir starten mit guten Ausgangsbedingungen. »*Vielleicht*«, so vermutet der bekannte deutsche Publizist Gero von Randow, »*ist bereits das Strampeln des ungeborenen Kindes Vorfreude, Vorlust, beginnender Genuss*«. Er wagt sogar die Aussage: »*Der Mensch wird als Genießer geboren.*« Eine These, der man beim Anblick eines zufrieden an der Mutterbrust saugenden Babys kaum widersprechen mag.

Das Bild des glücklichen Säuglings macht aber auch deutlich, dass Genuss nicht allein in der Nahrungsaufnahme liegt, sondern untrennbar mit dem Gefühl der Sicherheit und Wärme, mit dem Wohlbefinden im engen Kontakt mit der Mutter verbunden ist. Auch später, für den heranwachsenden wie für den erwachsenen Menschen, ist Essen niemals nur die Befriedigung eines physiologischen Bedürfnisses. Es geht stets auch um die Befriedigung psychologischer Bedürfnisse. Und: um Lust.

Richtig essen – eine angeborene Kompetenz

Kinder starten mit den besten Voraussetzungen in ihr Leben als Esser. Ein Baby verfügt von Geburt an über zwei Kompetenzen: Es weiß, wann es Hunger hat und was ihm schmeckt. Schon in den 20er-Jahren des vergangenen Jahrhunderts zeigte Clara Davis anhand eines mittlerweile legendären Experiments, wie gut die natürliche, also die biologische Regulation funktioniert, sofern man Kinder frei wählen lässt: Drei Babys im Alter von rund neun Monaten durften täglich mehrmals frei zwischen einer großen Auswahl an frisch zubereiteten Lebensmitteln wählen. Angeboten wurden ihnen Äpfel, Birnen, Bananen, Orangensaft, Ananasstückchen, Salat, Karotten, Erbsen, Getreide, gegartes Rindfleisch und Lamm, Hühnchen, Fisch und Eier. Der Verzehr wurde exakt protokolliert und die enthaltenen Nährstoffe genau berechnet. Das Ergebnis war ziemlich eindeutig: Die selbst gewählte Nahrung erwies sich als optimal für Gewicht, Wachstum, Knochenentwicklung, Gesundheit und Wohlbefinden.

Die Kleinkinder ernährten sich aber nicht nur physiologisch richtig, sondern sie entwickelten auch Geschmacksvorlieben, die sich von Zeit zu Zeit in nicht vorhersehbarer Weise änderten. Das Experiment belegt, dass es eine von der Lernerfahrung unabhängige Disposition gibt, die zu einer bedarfsgerechten Nahrungsaufnahme beiträgt.

WAS IST EIGENTLICH HUNGER? BIOLOGIE

»Hunger ist der beste Koch«, sagt ein altes Sprichwort. Es gibt da nur ein Problem: Viele Menschen sind nicht mehr in der Lage, zwischen Hunger und Appetit zu unterscheiden. Wer Schwierigkeiten hat, zwischen Hunger und Appetit zu unterscheiden, kann den Test mit seinen Tiefs machen: Nicht gleich beim ersten Hungergefühl für Nachschub sorgen, denn vielleicht will nur der Appetit verführen.
Eine Minute, bevor das Hungergefühl einsetzt, sinkt der Blutzuckerspiegel leicht ab. Das Tief dauert etwa zwölf Minuten, dann steigt der Blutzuckerspiegel wieder an. Dieser Prozess geschieht mehrmals über den Tag verteilt – und zwar unabhängig davon, ob man etwas isst oder nicht. Man muss also nicht unbedingt etwas gegen den kleinen Hunger tun, um das Tief zu überwinden. Man kann es auch aussitzen oder ein Glas Wasser trinken.

Im Experiment mit Ratten, die ein Blutzuckertief ohne Futter überstehen mussten, zeigte sich, dass sie danach nicht hungrig waren und erst beim nächsten Absinken des Blutzuckerspiegels, etwa zwei bis drei Stunden später, etwas fressen wollten. Dies erklärt auch, weshalb man, wenn man mal eine Mahlzeit vor lauter Arbeit oder Stress ausgelassen hat, trotzdem kein quälendes Hungergefühl verspürt. Bis zu dreimal hintereinander kann man die Blutzuckertiefs durchleben. Erst dann verspürt man den wahren, physiologischen Hunger.

Und es gibt noch ein zweites Unterscheidungsmerkmal: Wenn es Hunger ist und nicht Appetit, dann hat man in der Regel kein Verlangen nach Süßem, sondern nach einer handfesten, sprich eher pikanten Mahlzeit. In Tierversuchen konnten amerikanische Wissenschafter beobachten, dass Laborratten bei großem Hunger niemals das angebotene süße Futter fraßen, sondern sich ihrem normalen Laborfutter zuwandten. Dagegen wurde das süße Futter bevorzugt, wenn die Ratten kaum hungrig waren. Möglicherweise, so spekulieren die Forscher, gibt es eine Abneigung gegenüber Süßem, wenn man richtig hungrig ist. Vielleicht ist das auch der Grund dafür, dass man das Dessert am Ende des Menüs isst?

Heißhunger ist weder mit Hunger noch mit Appetit zu verwechseln. Denn Heißhunger ist kein Gefühl, sondern eher eine Zwangshandlung. Im Gegensatz zum richtigen Hunger schlägt der Heißhunger meist in Richtung Süßes oder ein ganz spezifisches Lebensmittel aus. Heißhungerattacken gehen häufig einher mit Essstörungen. In ihrem Vorfeld findet sich oft eine Ernährungsweise, die durch bewussten Verzicht gekennzeichnet ist. »Ungesunde« Lebensmittel wie Schokolade, Desserts, Kuchen, Torten, Dessertjoghurts, Schlagobers etc. werden gemieden, das heißt, sie gelten für die betroffene Person als verboten. Über den Heißhunger suchen sie sich ihren Weg auf den Speiseplan.

Der Schriftsteller Walter Benjamin hat den Heißhunger auf ein Nahrungsmittel als den »*Abweg von der ebenen Straße des Appetits*« bezeichnet, ein Abweg, »*der in den Urwald des Fraßes führt*«. Wer diesen Abweg geht, gibt sich der unkontrollierbaren Lust hin. Diese Lust hat ihren Namen nicht verdient, denn sie umschreibt eher einen Zwang, eine unbändige Gier, die nichts mit dem bewussten Genuss, dem Innehalten, dem bewussten sinnlichen Moment zu tun hat, die dem Fluss des Lebens eine wunderbare Entschleunigung entgegenhalten und die noch lange nachklingen.

Wie viel und in welcher Zusammensetzung gegessen wird, sollte also die Entscheidung des Kindes bleiben. Auch das Tempo, also die Geschwindigkeit, mit der gegessen wird, darf man ihm ruhig überlassen. Erhält das Kind die Möglichkeit, seine Kompetenzen auszuüben, wird es weder verhungern, noch besteht die Gefahr, dass es übergewichtig wird. Psychologen und Pädagogen empfehlen Eltern, die Kompetenz der Kinder bezüglich des Essens zu respektieren – auch wenn das den Eltern einiges abverlangt. Denn es ist schwierig, zwischen den Bedürfnissen der Kinder und den eigenen Vorstellungen von einem ausgewogenen Mahl zu unterscheiden. Vor allem wenn man selbst in der Küche gestanden ist, fällt es oft schwer, die Abneigung des Nachwuchses gegen das Gekochte zu tolerieren.

Die dritte angeborene Kompetenz der Kinder ist die Fähigkeit, im Zusammenspiel mit den Eltern authentisch zu reagieren. Ein nicht leer gegessener Teller ist nicht als Unbotmäßigkeit zu interpretieren, sondern als Zeichen dafür, dass das Kind seine angeborenen Kompetenzen wahrnimmt. Wenn es satt ist, hört es auf zu essen. Eltern sollten lernen, die authentischen und sinnvollen Reaktionen ihrer Kleinkinder anzuerkennen und zu respektieren. Dieses Lernen seitens der Eltern beginnt schon beim Stillen: Mütter sollten die Passivität und das Aufstoßen des Säuglings als Anzeichen dafür wahrnehmen, dass das Baby vielleicht schon satt ist oder eine Pause braucht, um herauszufinden, ob es noch Hunger hat oder nicht.

ELTERLICHE VERANTWORTUNG

Damit Kinder ihre angeborenen Esskompetenzen auch ausleben können, braucht es einen sinnvollen Rahmen, den Eltern stecken müssen. Im realen Leben finden Kleinkinder weder tagtäglich ein optimales Auswahlangebot vor, noch sind sie vor Einflüssen geschützt, die die biologische Selbstregulation unterlaufen. Der dänische Erziehungswissenschaftler Jesper Juul empfiehlt daher, sich sehr früh über die Verantwortung von Eltern Gedanken zu machen. Die Eltern tragen sowohl die Verantwortung für ihre eigene Ernährung als auch für die ihres Kindes. Das bedeutet, dass die Eltern entscheiden, was eingekauft wird und in welcher Quantität und Qualität es den Kindern zur Verfügung stehen soll, um ihnen eine bedarfsgerechte Ernährung zu ermöglichen, die sie für ihre körperliche Entwicklung brauchen.

Neben der Auswahl der Lebensmittel, ihrer Zubereitung und ihrer Darbietung liegt für Juul zudem die Atmosphäre bei Tisch in der Verantwortung der Eltern. Denn gerade sie ist prägend für unser späteres Essverhalten als Erwachsene. Es lohnt sich daher, folgenden Fragen nachzugehen, um seine eigene Position zu klären:
Ist das gemeinsame Frühstück, Mittagessen und Abendbrot Gelegenheit, um die Sorgen des Alltags für eine kurze Weile beiseite zu schieben und die Mahlzeiten bewusst als gemeinsame Zeit zu erleben? Oder werden gerade bei Tisch anstehende Probleme thematisiert? Drückt sich im bewussten Genießen der Speisen auch die Wertschätzung der Familie für den Koch aus? Ist das Erschmecken bestimmter Konsistenzen und Aromen spielerisches Thema der Konversation, oder gilt die Aufmerksamkeit nur den

Fernsehnachrichten, der Fußballübertragung oder der Vorabendserie? Ist der Esstisch Forum für den entspannten, interessierten Austausch über die Erlebnisse des Tages, ist er familiäre Planungsplattform oder Trainingscamp für Tischmanieren? Steht das Essen im Zentrum? Oder wird es nur nebenbei konsumiert?

Der französische Soziologe Jean-Claude Kaufmann weist in seinem 2005 erschienenen Buch »Kochende Leidenschaft – Soziologie vom Kochen und Essen« darauf hin, dass »*alle Familien ein Minimum an mehr oder minder wichtigen, ausdrücklichen oder strengen Ordnungsregeln verlangen*«. Diese betreffen aber nicht bei allen Familien dieselben Punkte; bei den Einen geht es um die Essenszeiten, bei den Anderen um die Manieren und bei Dritten um das, was gegessen wird.

Mutter und Vater als »vorbildliche« Esser

Lernprozesse werden vielfach durch Beobachten und Nachahmen in Gang gesetzt, was in der Psychologie als Lernen am Modell bezeichnet wird. Die Frage, was, wann und warum etwas übernommen wird, ist nicht einfach zu beantworten. Studien zeigen aber, dass eine Modell- und Vorbildwirkung nur dann zu erwarten ist, wenn das Modell – egal, ob Mutter, Vater, Freund, Pop- oder TV-Star – beim Kind einen positiven Eindruck hinterlässt. Die Beobachtung muss faszinieren, irritieren oder begeistern.

Das frühkindliche Essverhalten wird auch von den kulinarischen Vorlieben und Abneigungen der Eltern oder anderer wichtiger Bezugspersonen beeinflusst. »*Man lernt von dem, den man liebt*«, sagte schon Goethe. Mit zunehmendem Alter des Kindes kommen mitunter auch konkurrierende Vorbilder hinzu, die den Lernprozess komplexer gestalten. Behauptet zum Beispiel der beste Freund, dass »*Salat wie grünes Papier schmeckt*«, dann haben Eltern oft schlechte Karten, ihr Kind von den Vorzügen des Salats zu überzeugen.

Diverse Studien zeigen recht deutlich, dass Kinder ihren Eltern in den Abneigungen viel näher sind als in den Vorlieben. Konkret: Väter, die keinen Salat mögen, haben in der Regel Kinder, die ebenfalls Salatmuffel werden. Wenn Mütter selbst gerne Süßigkeiten essen, können sie davon ausgehen, dass sie diese Ernährungsvorlieben bald mit ihrem Kind teilen werden. Essen sie jedoch regelmäßig Obst, Gemüse und viel frischen Salat, so ist das umgekehrt leider keine Garantie dafür, dass ihr Kind diese Ernährungsweise einfach übernimmt. Mit dem guten Vorbild ist eine Basis gelegt, aber keine Garantie verbunden.

Die Ängste der Eltern

Gerade weil Eltern große Verantwortung für die optimale Ernährung ihres Nachwuchses tragen, ist dieses Thema auch mit Ängsten besetzt. Das gilt in besonderem Maße für junge Eltern. Mit der Geburt des ersten Kindes wird meist nicht nur eine neue Seite im Buch des Lebens aufgeschlagen, es beginnt vielmehr ein völlig anderes Kapitel. Die Veränderung ist hauptsächlich dadurch gekennzeichnet, dass sich alles um das Kind dreht: Nichts auf der Welt ist einem so viel wert, oft nicht einmal das eigene Leben. Diese Veränderung führt auch zu einem Bruch im Hinblick auf das Essen. In einer für das Nachdenken oft besonders fruchtbaren Zeit erlebt die Beschäftigung mit der Ernährung einen plötzlichen Aufschwung. Es fällt auf, dass frisches Gemüse, das von jungen Leuten, die allein oder zu zweit leben, nur wenig gegessen wird, nun an die Spitze der bevorzugten Lebensmittel rückt.

Für ein Baby versteht es sich von selbst, dass seine Bedürfnisse verstanden und sogleich befriedigt werden. Für die Eltern ist es jedoch ein intensiver Lernprozess, Laute, Motorik und Mimik des Kindes verstehen zu lernen und darauf zu reagieren. Mütter und Väter können insbesondere beim ersten Kind leicht den Überblick verlieren, die Signale missverstehen und sich durch die nicht enden wollende Anmeldung von Bedürfnissen durch das Baby überfordert fühlen.
Ein altes afrikanisches Sprichwort sagt: »*Es braucht ein Dorf, um ein Kind großzuziehen.*« Die meisten Eltern können jedoch nicht auf eine solch optimale Erziehungsinfrastruktur zurückgreifen. Im Zeitalter der Individualisierung sind die familiären und nachbarschaftlichen Netzwerke löchrig geworden, die junge Eltern entlasten könnten. Es mangelt oft an Omas und Opas, Tanten und Onkeln, älteren Geschwistern und engen Freunden, die nicht nur unterstützend, sondern auch als Korrektiv wirken können.

Vielfach auf sich allein gestellt, nimmt oft die Verunsicherung der Mütter und Väter zu. Johanna Graf von der Ludwig-Maximilians-Universität in München fasst die widersprüchlichen Ängste vieler Eltern so zusammen:

— Die Angst, nicht genug für das Kind zu tun.
— Die Angst, das Kind zu sehr zu verwöhnen.
— Die Angst, das Kind könnte nicht früh genug selbstständig werden.
— Die Angst, selbst zu kurz zu kommen und das eigene Leben, die eigene Karriere, die eigenen Interessen immer zugunsten der Kinder zurückzustellen.

DAS PROBLEM DER ESS-ERZIEHUNG IN ZEITEN DER REGELLOSIGKEIT

In der Vergangenheit konnten sich verunsicherte Eltern vielfach auf tradierte Erziehungsregeln berufen. Heute jedoch fehlen gesellschaftlich allgemein anerkannte Erziehungsstile und -strategien weitgehend (siehe auch Kapitel 1). Ihre Auflösung macht sowohl Sinn als auch Probleme. Unsere festen Essenszeiten waren zum Beispiel eher der historisch gewachsene organisatorische Versuch, Küche, Arbeit, Hunger und Freizeit miteinander zu kombinieren. Eine wissenschaftliche Begründung für die traditionell festgeschriebenen drei großen Hauptmahlzeiten gab es nicht. Im Gegenteil: Ernährungsphysiologisch betrachtet war und ist es viel günstiger, öfter ein Bisschen zu essen, um etwa große Schwankungen im Blutzuckerspiegel und der Insulinausschüttung zu vermeiden.

Und doch, in Zeiten des Lebensmittelüberflusses wäre die gute alte Mahlzeitenstruktur oftmals hilfreich. Denn sie strukturiert den Arbeitstag und macht das Essen zumindest für gewisse Zeiten des Tages zur Hauptangelegenheit. Damit fördert sie das bewusste Essen und bietet eine gute Basis, um Essen auch genießen zu lernen. Sie fördert auch das Bewusstsein für Hunger und Sättigung und bietet die Lernchance, bewusst damit umzugehen. Damit ist die Mahlzeitenstruktur eine besonders gute Vorsorge gegen die Entwicklung von Übergewicht. Der kleine Bruder des Hunger, der Appetit, hätte weniger Chancen, spontan zum Naschen zu verführen, wenn das Thema Essen eine klare Struktur hätte. Außerdem ist das gemeinsame Essen ein »*Architekt des Familienlebens*«, denn »*der Tisch verleiht dem Familienleben auf gewisse Weise Form*«, wie es die Psychologin Anne Muxel in ihrem Buch »Individu et mémoire familiale« ausdrückt.

Und so stellt sich bei vielen Tischregeln die Frage: Welche der strengen Vorschriften sollen aufrechterhalten, welche abgeschafft werden? Ratlose Eltern schwanken häufig zwischen sich widersprechenden Extremen: Auf der einen Seite versuchen sie zum Beispiel strenge »Schlafprogramme« durchzuziehen, um sechs Monate alte Babys daran zu gewöhnen, in ihrem eigenen Bett zu bleiben beziehungsweise die Nacht durchzuschlafen. Auf der anderen Seite entziehen sie sich ihrer elterlichen Verantwortung. Wenn er nicht essen will, was auf den Tisch kommt, soll der Nachwuchs beim nächsten Lebensmitteleinkauf eben selbst entscheiden, was er essen möchte. Und dies in einem Entwicklungsstadium, in dem er – mangels ausreichender Erfahrungen – noch gar nicht in der Lage ist, bewusste Entscheidungen zu treffen.

Kleine Esser: Von der Randfigur zum Tischmittelpunkt
Die Stellung des Kindes bei Tisch hat sich innerhalb weniger Jahrzehnte enorm verändert. Früher verfügte es ganz klar über einen subalternen, also einen untergeordneten Status: Man war der Ansicht, dass der Nachwuchs weder die gleichen Bedürfnisse noch die gleichen Rechte wie die Erwachsenen habe. Er bekam einfachere Gerichte und knappere Portionen, durfte während des Essens nicht sprechen, wenn er nicht ausdrücklich dazu aufgefordert war. Damit waren die Kinder kleine Tischgenossen zweiten Ranges und litten sicher mehr als die Erwachsenen unter der Strenge, die ihnen auferlegt wurde.
Heute ist die Situation umgekehrt. Das Kind steht vermehrt im Mittelpunkt. Gerade das erste Kind bedeutet für die Eltern oft, eigene Bedürfnisse zurückzustellen. Dies gilt auch für die kulinarischen. Ging man früher einmal pro Woche zum Italiener, bleibt man nun zu Hause und kocht selbst. Und griff man in Vor-Baby-Zeiten gerne zum Chilipulver, verzichtet man nun des zu stillenden

Nachwuchses zuliebe auf allzu scharfe Gewürze. Unbestritten ist der Nachwuchs zum Dreh- und Angelpunkt des Gesprächs bei den Mahlzeiten geworden. Die Eltern sind darauf bedacht, dass das Kind von sich erzählt, und zu diesem Zweck fragen sie es eventuell aus. Dies kann zur Folge haben, dass sich das Verhältnis der Einflussnahme umdreht. Das Kind bestimmt dann aktiv über einen guten Teil dessen, was die Familie isst, folgt dabei verstärkt der Werbung und lässt sich von den Marken instrumentalisieren. Oft setzt es seinen Geschmack durch und wirft somit die erzieherischen Ernährungsprinzipien über den Haufen.

Disziplin versus Autonomie, Tradition versus Individualisierung

Verstärkt werden die Probleme der Regellosigkeit und der Fokussierung auf das Kind durch verschiedene gesellschaftliche Entwicklungen, die einander eigentlich entgegenstehen. Zum einen erlebt das Ideal der Familie derzeit eine Renaissance, der Traum von der innigen Verbundenheit ist wieder attraktiv geworden. Zum anderen kommt es im Alltag jedoch offenkundig zu einer wachsenden Individualisierung (siehe Kapitel 1): Wir leben unseren Rhythmus, verlangen nach Orten für uns allein ...
Der nicht immer einfach zu meisternde Zusammenprall dieser beiden sehr gegensätzlichen sozialen und gesellschaftlichen Entwicklungen kann immer weniger verschleiert werden. Besonders zugespitzt zeigt sich das Dilemma im Umgang mit den Kindern: Eltern müssen ständig zwischen der Autonomie des Kindes und der Wiedergabe ihrer selbst gewählten Erziehungsdisziplinen abwägen. Sie schwanken zwischen dem Wunsch nach erholsamem Laissez-faire und dem Willen zur Erziehung, die auch über die Ausübung von Zwang erfolgt, der für Kinder heute viel schwerer zu akzeptieren ist als früher. Sollen die Eltern ihre Ernährungsprinzipien an ihre Kinder weitergeben und darauf bestehen, dass auf regelmäßige Essenszeiten, Tischmanieren, gemeinsame Mahlzeiten sowie abwechslungsreiche und gesunde Ernährung geachtet wird? Oder sollen sie die Wünsche ihrer Kinder respektieren, zwischendurch etwas naschen zu wollen oder das Abendessen vor dem Fernseher zu vertilgen?

Auf diese Fragen gibt es keine »richtigen« Antworten.

Es gibt nicht einmal Antworten, bei denen man sich auf allgemein anerkannte Werte berufen könnte. Denn auf die Wünsche der Kinder zu hören, heißt nicht nur, dass man bei Limonade und Bonbons nachgibt, die schlecht für die Gesundheit sind. Es heißt auch, Kinder als Persönlichkeiten anzuerkennen, die ebenfalls das Recht auf ein gewisses Maß an Autonomie haben. Diese Tendenz zur persönlichen Autonomie, die unsere moderne Gesellschaft insgesamt recht kräftig durcheinander wirbelt, lässt sich nicht einfach stoppen.

WAS KINDER BRAUCHEN

Soll man Kinder nun verwöhnen oder fordern? Sie lenken oder ihnen Freiraum lassen? Sie strafen oder Nachsicht üben? Wenn auch tradierte Erziehungsregeln angesichts neuer gesellschaftlicher Tendenzen zur Individualisierung und Autonomie ihre normierende Aussagekraft verloren haben, so bietet die psychologische Forschung doch zumindest Antworten auf die Frage: Was brauchen Kinder? Unabhängig von der Konjunktur differenter Erziehungsideologien zeigen die Ergebnisse überraschend klar, was der Nachwuchs in seiner Entwicklung von den Eltern vor allem benötigt: eine verlässliche, liebevolle Bindung als Basis für Selbstvertrauen und Selbstständigkeit.

Diese Basis wird schon in den ersten Lebensmonaten gelegt. Kulturvergleichende Studien von Heide Keller, Professorin für Entwicklungspsychologie der Universität Osnabrück, zeigen, dass afrikanische Kleinkinder, die von ihren Müttern traditionellerweise häufig getragen werden und auf die Erwachsene auch sonst prompt und verlässlich reagieren, wenn sie weinen, wütend oder traurig sind, ihre Gefühle viel schneller zu regulieren lernen. Die Erfahrung, sich bei den Eltern geliebt und sicher zu fühlen, fördert schon früh ihre Selbstständigkeit.

Die Angst europäischer Eltern ist demnach unbegründet: Ein schreiendes Baby in die Arme zu nehmen, führt nicht dazu, dass es nie oder erst spät lernt, sich selbst zu beruhigen. Im Gegenteil. Durch die intensive Zuwendung macht das Kind die Erfahrung, dass der Ausdruck seines Bedürfnisses geeignet ist, mithilfe der Eltern seine Gefühle besser regulieren zu können.

Spätestens dann, wenn das Kind vom Schoß auf den Hochstuhl wechselt, ist es aber an der Zeit, dass Eltern und Geschwister ihre Aufmerksamkeit wieder gleichmäßiger aufeinander verteilen und auch wieder mehr Raum für eigene Bedürfnisse schaffen. Dieser Schritt ist für alle Beteiligten ein wichtiger, aber auch schwieriger. Denn nicht selten reagiert das Kleinkind hörbar frustriert auf den Entzug von Aufmerksamkeit. Gerade in den ersten fünf bis sechs Lebensjahren sind Frustration, Wut und Weinen untrennbare Bestandteile jedes einzelnen Lernprozesses. Auch liebende Eltern müssen diese Prinzipien akzeptieren lernen und sich nicht in übertriebener Fürsorge nur um das Wohl des Kindes kümmern. »Man kann«, so der dänische Familientherapeut Jesper Juul mit Blick auf tobende Kleinkinder, »*seine Bedürfnisse ausdrücken und darum bitten, was man haben möchte; aber man kann es nicht immer bekommen – und dann ist es in Ordnung, dass man sich darüber ärgert!*«

Von Wurzeln und Flügeln

»*Kinder brauchen erst Wurzeln, dann Flügel*«, sagt die renommierte Erziehungsforscherin Diana Baumrind. Heute aber lassen Eltern ihren Kindern oft kaum mehr die Zeit, die sie brauchen, um kräftige Wurzeln ausbilden zu können. Sie setzen vielmehr alles daran, das Flügelwachstum zu optimieren: Intensive vorschulische Bildung, frühes Training zur Selbstständigkeit – oft in der Form des Zu-früh-sich-selbst-Überlassens – genießen erste Priorität. Doch die Bindungsforschung zeigt eindrücklich auf, dass erst durch die erlebte Geborgenheit in der Familie ausreichend Sicherheit entsteht und Wurzeln wachsen können, um dann die Flügel zu entfalten und die Welt eigenständig zu erkunden. Kinder brauchen Freiräume zum Experimentieren und Erforschen, aber auch Halt und Orientierung durch klare Regeln und Grenzen. Weder das unbedachte Verwöhnen, das Alles-Erlauben, noch die Inkonsequenz, das Schwanken zwischen Laissez-faire und Strenge, können einen festen Boden bilden, auf dem das Kind tanzen kann.

FORSCHUNG

WAS KINDER STÄRKT –
ERGEBNISSE DER RESILIENZ-FORSCHUNG

Das Ziel der Resilienz-Forschung ist es, herauszufinden, was Kinder gegen die Härten des Lebens widerstandsfähiger macht. Die Pädagogin Corina Wustmann, Autorin des Buches »Resilienz«, verweist vor allem darauf, wie wichtig ein strukturierter Alltag und weitere Bezugspersonen neben den Eltern sind. Das können Großeltern, Lehrer, Erzieher, Nachbarn, ältere Geschwister oder andere Kinder sein. Das Gefühl der Kinder für ihre Selbstständigkeit muss gestärkt werden. Wer Kindern in Stresssituationen hingegen häufig das Gefühl gibt, ein »Armes Kind!« zu sein, verstärke nur deren Ohnmacht. Der Depressionsforscher Martin Seligman, Psychologe an der University of Pennsylvenia, sagt, Hilflosigkeit könne auf diese Weise erlernt werden. Auch Doris Bender, Resilienz-Forscherin und Psychologin an der Universität Erlangen, warnt vor Überbehütung: *»Kinder, denen alles abgenommen wird, scheitern später oft.«* Ihre Schlussfolgerung: *»Dosierter Stress von Kindesbeinen an macht stark.«* Belastende Situationen würden dann nicht mehr nur als bedrohlich, sondern auch als herausfordernd erlebt. Resilienz-Forscher wie Friedrich Lösel betonen, dass Kinder frühzeitig lernen sollten, Verantwortung zu tragen – etwa beim Einkaufen, beim Aufpassen auf jüngere Geschwister, beim Kochen oder bei der selbstständigen Orientierung im weiteren Umfeld.

Wurzeln und Flügel – auch beim Essen

Eine Erziehung, die auf Freiheit in Grenzen, auf Fördern und Fordern setzt, stärkt das positive Selbstbild des Kindes und damit auch seine Kompetenz, sein Leben Schritt für Schritt selbst in die Hand nehmen zu können. Voraussetzung dafür ist es, zum einen deutliche Grenzen zu setzen, zum anderen die kindliche Autonomie zu respektieren. Dies gilt auch im Bezug auf das Essen.
Hier sollte schon früh in der Kindheit das Erlernen der Autonomie unter elterlicher Kontrolle beginnen. Ein gutes Beispiel für einen solchen Lernprozess wäre die Verwaltung von kleinen, scheinbar bedeutungslosen Räumen durch den Nachwuchs – wie zum Beispiel der Bonbonschublade, die von den Eltern geduldet wird und für

die das Kind offiziell die Verantwortung übertragen bekommen hat. Die Bonbonschublade ist ein »*Behälter des Vergnügens*« und nach der französischen Anthropologin Nicoletta Diasio zugleich »*ein Beweiß dafür, dass es* [das Kind, Anmerkung der Verfasserin] *sich selbst Regeln geben kann*«.

DER HUNGER NACH LIEBE: ESSEN ALS GEFÜHLSMANAGEMENT

Damit Kinder ihre angeborenen Esskompetenzen auch wahrnehmen können, damit sie Wurzeln entwickeln und ihre Flügel ausbreiten können, damit also eine bedarfsgerechte Ernährung überhaupt funktionieren kann, ist es wichtig, dass Essen Essen bleibt und nicht zum Ersatz für körperliche Nähe, Geborgenheit und Vertrauen wird. Diese Gefahr besteht aber, ist das Gestillt- und Gefüttertwerden für Babys und Kleinkinder im Alltag doch oft der einzige intensive, positiv erlebte emotionale und körperliche Kontakt zu den primären Bezugspersonen. Nur beim Essen wird vielen Kindern ungeteilte Aufmerksamkeit zuteil. Sie werden im wahrsten Wortsinn »abgespeist«.

Damit das Kind sein Bedürfnis nach Nähe auch jenseits der Nahrungsaufnahme ausreichend befriedigen kann, müssen Eltern emotional verfügbar sein. Kinder können nur dann eine sichere Bindung entwickeln, wenn ihnen Aufmerksamkeit geschenkt wird. Dies heißt, intensive gemeinsame Zeiten in den Tag einzuplanen, zu denen das Kind und seine Bedürfnisse Priorität genießen, sowie gemeinsame Spielräume – im unmittelbaren und übertragenen Sinn – offen zu halten.

WERTSCHÄTZUNG UND ANERKENNUNG   ERZIEHUNG

Spielraum zu schaffen heißt auch, bewusst immer wieder den Blick auf Dinge zu richten, die Eltern an ihren Kindern schätzen. Bewusst anzuerkennen, was das Kind gut und richtig macht. Dies spart langfristig nicht nur eine Menge Zeit und Nerven, sondern bringt auch mehr Lebensqualität für alle Beteiligten. Ein Beispiel: Statt ein Verhalten global und abstrakt zu bewerten – etwa mit dem Satz »*Du bist ein braver Junge«* –, kann man die einzelnen Schritte, die das Kind unternommen hat, konkret beschreiben und die positiven Folgen benennen. Mit einem *»Schön, dass ihr endlich mal miteinander spielt«* ist es noch nicht ganz getroffen. Ein beschreibendes Lob wäre hier hilfreicher – etwa: *»Gemeinsam habt ihr den Eimer für die Burgtürme vollgeschaufelt, du hast den Graben gebaut, sogar unterirdisch, und du hast die Türme mit Muscheln geschmückt! Ich freue mich richtig, euch zuzusehen!«* Aussagen wie diese sind klar und ihr Inhalt ist nicht zu diskutieren. Die Kinder wissen genau, wie sie sich »richtig« verhalten können, fühlen sich angenommen und entwickeln ein positives Selbstbild.

Vielen Eltern fällt es schwer, sich immer wieder ganz auf ihr Kind einzustellen und einen positiven Blickwinkel einzunehmen. Dies ist vor allem der Fall, wenn sie selbst überlastet und erschöpft sind. Daher ist es auch als elterliche Pflicht zu sehen, für das eigene Wohlbefinden zu sorgen und sich jeden Tag aufs Neue »Inseln« zu schaffen, um wieder Kraft zu schöpfen.

Essen ist kein Stoßdämpfer

Besonders dann, wenn Kinder unglücklich, ängstlich, verzweifelt oder wütend sind, brauchen sie Eltern, die ihnen dabei helfen, mit diesen Gefühlen umzugehen. Sie in solchen Situationen immer nur abzulenken oder den Gefühlsausbruch zu ignorieren, heißt de facto, die Gefühle der Kleinen nicht ernst zu nehmen. Dadurch lernt das Kind nur Eines: seinen Gefühlen zu misstrauen, sie zu übergehen, sie umzuinterpretieren und mit Ersatzhandlungen, wie zum Beispiel essen, auf sie zu reagieren.

Kinder von ihren aktuellen Gefühlen abzulenken und mit etwas Essbarem zu beruhigen beziehungsweise zu verwöhnen, ist in unserer Kultur sehr verbreitet. Besonders süße, ergo meist energiereiche Nahrung wirkt schnell: als Trostpflaster, als Beruhigungs- und Disziplinierungsmittel, als Stoßdämpfer bei Ärger, bei Stress und Angst.

AUF BROT UND WASSER SETZEN   KULTURGESCHICHTE

Dass Eltern dazu neigen, ihre Kinder mit Süßigkeiten zu belohnen oder zu trösten, ist auch historisch und kulturell begründet. Wir drücken Zuneigung und Interesse in vielen Bereichen unseres Lebens durch Essgeschenke aus – von der

Geburtstagstorte über die Weihnachtskekse bis zur Einladung zum Geschäftsessen und zum Leichenschmaus. Fast überall dort, wo wir anderen Menschen Sympathie erweisen wollen, spielt das Teilen und Schenken von Speisen eine große Rolle. Jemandem Essen zu verweigern, gilt umgekehrt als Inbegriff der Strafe. Wer auf Brot und Wasser gesetzt wird, dem soll nur das pure Überleben gewährt werden.

Das Verhalten, auf extreme Gefühle, ob positive oder negative, mit Essen zu reagieren, ist – wie vergleichende Studien mit Säugetieren nahelegen – ein erlerntes und kein angeborenes. Das biologische Programm macht in Stresssituationen eher appetitlos. Es ist also völlig normal, wenn Kinder bei Aufregung, Trauer, Stress oder Langeweile keine Lust auf Essen haben. Werden unruhige Kinder jedoch stets mit Essen ruhig gestellt, erfolgt Zuwendung und Belohnung primär in Form von Süßigkeiten, werden sie schnell zu »braven Schluckern« erzogen. Dabei lernen Kinder ganz nebenbei jedes Missempfinden, jedes Problem, jeden Stress mit etwas Essbarem zu beantworten. Jede Unsicherheit, jedes Unbehagen kann so zum Hunger-Auslöser werden. Der Hunger nach Nähe wird alsbald mit dem physiologischen Hunger gleichgesetzt.

Wer aber isst, weil seine Seele nach Liebe hungert und ohne dass sein Körper Bedarf an Energie hat, wer also entgegen seiner angeborenen Kompetenzen handelt, läuft Gefahr, Reserven aufzubauen, die sich ziemlich schnell als unliebsamer Ballast herausstellen. »*Wer sein Kind im wahrsten Sinne des Wortes ‚abspeist'*«, so die renommierte Kinderpsychiaterin Hilde Bruch, »*darf sich nicht wundern, wenn es zu Essstörungen und auch zu Übergewicht kommt*«. Heute reagiert in Europa schon jeder dritte Erwachsene in Stresssituationen mit gesteigerter Nahrungsaufnahme. Natürlich fördert dieses gelernte Verhalten die Entwicklung von Übergewicht.

Anleitung zum Umgang mit Gefühlen

Das Problem der endemischen Fehl- und Überernährung mit allen damit verbundenen individuellen psychischen und physischen Leiden ist nicht mit Low-Fat-Produkten und zuckerreduzierten Lebensmitteln zu lösen. Wir müssen vor allem lernen, mit unseren Gefühlen, mit Trauer und Angst, Stress und Langeweile, Enttäuschung und

Freude »emotional intelligent« umzugehen, statt Essen als zentrales Kompensationsmittel einzusetzen.
Für Eltern, die nie gelernt haben, mit ihren eigenen Gefühlen anders umzugehen als sie im Wortsinn in sich hineinzufressen, ist das gewiss keine leichte Aufgabe. Mitunter bietet aber gerade die Geburt eines Kindes die Chance, auch im eigenen Leben eine Kurskorrektur vorzunehmen. Emotionscoaching oder die Anleitung zum Umgang mit Gefühlen ist für John Gottman, Professor an der University of Washington, eine gute Alternative. Dabei geht es darum, achtsam für die ersten Anzeichen unangenehmer Gefühle zu sein, sie zu akzeptieren und ernst zu nehmen sowie Verständnis und Solidarität zu zeigen, um so dem Kind zu helfen, die Gefühle zu benennen, in Worte zu fassen und mit der Situation zu verknüpfen, durch die sie entstanden sind.
Dabei geht es in erster Linie um emotionale Anteilnahme. Wenn sich das Kind verstanden fühlt und wieder einen klaren Kopf hat, kann es mit Unterstützung der Eltern das Problem selbst lösen: *»Was wäre dir denn jetzt am liebsten?«* *»Genau, das könntest du machen. Was gibt es noch für Ideen?«* Alle Vorschläge des Kindes werden gewürdigt und nicht diskutiert oder kritisiert. So kann die beste Idee konkretisiert werden. Und am Ende weiß das Kind, wie es selbst eine Lösung im Umgang mit seinem aktuellen Gefühl finden kann. Und das gilt für Erwachsene ebenso.

Zudem muss zwischen Gefühlsempfindung und Gefühlsausdruck, zwischen dem Gefühl selbst – der Freude, der Wut, der Angst – und dem entsprechenden Verhalten – der Art und Weise, wie jemand seine Freude, Wut, Angst ausdrückt – unterschieden werden. Es geht darum, angemessene Formen für den Ausdruck seiner Gefühle zu finden. Indem die Eltern Wertschätzung und Respekt für die kindlichen Gefühle zeigen, lehren sie wichtige soziale Kompetenzen, die den Kindern auch in der Beziehung zu Gleichaltrigen zugute kommen. Die Kinder lernen, sich selbst zu beruhigen und ihre Emotionen zu regulieren – ohne Nahrungsaufnahme als Ersatzhandlung zu internalisieren. Erst wenn Gefühle und Essen wieder weitgehend »entkoppelt« sind, wenn wir erfahren haben, dass Emotionen mit Essen nicht wirklich zu befriedigen oder zu kompensieren sind, wenn wir gelernt haben, mit unseren

Gefühlen anders umzugehen, können wir auch wieder einen lustvolleren Umgang mit unserem Essen finden.

DIE ERSTEN 1.000 MAHLZEITEN – DAS FUNDAMENT FÜR EIN LEBEN ALS ESSER

Die Mehrheit der Kinder in Europa sieht sich heute in der glücklichen Lage, die ersten 1.000 Mahlzeiten ihres Lebens als eine nahezu ideale Verschmelzung von Nähe, Fürsorge, Geborgenheit, Liebe und ausgewogenen Nährstoffen erleben zu dürfen. Muttermilch und auch Breikost, die heute vielfach durch qualitativ hochwertige und ernährungsphysiologisch ausgewogene Produkte der Nahrungsmittelindustrie bereitgestellt wird, sowie die Schritt für Schritt vollzogene Teilnahme an der Tischgemeinschaft der Erwachsenen bilden den intensiven Auftakt für eine lebenslange individuelle Essgeschichte. Die Basis für zukünftige Geschmackspräferenzen und Lieblingsspeisen, aber auch für den individuellen Umgang mit dem Essen wird so schon sehr früh geschaffen.

Essen ist eng verbunden mit sozialer Interaktion – oder zumindest mit dem Wunsch danach. Das gemeinsame Essen mit Freunden, das romantische Frühstück im Bett am Morgen danach, das Gala-Diner zu einem besonderen Anlass, der Leichenschmaus im Anschluss an eine Beerdigung – nie geht es beim Essen allein darum, den Hunger zu stillen. Wir stillen dabei immer auch unsere Bedürfnisse nach Nähe und Geborgenheit, nach Status und Anerkennung, teilen beim Essen Trauer und Glück.
Was, wann, wo, wie, warum und wie viel wir essen, sind also nicht primär Fragen des physiologischen Bedarfs, werden nicht automatisch vom Willen zur körperlichen Selbsterhaltung geregelt. Schon für den Säugling erfüllt das Nuckeln an der Brust der Mutter auch einen anderen Zweck. Und häufig legen Mütter ihre Babys an, um sie zu beruhigen und zu trösten – ja nicht selten auch, um ihr eigenes Bedürfnis nach Nähe zum geliebten Kind zu befriedigen.
Auch danach, wenn die Kleinen erstmals feste Nahrung zu sich nehmen, wenn sie von der Mutter, dem Vater oder

den älteren Geschwistern gefüttert werden, ist die unmittelbare Nähe zur geliebten Bezugsperson eine prägende Erfahrung, die das zukünftige Verhältnis zum Essen mitbestimmen wird. In den Ritualen, mit denen das Füttern stets verbunden ist, geraten Babys erstmals in Kontakt mit einer bestimmten Esskultur: mit spezifischen Lebensmitteln und mit der nicht minder spezifischen Weise, wie sie zubereitet und verabreicht werden. Später beobachten sie, wie Eltern und Geschwister essen, versuchen sie nachzuahmen, lernen deren spezifische Vorlieben kennen und wachsen so Schritt für Schritt in eine Esskultur hinein, die die jeweilige Gesellschaft, in der sie aufwachsen, hervorgebracht hat.

SO IS(S)T DAS KIND

Es lohnt sich, dem Essen einen besonderen Raum im Leben einzuräumen. Dies zeigen folgende Argumente:

ESSEN IST DIE WIEGE DER GESUNDHEIT Das Essverhalten nimmt direkt Einfluss auf die Nährstoffversorgung, das psychische und physische Wachstum und nicht zuletzt auch auf die schulischen Leistungen.

ESSEN IST EIN STÜCK LEBENSQUALITÄT Essen dient nicht nur der Befriedigung körperlicher Bedürfnisse, es ist auch Teil unserer Identität, unserer Kultur und unserer Gesundheit. Was wir essen, wann, wo, warum, wie und wie viel, welche Zeit wir den gemeinsamen Mahlzeiten einräumen – das alles prägt unser Leben und auch das der nächsten Generation.

ESSEN IST KULTUR Regionale Speisen und Gerichte, frische Produkte aus der Nachbarschaft, die ersten saisonalen Grüße aus Wald, Wiese oder dem Garten sind auch Wahrzeichen der Kindheit, die einen guten Teil unserer Identität ausmachen. Wenn wir Erwachsene uns an Speisen unserer Kindheit erinnern können, ist die Chance groß, dass wir gerne an diese Zeit zurückdenken.

ESSEN SCHULT DIE SINNE Die große Vielfalt an Getreidearten, Milchprodukten, Gemüse- und Obstsorten,

Fleisch, Fisch und Getränken bildet die Voraussetzung für die Entwicklung regionaler Küchen und Esskulturen, legt die Basis für eine gesunde Ernährungsweise und ein Leben voller Genuss. Die Vielfalt will sinnlich erfahren werden. Die Sinne der Kinder sind übrigens im Vergleich zu denen ihrer Eltern »messerscharf«.

Kinderkörper ticken anders
Um eine bedarfsgerechte, optimierte Ernährung des Kindes sicherzustellen, muss zunächst geklärt werden, welchen ernährungsphysiologischen Bedarf der Nachwuchs tatsächlich hat. Denn Stoffwechsel und Ernährungsbedürfnisse des Kindes unterscheiden sich deutlich von denen der Erwachsenen. In der Folge wird auf diese physiologischen Besonderheiten eingegangen und aufgezeigt, wie Eltern am Esstisch auf diese reagieren können.

Der ernährungsphysiologische Bedarf von Kindern ist ein besonderer. Dies liegt zum einen am noch nicht abgeschlossenen körperlichen Wachstum. Um körpereigene Substanz für das Wachstum aufzubauen, bedarf es der passenden Ausgangsstoffe – sprich Nährstoffe –, die nur eine abwechslungsreiche Ernährung gewährleisten kann. Zum anderen weisen Kinder physische Besonderheiten auf. Dazu zählt unter anderem der hohe tägliche Wasserumsatz. Ein Kind benötigt bereits im Vorschulalter so viel Wasser wie ein Erwachsener. Da die Nierenfunktionen beim Kind noch nicht ganz ausgereift sind, sollte eine ausreichende Flüssigkeitszufuhr gewährleistet sein.
Eine weitere Besonderheit ist der Kohlenhydratstoffwechsel. Die Blutglukose-Konzentration ist im Säuglingsalter meist sehr niedrig und steigt erst mit zunehmendem Alter an. Zudem haben Kinder relativ geringe Kohlenhydratspeicher (Glykogendepots), die nach ein bis zwei Stunden intensiven Spiels meist schon erschöpft sind. Daher spielen Zwischenmahlzeiten bei Kindern eine noch bedeutendere Rolle als bei Erwachsenen. Besonders geeignet, um die Kohlenhydratspeicher aufzuladen, sind Getreideprodukte, Milch und Obst. Ungeeignet sind hingegen zuckerhaltige Lebensmittel und Getränke, da niedermolekulare Zucker zum schnellen Anstieg des Blutglukosespiegels führen. Die nachfolgenden hohen Insulinausschüttungen bewirken nach kurzer Zeit wieder ein

drastisches Absinken des Blutzuckerspiegels, wodurch ein neues Hungergefühl bereits kurze Zeit nach der Nahrungsaufnahme stimuliert werden kann.

Ernährung für Besseresser

Je nach Entwicklungsphase, Bewegungsdrang und körperlicher Verfassung haben Kinder und Jugendliche sehr unterschiedliche Bedürfnisse beim Essen. Dem Einen reicht vielleicht eine halbe Portion, ein Anderer ist nach zwei Tellern noch nicht satt. Trotz der sehr persönlichen Unterschiede gibt es grundsätzliche Leitlinien zur Ernährung von Schülern. Eine kindgerechte Ernährung sollte folgende Anforderungen erfüllen:

- Sie liefert ausreichend Nährstoffe, das heißt, sie ist vollwertig.
- Der Energiegehalt ist dem kindlichen Bedarf angepasst.
- Sie berücksichtigt Lebensmittel, die Kinder besonders gern mögen.
- Sie lässt sich ohne großen zeitlichen und finanziellen Aufwand verwirklichen.
- Die Sinne für die Vielfalt an Lebensmitteln, Gerichten und Geschmacksnuancen werden geschärft.
- Sie lässt kleine Extras wie Kuchen oder Süßigkeiten zu.

Um all diesen Ansprüchen gerecht zu werden, hat das Deutsche Forschungsinstitut für Kinderernährung in Dortmund (FKE) die so genannte Optimierte Mischkost entwickelt. Die Empfehlungen gelten für das Essen zu Hause und in der Schule gleichermaßen. Die Lebensmittelauswahl sollte nach drei einfachen Regeln erfolgen:

SPARSAM FETTREICHE LEBENSMITTEL

MÄSSIG TIERISCHE LEBENSMITTEL

REICHLICH PFLANZLICHE LEBENSMITTEL

Auf dem Speiseplan stehen also Gemüse, Salate, Getreideprodukte, Kartoffeln, Nudeln, Obst und Milchprodukte – und das reichlich. Mäßig finden Fisch, Fleisch, Fleischprodukte und Eier auf den Esstisch. Und fettreiche Speisen sowie Süßigkeiten gibt es nur selten. Diese Empfehlung

ist relativ leicht umzusetzen, wenn man den Obst- und Gemüseanteil bei jeder Mahlzeit erhöht. Zum Beispiel: Obst oder Obstsaft zum Frühstück, knackiges Gemüse zum Knabbern als Jause, als Beilage zum Mittagessen, als Snack am Nachmittag und als Salat zum Abendbrot. Das Mehr an pflanzlichen Lebensmitteln reduziert automatisch den Anteil an tierischen Lebensmitteln. Wer bewusst fettarme Zubereitungsarten wählt, sorgt auch für eine gemäßigte Aufnahme von Fetten.
Wie könnte jetzt ein ausgewogener Mittagessen-Speiseplan für eine Schulwoche aussehen? Um für die entsprechende Abwechslung und Nährstoffausgewogenheit zu sorgen, empfiehlt die Deutsche Gesellschaft für Ernährung e.V. auf der so genannten Bremer Checkliste, dem Kind montags etwa ein Fleischgericht zu servieren, dienstags dann etwas Vegetarisches, mittwochs ein Fleischmischgericht wie Auflauf oder Eintopf, donnerstags eines seiner Lieblingsgerichte und freitags vielleicht Fisch. Dazu sollte es an mindestens drei Tagen Salat und Obst beziehungsweise ein Obstdessert geben.

Optimierte Mischkost – Basis einer kindgerechten Ernährung

Da es kein Nahrungsmittel gibt, das alle Nährstoffe in ausreichender Menge enthält, sollte jeder Mensch lernen, welche Nahrungsmittel er in welcher Kombination und Menge, wann und wie häufig zu sich nehmen kann und muss, um sich bedarfsgerecht zu ernähren. Die obigen Ausführungen sind grobe Orientierungshilfen. Wer auf der Suche nach konkreteren Ernährungsregeln ist, findet sie im Konzept der Optimierten Mischkost. Die Optimierte Mischkost basiert auf den Empfehlungen der Deutschen Gesellschaft für Ernährung in Dortmund. Sie deckt den Nährstoff- und Energiebedarf und beugt ernährungsbedingten Krankheiten vor. Zusätzliche nährstoffangereicherte Lebensmittel oder Vitaminpräparate sind nicht notwendig. Diese Ernährung ist ideal für die gesamte Familie, denn im Grundsatz gelten diese Ernährungsregeln für jedes Lebensalter.
Die folgenden Empfehlungen zur Lebensmittelauswahl sollen Eltern helfen, Kinder an eine vollwertige und bedarfsgerechte Ernährung heranzuführen. Sie beziehen sich auf Kinder im Kindergarten- und Schulalter. Den Ausführungen liegen die Empfehlungen des Deutschen Forschungsinstituts für Kinderernährung zugrunde.

ERNÄHRUNGSWISSENSCHAFT

ALTERSGEMÄSSE LEBENSMITTELVERZEHRMENGEN
IN DER OPTIMIERTEN MISCHKOST

ALTER (JAHRE)		4–6	7–9	10–12	13–14 w/m	15–18 w/m
ENERGIE	kcal/Tag	1.450	1.800	2.150	2.200/2.700	2.500/3.100

EMPFOHLENE LEBENSMITTEL (> 90 Prozent der Gesamtenergie)

REICHLICH

Getränke	ml/Tag	800	900	1000	1.200/1.300	1.400/1.500
Brot, Getreide(flocken)	g/Tag	170	200	250	250/300	280/350
Kartoffeln *	g/Tag	180	220	270	270/330	300/350
Gemüse	g/Tag	200	220	250	260/300	300/350
Obst	g/Tag	200	220	250	260/300	300/350

MÄSSIG

Milch(produkte) **	ml/Tag	350	400	420	425/450	450/500
Fleisch, Wurst	g/Tag	40	50	60	60/75	75/85
Eier	Stk./Woche	2	2	2–3	2–3/2–3	2–3/2–3
Fisch	g/Woche	50	75	90	100/100	100/100

SPARSAM

Öl, Margarine, Butter	g/Tag	25	30	35	35/40	40/45

GEDULDETE LEBENSMITTEL (< 10 Prozent der Gesamtenergie)

zum Beispiel Eiscreme ***	max. kcal/Tag	150	180	220	220/270	250/310

* oder Nudeln, Reis und anderes Getreide ** 100 ml Milch entsprechen im Kalziumgehalt ca. 15 g Schnittkäse oder 30 g Weichkäse. *** Geduldete Lebensmittel: Beispiel je 100 kcal = 1 Kugel Eiscreme, 45 g Obstkuchen, 4 Butterkekse, 4 TL Zucker, 20 g Schokolade, 2 EL Marmelade, 30 g Fruchtgummi, 10 Stück Chips

Quelle: FKE (Hrsg.), optimiX – Empfehlungen für das Mittagessen in Kindertagesstätten und Ganztagsschulen, 2006

Die Tabelle gibt einen Überblick über übliche Lebensmittelmengen, die in verschiedenen Altersgruppen verzehrt werden sollten. Da der Energiebedarf bei jedem Kind aber je nach Größe, Geschlecht und Aktivität variiert und das Kind nicht jeden Tag dieselben Mengen essen mag und kann, dienen die angegebenen Mengen nur als Orientierungswerte und müssen nicht jeden Tag genau eingehalten werden. Wichtig ist aber das Verhältnis der Lebensmittelgruppen zueinander. Als Anhaltspunkt gilt: Die Mengenangaben für Süßes, für fettreiche und für tierische Lebensmittel sollten nicht überschritten werden; von den pflanzlichen Lebensmitteln kann das Kind essen, so viel es möchte.
Mit den empfohlenen Lebensmitteln nehmen die Kinder etwa 80 Prozent der benötigten Energie auf, decken aber bereits den gesamten Nährstoffbedarf. Der restliche Energiebedarf kann dann nach Belieben gedeckt werden, zum Beispiel durch »geduldete« Lebensmittel. Wenn überwiegend nährstoffreiche Lebensmittel verzehrt werden, bleibt also auch noch ein Spielraum für Genussmittel.

LEBENSMITTEL: DIE RICHTIGE WAHL

GETREIDE, GETREIDEPRODUKTE UND KARTOFFELN sind wichtige Grundnahrungsmittel. Durch ihren hohen Anteil an Kohlenhydraten, vor allem in Form von Stärke, dienen sie dem Organismus zur Energiegewinnung und sättigen gut. Besonders wertvoll sind Vollkornprodukte, denn in den Randschichten des Getreidekorns sowie im Keimling finden sich Vitamine (zum Beispiel B1, B6), Mineralstoffe (zum Beispiel Magnesium, Eisen) und Ballaststoffe, außerdem Eiweiß und wertvolle ungesättigte Fettsäuren. Mindestens die Hälfte der täglichen Getreidemenge sollte deshalb als Vollkornprodukte verzehrt werden.
Kinder mögen es oft nicht so körnig-deftig. Vollkornbrot aus fein gemahlenem Getreide, zarte Haferflocken oder Knäckebrot werden aber von vielen Kindern akzeptiert. Auch sie sind echte Vollkornprodukte. Frühstückscerealien wie Cornflakes können teilweise sehr viel Zucker enthalten, neuere Produkte hingegen sind schon deutlich zuckerärmer und reicher an Vollkornanteilen. Hier lohnt es sich, die Nährwertkennzeichnungen zu vergleichen und zuckerarme Cerealien den zuckerreichen vorzuziehen.

Zur Hauptmahlzeit sollten Kartoffeln, Nudeln oder Reis von der Beilage zum Hauptbestandteil werden. Denn diese Lebensmittel sind von Natur aus sehr fettarm, liefern aber reichlich Kohlenhydrate, um satt zu werden. Kartoffeln enthalten außerdem reichlich Mineralstoffe (zum Beispiel Kalium), Vitamin C sowie sehr hochwertiges Eiweiß. Auch Getreidesorten wie Grünkern, Hirse oder Buchweizen können den Speiseplan bereichern. Fettreiche Zubereitungsarten wie Bratkartoffeln und Pommes Frites sollten nicht zu oft auf dem Speiseplan stehen.

OBST UND GEMÜSE einschließlich Hülsenfrüchte nehmen in einer vollwertigen Ernährung einen Spitzenplatz ein. Sie sind unverzichtbarer Bestandteil der täglichen Ernährung. Sie liefern reichlich Vitamine (vor allem Vitamin C), Folsäure, Mineral- und Ballaststoffe. Außerdem enthalten sie eine Vielzahl von so genannten sekundären Pflanzenstoffen, die wegen ihrer gesundheitsfördernden Wirkung seit einigen Jahren im Blickpunkt der Forschung stehen. Darüber hinaus sind fast alle Obst- und Gemüsesorten relativ kalorienarm. *»Fünfmal täglich Obst oder Gemüse«*, empfiehlt die Deutsche Gesellschaft für Ernährung. Das heißt, Obst oder Gemüse gehören eigentlich zu jeder Mahlzeit. Mild schmeckende Gemüse, wie etwa Gelbe Rüben, rote und gelbe Paprika, Kohlrabi und Mais mögen viele Kinder. Leckere Gemüsestreifen mit Dips, Obstspießchen oder Obstsalat schmecken oft noch mal so gut. Der überwiegende Teil des Obsts und mindestens eine Gemüseportion sollten roh verzehrt werden. Nährstoffverluste durch Lagerung lassen sich minimieren, wenn Obst und Gemüse möglichst frisch auf den Tisch kommen. Aber auch Tiefkühlprodukte (möglichst ohne Zusatz von Salz, Schlagobers etc.) sind empfehlenswert.

MILCH UND MILCHPRODUKTE sind unsere wichtigsten Kalziumquellen und damit unentbehrlich für den Aufbau gesunder Knochen. Außerdem enthalten sie hochwertiges Eiweiß, leicht verdauliches Fett – je nach Produkt in unterschiedlicher Menge – sowie Vitamine (besonders Vitamin B2). Und sie tragen auch zur Jodversorgung bei. Täglich zwei Portionen Milch oder Milchprodukte werden für Kindergartenkinder empfohlen. Geeignet sind Vollmilchprodukte (3,6 Prozent Fett), fettarme Milchprodukte (1,5 Prozent Fett) sowie Käse bis maximal 45 Prozent Fett in der Trockenmasse. Obers, Crème fraîche und Butter sind wegen des hohen Fettgehalts nur sparsam zu verwenden. Für Kinder aufgemachte Milchprodukte sowie milchhaltige Snacks wie Milchschnitten, -riegel und ähnliches enthalten in der Regel einen hohen Zucker- und Fettanteil und sind wie Süßigkeiten zu behandeln. Als Milchersatz eignen sie sich nicht.

FLEISCH, WURST UND EIER enthalten hochwertiges Eiweiß. Zwei- bis dreimal pro Woche Fleisch und Wurst, maximal zwei Eier und mindestens eine Seefischmahlzeit ergeben eine ausgewogene Mischung. Fleisch liefert außerdem Eisen in einer sehr gut verwertbaren Form und trägt wesentlich zur Versorgung mit Zink und mit B-Vitaminen bei. Der übermäßige Verzehr von Fleisch, Fleischprodukten oder Eiern würde aber den Anteil an unerwünschten Stoffen erhöhen (Fett, Cholesterin, Purine) und zu einer Verdrängung der pflanzlichen Lebensmittel vom Speiseplan führen. Planen Sie etwa dreimal wöchentlich eine fleischfreie Mahlzeit ein. Statt Fleisch schmecken zum Hauptgericht auch Gemüse- oder Getreidebratlinge, Kartoffel- oder Nudelauflauf mit viel Gemüse, eine vegetarische Pizza oder auch eine Süßspeise.

SEEFISCH ist – zusätzlich zu jodiertem Speisesalz – als Jodquelle unverzichtbar. Jodmangel ist auch bei Kindern noch immer nicht überwunden. Eine Seefischmahlzeit pro Woche könnte die Jodversorgung erheblich verbessern. Viele Kinder mögen Fisch lieber pur, zum Beispiel gedünstet, andere ziehen ihn im Auflauf versteckt vor. Falls Ihre Kinder Fischstäbchen bevorzugen, können Sie diese auch ohne Fettzugabe bei circa 200 °C im Ofen backen.

FETT sollte nur sparsam gegessen werden. Viele Kinder und Erwachsene nehmen zu viel Fett zu sich. Verstecktes Fett lässt sich einsparen, indem man bewusst fettarme Wurst- und Käsesorten verwendet und Süßigkeiten, Kuchen und Snacks (zum Beispiel Chips) nur in kleinen Mengen genießt. Doch auch Koch- und Streichfette sollten sparsam eingesetzt werden. 25 bis 35 Gramm pro Tag sind für ein Kind angemessen. Das entspricht gerade drei Esslöffeln.

Die richtigen Durstlöscher

Trinken ist für Kinder besonders wichtig. Ihr Körper weist im Vergleich zu dem eines Erwachsenen einen höheren Wasseranteil auf. Mindestens einen bis anderthalb Liter pro Tag sollten Kinder trinken, bei Hitze, Anstrengung oder Fieber auch mehr. Kinder sollten immer trinken dürfen, so viel sie möchten. Zu jeder Mahlzeit gehört auch ein Getränk. Gute Durstlöscher liefern keine oder nur wenig Nahrungsenergie.

Das beste Getränk ist Wasser, als Trinkwasser aus der Leitung oder als Mineralwasser aus der Flasche. Außerdem eignen sich ungesüßter Früchte- oder Kräutertee und gespritzte Fruchtsäfte, wobei das Glas mindestens zur Hälfte Wasser enthalten sollte. Gesüßte Getränke wie Limonade, Malzbier, Colagetränke, Eistee, aber auch Fruchtnektar oder Fruchtsaftgetränke sind nicht empfehlenswert, weil sie viel Zucker, aber nur wenig Vitamine und Mineralstoffe enthalten. Auch süßstoffhaltige Getränke sind nicht empfehlenswert, da sich Kinder allzu leicht an den süßen Geschmack gewöhnen und dann weniger süße Getränke ablehnen. Milch enthält relativ viel Energie; sie ist deshalb nicht als Durstlöscher anzusehen, sondern als Zwischenmahlzeit.

NICHT NUR DAS RICHTIGE, SONDERN AUCH RICHTIG ESSEN

Für eine bedarfsgerechte Ernährung gilt es jedoch, nicht nur das Richtige zu essen, sondern auch richtig zu essen. Zum Beispiel, indem ein regelmäßiger Mahlzeitenrhythmus eingehalten wird, um Konzentrationsschwankungen und Müdigkeitsschübe hintanzuhalten. In diesem Sinne ist das Frühstück zum Beispiel ein Sprungbrett in den Tag. Warum? Am Morgen sind unsere Energiereserven erschöpft, denn auch in der Nacht verbraucht der Körper Kalorien – beim Atmen und zur Aufrechterhaltung von Stoffwechsel, Herz-Kreislauf-System und Körpertemperatur. Das Frühstück liefert Energienachschub und hilft dem Körper, wieder in Schwung zu kommen.

Dies gilt insbesondere für Kinder, deren Reserven relativ klein und daher auch viel schneller verbraucht sind als die der Erwachsenen. Schulkinder brauchen zu Tagesbeginn eine ausreichende Mahlzeit, damit der Körper nach der nächtlichen Ruhepause für die neuen Anforderungen des Tages gestärkt wird. Studien aus Deutschland zeigen jedoch, dass bereits bis zu 25 Prozent der Schulkinder kein Frühstück einnehmen. Auffallend ist: Mit zunehmendem Alter steigt der Anteil der Schulkinder, die regelmäßig auf ihre Morgenmahlzeit verzichten. Eltern sollten hier gegensteuern: Ideal ist ein Frühstück auf Basis von Getreide mit Obst und Milch beziehungsweise Milchprodukten. Zu einem guten Frühstück gehört natürlich auch genügend Flüssigkeit: Tee, verdünnte Obst- oder Gemüsesäfte bringen den Kreislauf in Schwung.

Die Mehrheit der Kinder und Jugendlichen hält sich aber noch an geregelte Essenszeiten, die zumeist auf vier bis fünf Mahlzeiten aufgeteilt sind. Diese Zahl nimmt jedoch mit zunehmendem Alter des Kindes ab.

Lust auf Jause?

Drei Viertel aller Volksschüler nehmen eine Schuljause zu sich. Bei den 10- bis 12-Jährigen sinkt dieser Anteil auf etwa zwei Drittel und bei den Älteren auf etwa die Hälfte. Doch selbst wenn die wichtige Zwischenmahlzeit in der großen Pause eingenommen wird, so heißt das noch lange nicht, dass sich das Kind auf dem Weg zum Besseresser befindet, weist doch gerade die Ernährung von Schulkindern große Schwachstellen auf, wie der Österreichische Ernährungsbericht 2003 zeigt. Denn viele Jausen enthalten einen zu hohen Fettanteil, zu viele gesättigte Fettsäuren und zu wenig mehrfach ungesättigte Fettsäuren, einen zu geringen Kohlenhydratanteil bei relativ hohem Zuckeranteil, einen erhöhten Cholesterinanteil, zu wenig Folsäure, Vitamin D, Kalzium, Jod und zu wenig Ballaststoffe.

Die optimale Schuljause macht satt, munter und gibt Kraft und Energie für den Vormittag. Schlauer werden Kinder durch die Jause vielleicht nicht, dafür aber aufmerksamer und konzentrierter! Wer auf das Pausenbrot verzichtet, wird meist schneller müde. Und das macht sich in der Schule durch sinkende Konzentration bemerkbar. Die ideale Jause besteht aus Obst oder Gemüse, Milch- und Getreideprodukten und natürlich Wasser. Damit Ihr Kind den gesunden Snack auch annimmt, empfehlen sich folgende Tricks:

- Kinder bevorzugen **OBST**, das bereits in mund- beziehungsweise handgerechte Stücke geschnitten ist.
- Füllen Sie **TOPFEN-FRUCHTCREME** oder **JOGHURT** mit frischen Früchten in eine gut verschließbare Dose. Löffel nicht vergessen.
- Bereiten Sie **KNACKIGE GEMÜSE-** und **OBSTSTIFTE** mit Dip vor. Die Dips extra in kleine Dosen füllen.
- Der Schulbrotklassiker sind belegte **DOPPELDECKER-BROTSCHNITTEN**. Abwechslung beim Brot und beim Belag macht die Jause spannend!
- Selbst gemachte **PIZZASCHNECKEN** oder **GEFÜLLTE TEIGTASCHEN** sind beliebt.
- Kinder lieben **ABWECHSLUNG** und reden gerne ein Wörtchen mit – auch bei der Jause!
- Die Jause sollte praktisch zu essen und attraktiv verpackt sein. **BUNTE JAUSENBOXEN** sind schick und halten das Mitgebrachte länger frisch.
- Wasser oder Fruchtsaft aus **COOLEN TRINKFLASCHEN** schmeckt einfach besser.

DIE KOMPLEXE WELT DES ESSERS

Viele Eltern werden an dieser Stelle sagen: »*Das weiß ich doch schon alles!*« Ernährungswissenschaftler sind immer wieder erstaunt darüber, dass die Esser erklären, sie seien gut informiert. Denn ihre Praktiken sind weit entfernt von den wissenschaftlichen Ratschlägen. Die Forscher verdächtigen die Konsumenten daher gerne, sie seien weniger informiert als sie vorgeben. Doch das ist meist nicht der Fall. Die Esser – nicht nur die Eltern, auch die Kinder – sind relativ gut informiert und schenken allen neuen Informationen über Ernährung große Aufmerksamkeit. Aber es genügt eben nicht, informiert zu sein, damit sich das Essverhalten verbessert. Die Welt des Essens ist eine komplexe, die ebenso soziale und kulturelle Bindungen schafft, wie sie den Hunger stillt. Eine Information – so wichtig und richtig sie auch sein mag – hat nur begrenzte Einflussmöglichkeiten auf eine solche Dichte. Sie kommt von außen und steht meist im Kontrast zu den realen Praktiken. In der Folge werden einige Hürden, die wir auf dem Weg zu einem gesunden Essverhalten nehmen müssen, beleuchtet.

HÜRDE 1 GUT IST NICHT GLEICH GUT
Der Soziologe Jean-Vincent Pfirsch führt für den deutschsprachigen Kulturraum an, dass in unserer Kultur gerne zwischen dem, was die Ernährungswissenschaft als gut erachtet, und dem, was gut schmeckt, unterschieden wird. Meist is(s)t die Persönlichkeit des modernen Essers gespalten: in das konkrete handelnde Wesen einerseits und in eine Art moralisches Gewissen andererseits, das sich aus wissenschaftlichen Informationen speist. Der Esser wird dabei immer unglücklicher. Denn er weiß sehr gut, dass er nicht genau das zu sich nimmt, was er eigentlich zu sich nehmen sollte (siehe Kapitel 4). Die Folge: eine unangenehme kognitive Dissonanz, die für den Esser nicht leicht aufzulösen ist. Das Problem ist, dass rationale und moralische Kategorien in Diskrepanz zu einer ganzen Reihe von individuellen Empfindungen stehen: Lust, Genuss oder Geschmack. Solange ihn sein schlechtes Gewissen nicht zu sehr quält, versucht der Esser sich taub zu stellen und begnügt sich damit, sein unterschwelliges Schuldgefühl zu beruhigen, hier etwas weniger Fett beim Kochen zu benutzen, da eine süße Leckerei abzulehnen.

HÜRDE 2 DER KOPF ISST MIT
Die Vorschriften der Wissenschaft stehen aber nicht nur in Konkurrenz zum Genuss, sondern auch zu medizinischen (»*Essen Sie mehr Omega-3-Fettsäuren*«), zu kulturellen (Zeitdruck, Mahlzeitengestaltung ...) und in verstärktem Maß auch zu gastronomischen Vorschlägen (farbenfroh, gute, fette Saucen). Gemeinsam sind diese Ratschläge Teil eines ganzen Ernährungsmodells, das zu einer bestimmten Zeit in einem bestimmten Land fortbesteht und als Vorschrift wirkt.

GESCHICHTE
DIE GESCHICHTE VON ERNÄHRUNGSVORSCHRIFTEN

Es ist kein Zufall, dass die ersten systematischen Nahrungsvorschriften den Akzent vor allem auf Verbote legten und die Funktion des Geschmacks als Alarmsignal weitertrugen. Erst mit dem Entstehen der Kultur kommt der entscheidende Bruch in der Menschheitsgeschichte, der auch dem Genuss einen anderen Stellenwert beimisst. Der Soziologe Jean-Claude Kaufmann erklärt dies folgendermaßen: »*Mit den ersten Gesellschaften bildet sich ein Gedächtnis, das das menschliche Verhalten zu steuern imstande ist, außerhalb der menschlichen Gestalt und unabhängig von ihr, und sich dem Menschen von außen aufdrängt.*« Die neuen Ernährungsgewohnheiten begannen also mit dem individuellen Lernen und stellten sich gegen die biologische Regulierung.

Die ersten Definitionsversuche von Nahrungssystemen sind noch recht instabil. Ihnen folgen die präziseren Kodifizierungen der monotheistischen Religionen, deren Forderungen nach religiöser Reinheit auch die Nahrungsmittel betrafen. So kann die Bibel als der erste große Nahrungsmittelführer gelesen werden, in dem über weite Teile hinweg genauestens aufgeführt wird, was gut zu essen ist und was nicht. So sind »*Kleintiere mit Flügeln und vier Füßen*« verboten, dafür aber jene Kleintiere erlaubt, »*die Springbeine haben, um damit auf dem Boden zu hüpfen. Von ihnen dürft ihr die verschiedenen Arten der Wanderheuschrecke, der Solam-, der Hargol- und der Hagabheuschrecke essen.*« Für Tiere auf dem Land gilt: »*Alle Tiere, die gespaltene Klauen haben, Paarzeher sind und wiederkäuen, dürft ihr essen. Jedoch dürft ihr von den Tieren, die wiederkäuen oder gespaltene Klauen haben, folgende nicht essen: Ihr sollt für unrein halten das Kamel, da es zwar wiederkäut, aber keine gespaltenen Klauen hat; ihr sollt für unrein halten den Klippdachs, weil er zwar wiederkäut, aber keine gespaltenen Klauen hat; ihr sollt für unrein halten den Hasen, weil er zwar wiederkäut, aber keine gespaltenen Klauen hat; ihr sollt für unrein halten das Wildschwein, weil es zwar gespaltene Klauen hat und Paarzeher ist, aber nicht wiederkäut.*« (Levitikus 11). Warum sollte man Wanderheuschrecken essen, aber keine Wildschweine? Warum sind Fische ohne Schuppen verboten, wo doch ihr fettes Fleisch so nahrhaft ist? Die Erklärungen dafür sind, wie Mary Douglas in ihrem Buch »Reinheit und Gefährdung. Eine Studie zu Vorstellungen von Verunreinigung und Tabu« ausführt, weder diätetisch begründet noch rational, sondern resultieren aus einer metaphorischen Fantasie, die ihrer eigenen inneren Logik folgt. Die Ordnung war ein Gebot Gottes, das keiner Diskussion bedurfte.

So wurde über Jahrhunderte hinweg das Essverhalten bis in die kleinsten Einzelheiten des täglichen Lebens umrahmt und bestimmt. Das Geschmacksempfinden war zweitrangig geworden. Denn das, was gut zu essen war, ließ sich gänzlich auf das zurückführen, was gut zu denken und von Gott gewollt war. Was gut war, bestimmten eher Verstandesregeln als individuelle Sinneseindrücke: Es war eher religiös korrekt denn wohlschmeckend.

Ein solches auf der Ordnung der Nahrungsmittel basierendes Ordnungssystem der Welt findet sich in allen großen Religionen, so auch im Hinduismus. Denn Kochen und Essen »*sind Praktiken, die die Einheit des Menschen mit dem Universum zum Ausdruck bringen*«. Die modernen westlichen Gesellschaften sind immer noch von diesen alten Klassifizierungen geprägt, und zwar meist mehr als ihnen bewusst ist. Ein Beispiel: In Österreich fielen noch vor zehn Jahren rund 80 Prozent des Fischkonsums auf den Freitag. Zwar haben wir den religiösen Ursprung der Verbote vergessen, aus denen die Vorlieben und Abneigungen hervorgehen, die das Fundament unserer Kultur bilden, dennoch wirken sie fort und erklären die Verständnislosigkeit, mit der sich Hunde- und Rindfleisch-, Rohfisch- und Froschschenkelesser begegnen. Jede Kultur legt noch heute eine Ordnung des Essbaren fest, die das Essverhalten in geordnete Bahnen lenkt. Und jeder Esser, der sich täglich an diese Ordnung hält, trägt zur Reproduktion bei und verankert sich selbst in der Kultur, in der er lebt und die sie trägt.

Selbstverständlich haben sich viele andere Vorschriften – medizinische, wissenschaftliche, gastronomische oder kulturelle – in den Vordergrund geschoben. Sie haben die alten religiösen Gebote ersetzt und dabei eine ziemliche Unordnung angerichtet und vor allem der alten Ordnung etwas von ihrer Verbindlichkeit genommen. Doch was heute genauso gilt wie früher: »*Damit ein Nahrungsmittel gut zu essen ist, muss es gut zu denken sein.*« Diese berühmte Formulierung geht auf Claude Lévi-Strauss zurück und bringt es wunderbar auf den Punkt. Sie erklärt das heutige Dilemma im Lebensmittelüberfluss: Es ist ein Problem, wenn rationale und moralische Kategorien in Diskrepanz zu einer ganzen Reihe von Empfindungen treten, wie der Lust, dem Genuss, dem Geschmack.

Unser persönliches Ernährungsmodell ist daher nicht rein rational geleitet (siehe Kapitel 3). Im Gegenteil, man gewinnt den Eindruck, dass manch wissenschaftliche Idee in persönliche Glaubenssätze zurückverwandelt wird. In diesem Sinne macht sich jeder von uns eine Art kleine Religion über das, was gut und schlecht ist. Die geliebte Speise und das begehrte Nahrungsmittel müssen zuerst Eingang finden in die Kategorie des verstandesmäßig Akzeptablen, und diese Schleuse beruht auf moralischen Werturteilen.

Deutlich wird dies beispielsweise bei der Babynahrung. In diesem Marktsegment hat sich in den letzten Jahren der Anteil an biologischen Produkten immens erhöht. Produkte aus biologischer Landwirtschaft werden von den Konsumenten als besonders »natürlich« und »rein« wahrgenommen und daher meist auch als gesünder, besser, wertvoller. Dies entspricht mehr einem moralischen Werturteil, zumal die Naturwissenschaft keine eindeutigen ernährungsphysiologischen Vorteile nachweisen kann. Weder zeigt sich ein höherer Vitamingehalt noch bestehen andere signifikante Unterschiede in Bezug auf die Nährstoffe. (Eine Ausnahme: Bio-Produkte sind reicher an sekundären Pflanzenstoffen, deren Erforschung jedoch noch nicht abgeschlossen ist.) Man kann daher davon ausgehen, dass die Entscheidung des Konsumenten für ein Bioprodukt auf positive Emotionen zurückzuführen ist.

HÜRDE 3 DIE ENTFREMDUNG ZWISCHEN DEM ESSEN UND UNS SELBST

Für eine wachsende Zahl von Menschen nehmen die Themen Essen und Ernährung einen großen Teil ihrer Zeit und ihrer Gedanken in Anspruch. Sie sammeln Wissen über Kohlenhydrate und Fette, Ballaststoffe und Vitamine, Proteine und Kalorien – doch je intensiver sie sich mit der Frage *»Was soll, was darf ich essen?«* befassen, desto größer scheint die Entfremdung zwischen dem Essen und ihnen selbst. Was sie wirklich wollen, was ihnen schmeckt, was ihre Sinne betört und tiefe Bedürfnisse befriedigt, das wissen sie vor lauter Wissen nicht mehr. Die Lust am Essen selbst scheint abhanden gekommen zu sein. Die ständige Sorge um die richtige Ernährung der Kinder und das Erschrecken über die wachsende Zahl an Übergewichtigen und Essgestörten haben sie vertrieben.

Volker Pudel hat in einer Vielzahl von Studien den markanten Wahrnehmungsunterschied von Ernährung und Essen herausgearbeitet. »Essen« wird von rund 45 Prozent der Befragten mit Begriffen wie »Lust und Genuss« assoziiert, während »Ernährung« mit »Gesundheit« verbunden ist. Das heißt also: Essen macht Spaß, während Ernährung gesund und langweilig ist. Vor diesem Hintergrund ist leichter zu verstehen, warum so viele Menschen »unvernünftig« essen. Also Schweinsbraten mit viel Saft und Knödel, Fast Food oder Schwarzwälder Kirschtorte, obwohl das Wissen um den hohen Fett- und Zuckergehalt ihnen eigentlich den Appetit verderben müsste. Fazit: Wir essen nicht, weil es gesund ist, sondern weil es schmeckt.

HÜRDE 4 UNSERE GESCHMACKSPRÄFERENZEN
Die Voraussetzung dafür, dass wir beim Essen Genuss empfinden können, ist, dass uns die Speise schmeckt. Geschmack im engeren Sinn ist das, was wir mit unseren Geschmacksorganen wahrnehmen können. Genauso wie der Geruchssinn gilt auch der Geschmackssinn als ein »chemischer Sinn«, bei dem wir mit unseren Geschmacksknospen die Grundgeschmacksrichtungen süß, sauer, bitter, salzig und umani wahrnehmen und unterscheiden können (siehe auch Kapitel 4). Zusammen mit dem Riechorgan – mit zugehaltener Nase schmecken wir fast gar nichts mehr – liefern sie uns das, was wir »Aroma« nennen.

Die meisten Geschmacksempfindungen resultieren aus einer individuellen interaktiven Konstruktion: Erst wenn man davon überzeugt ist, dass Nudeln mit Tomatensauce köstlich sind, kann man Geschmack daran finden. Und danach kann man den eigenen Geschmack verinnerlichen, der, wenn er einmal festgelegt ist, selbst zum Handlungsantrieb wird, der die Praktiken lenkt. Der Geschmack, der Genuss erzeugt, ist sehr viel plastischer als man glaubt. Seine Neuformulierung kann gar überraschende Extreme bewirken (siehe Kapitel 3).

DIE ENTSTEHUNG VON GESCHMACKSPRÄFERENZEN

Säuglinge können Geschmackseindrücke von Anfang an unterscheiden. Rasch entwickeln sie Vorlieben für bestimmte Geschmacksnuancen. Welche es sind, hängt unter anderem davon ab, ob und wie Geschmackseindrücke mit angenehmen oder unangenehmen Gefühlen verknüpft werden. Diese Verbindung entsteht erst nach und nach und hängt vor allem von den Erfahrungen ab, die Kinder Tag für Tag machen.
Kinder haben äußerst feine Geschmacksnerven, um die sie jeder erwachsene Gourmet oder Weinliebhaber beneiden würde. Wie bei den Erwachsenen verändert sich aber auch ihr Geschmack in Abständen. Dabei spielt das Ernährungswissen eine noch unbedeutende Rolle – im Gegensatz zu den Erwachsenen, die zum Teil bewusst gesund leben wollen und damit zunehmend Kenntnisse über gesunde Ernährung erwerben, physiologisch optimale Nahrungszusammensetzungen und entsprechende Zubereitungen vorziehen und damit auch entsprechende kulinarische Vorlieben entwickeln. Für Kleinkinder und Kinder zählen gesundheitliche Argumente wenig. Dafür können sie sich aber eher als Erwachsene an ihren inneren Bedürfnissen orientieren, sofern man sie darin unterstützt und ihre Freude am Essen und an der Vielfalt weckt (siehe Kapitel 3).

Von besonderer Bedeutung, so der Tenor zahlreicher Studien, ist, dass sich Geschmacksvorlieben nur dann ausbilden können, wenn mehrfach Esserfahrungen mit ein und derselben Speise, ein und demselben Lebensmittel gemacht werden. Das heißt, es reicht nicht, Kindern ein Lebensmittel oder eine Speise nur einmal anzubieten, um sie auf den Geschmack zu bringen. Im Gegenteil: Gerade am Anfang der Esserfahrungen sollte insbesondere Kleinkindern die Möglichkeit gegeben werden, öfter mit denselben Speisen beziehungsweise Lebensmitteln in Kontakt zu kommen. Denn je öfter Menschen mit bestimmten Lebensmitteln oder Speisen in Kontakt kommen, desto lieber essen sie sie. So funktioniert das übrigens auch bei der Werbung: Vertrautheit erzeugt Gefallen und Geschmack.

AUF DEN GESCHMACK GEKOMMEN — STUDIE

Je öfter Menschen mit bestimmten Lebensmitteln oder Speisen in Kontakt kommen, desto lieber essen sie sie. Diesen Schluss legen Experimente nahe, die Leann L. Birch und ihre Kolleginnen 1987 mit zwei- bis fünfjährigen Kindern durchgeführt haben. Sie untersuchten die Reaktionen auf neuartige, den Kindern zunächst unbekannte Früchte. Jede der neuen Früchte wurde den kleinen Probanden null bis 15 Mal gezeigt, einige wurden zusätzlich verkostet. Als die Kinder am Ende der Versuchsreihe die einzelnen Früchte nach Geschmack und Aussehen beurteilten, wurde deutlich, dass das Aussehen einer Frucht von jenen Kindern besser bewertet wurde, die dieses Obst mehrmals gesehen hatten. Auch wurde der Geschmack dann in stärkerem Maße bevorzugt, wenn die Kinder im Verlauf des Experiments das Obst mehrfach gekostet hatten. Birch und ihre Kolleginnen schlossen daraus, dass sich die Geschmackspräferenz für ein Lebensmittel oder eine Speise nur dann verstärkt, wenn wiederholt Erfahrungen mit dem Erschmecken dieser Lebensmittel oder dieser Speisen gemacht werden.

Vorlieben für bestimmte Lebensmittel und Speisen beruhen somit vielfach auf Gewohnheit. Was häufig gegessen wird, wird in der Folge oft auch gerne gegessen. Auf diese Weise werden wir auch in einer bestimmten regionalen, mitunter auch sozial determinierten Esskultur sozialisiert. Pizza, Pasta, Schnitzel und Hamburger werden von unseren Kindern auch deshalb gerne gegessen, weil sie überall Gelegenheit haben, diese Speisen immer wieder zu essen, während sie für ausgefallene, seltene, im wahrsten Sinne für sie fremde Speisen naturgemäß seltener eine Vorliebe entwickeln. Neuere Studien zeigen, dass Kinder Lebensmittel zwischen acht und zehn Mal testen, bis sie sich eine Meinung darüber gebildet haben, ob sie sie wirklich mögen oder nicht.

Mit zunehmendem Alter und erweiterten Möglichkeiten, neue Speisen zu kosten, lernen die meisten Kinder ihre Geschmacksvorlieben weiter auszudifferenzieren. Zudem verändert sich auch im Laufe des Lebens die Wechselwirkung innerer Signale (biologische Ebene), äußerer Reize und rationaler Einstellungen. Wie der deutsche Ernährungspsychologe Volker Pudel bereits 1986 beschrieben hat, überwiegt in der ersten Lebensphase die Bedeutung innerer Signale. Beim Heranwachsen werden diese von äußeren Reizen überlagert, um dann im mittleren Lebensalter von den rationalen Einstellungen abgelöst zu werden. Daher entwickeln sich zahlreiche Lebensmittel- und Geschmackspräferenzen erst im Jugend- beziehungsweise im Erwachsenenalter.

Süße Präferenzen

Eine Vorliebe für süße Speisen und Lebensmittel ist schon bei Neugeborenen festzustellen, wie J. A. Desor, Owen Maller und Robert E. Turner in einer Studie aus dem Jahr 1973 nachgewiesen haben. Sie boten Säuglingen Flüssigkeiten in Flaschen an und maßen danach die Mengen, die die Babys getrunken hatten. Ihr Ergebnis: Die Kinder zogen süße Flüssigkeiten dem Wasser vor und tranken mehr von den Flaschen, in denen die Zuckerkonzentration erhöht war.

Diese Vorliebe für Süßes scheint sich weiterzuentwickeln, denn Süßigkeiten, stark zuckerhaltige Desserts und Limonaden zählen nicht nur bei Kindern zu den Favoriten unter den Nahrungsmitteln. Auch Erwachsene finden selbst nach einem üppigen mehrgängigen Menü meist noch Platz für eine Nachspeise. Der 7-jährige Sohn eines Bekannten hatte eine einleuchtende Erklärung dafür, warum er zwar seine Hauptspeise nicht aufessen, aber anschließend mühelos das Dessert verschlingen konnte: Er habe eben einen eigenen Nachspeisenmagen. Aber auch ohne die blühende kindliche Fantasie lässt sich die Präferenz für süße Nahrungsmittel, die wir Menschen im Laufe unserer Geschichte entwickelt haben, aus vielerlei Blickwinkeln erklären – hier exemplarisch vier davon:

ERKLÄRUNG 1 SÜSSE GESCHMACKSVORLIEBE ALS EVOLUTIONSVORTEIL

Süße Nahrung enthält oft hohe Konzentrationen an Zucker und damit Kalorien. Da in der natürlichen Umgebung des Homo sapiens jahrtausendelang leicht verdauliche Kalorien selten frei verfügbar und in ausreichender Menge zugänglich waren, bedeutete eine Präferenz für konzentrierte Kalorien ziemlich sicher einen Evolutionsvorteil. Außerdem waren etwa vollreife Früchte nicht nur eine konzentrierte Quelle für Zucker und damit Kalorien, sondern auch für Vitamine und Mineralstoffe, die wiederum für Wachstum und die Aufrechterhaltung der Körperfunktionen verantwortlich zeichneten.

ERKLÄRUNG 2 ZUCKER ALS GEGENSTAND WELTUMSPANNENDER GEOPOLITIK
Die Lust am Zucker ist sehr alt. Zucker wurde in Persien und Indien erfunden und breitete sich über den Mittleren Osten und die Mittelmeerregion aus. Anfangs waren es sein Seltenheitswert und der hohe Preis, die ihn zum Kennzeichen des »guten Geschmacks« machten – speziell für das Großbürgertum, das zu dieser Zeit heftig mit dem Adel rivalisierte.
Im 17. Jahrhundert gelang es England, das Importmonopol der Portugiesen zu brechen. Damit setzte der weltweite Zuckerhandel auf dem Rücken der Sklaven ein. Sidney Wintz legt überzeugend dar, dass der Zucker in dem Maße, in dem er im 19. Jahrhundert die Kraft der sozialen Unterscheidung verlor, weil er billiger wurde und sich aufgrund der Ausweitung der kolonialen Produktion verbreitete, erstaunlicherweise immer neue Rechtfertigungen in allen gesellschaftlichen Schichten erfuhr, die zu dieser süßen Nahrungswelt Zugang fanden. Als beispielsweise die arbeitende Stadtbevölkerung, die nicht ausreichend für ihre anstrengende Arbeit ernährt war, kaum Zeit fand, sich dem Kochen zu widmen, lieferte der Zucker Kalorien. Gleichzeitig bereitete er keine Mühe und hatte für den Einzelnen etwas Spielerisches und Befreiendes.

ERKLÄRUNG 3 ZUCKER ALS LEICHTE ZAUBERWELT
Die unwiderstehliche Wirkung, die vom Zucker ausgeht, führt der Soziologe Jean-Claude Kaufmann auf den »*kleinsten gemeinsamen Nenner dessen, was für den Einzelnen geschmacklich akzeptabel ist*«, zurück. Er bezeichnet ihn als »*das Hauptwerkzeug zur Schaffung eines Ernährungsstandards, das bei den Essern der Moderne einer potenziell unendlichen Nachfrage begegnet*«. Dabei wird betont, dass es nicht nur um den Genuss des Süßen an sich, sondern um »*den Genuss der beruhigenden Süße angesichts der sozialen Aggression, des Stresses, der mentalen Erschöpfung*« geht. Und vor allem, um das heimliche Verlangen nach Be-

friedigung. Kurz gesagt: Es geht darum, sich von den Notwendigkeiten und Zwängen der Ernährung zu befreien, um in eine Welt ohne Ecken und Kanten, eine leichte, flüssige Moderne, in eine kindliche Zauberwelt zu fliehen.

ERKLÄRUNG 4 ZUCKER ALS SCHNELLES, LEICHT ZUGÄNGLICHES MITTEL DER SÄTTIGUNG
Heutzutage können wir dank fortgeschrittener Technologien jederzeit und weltweit eine Vielzahl billiger Lebensmittel und Getränke erwerben, die fast ausschließlich Zucker enthalten. So lässt sich unsere Geschmacksvorliebe für Süßes leicht befriedigen, aber wir kommen damit nicht in den Genuss des Zusatznutzens, den natürlich süße Lebensmittel bereitstellen, wie Vitamine, Mineralstoffe, Ballaststoffe, sekundäre Pflanzenstoffe und nicht ganz unerlässlich: Sättigung. Zudem geraten wir in Konflikt mit den Empfehlungen der Ernährungswissenschaft, die süße Lebensmittel wie Kuchen oder Süßigkeiten als »geduldete Lebensmittel« bezeichnet und sie in ihren Empfehlungen nach oben mit maximal 20 Prozent der täglichen Energiezufuhr beschränkt.

Salzige Präferenzen

Bald nach der Vorliebe für Süßes finden die meisten Kinder auch Gefallen an salzigen oder pikanten Lebensmitteln. Salz ist unerlässlich für die Aufrechterhaltung der Körperfunktionen. Nähme jemand kein Salz zu sich, würde der Körper Wasser ausscheiden, um die Salzkonzentration im Blut auf dem optimalen Niveau zu halten. Eine angeborene Präferenz für Salziges – die allerdings erst nach dem Säuglingsstadium zum Tragen kommt – ist daher ebenso wahrscheinlich wie die angeborene Präferenz für Süßes.

In der Wildnis ist Salz nicht leicht zu finden und vor der Industrialisierung hatten viele Menschen große Schwierigkeiten, genügend Salz zu beschaffen. Dies ist heute ganz und gar nicht mehr der Fall. Brot, Käse, Wurst und die meisten anderen verarbeiteten Lebensmittel enthalten relativ viel, um nicht zu sagen zu viel Salz.

Gelernte fettige Vorlieben

Im Gegensatz zu den Präferenzen für die Geschmacksrichtungen Süß und Salzig ist die Vorliebe für Fettes nicht angeboren, sondern »nur« erworben. Es hat wohl sinnliche Ursachen, weshalb man fetthaltige Speisen den fettarmen vorzieht. Fett transportiert das Aroma besser als Kohlenhydrate das können, und es macht eine Speise sowohl cremiger als auch fester.

Doch egal, ob angeborene oder erworbene Geschmackspräferenz: Sie erfährt im Laufe des Lebens konstante Verstärkung und nimmt entscheidenden Einfluss auf die Zusammenstellung des Speiseplans. 60 Prozent der Befragten gaben zudem in einer Studie an, immer den Teller leer zu essen. 50 Prozent sagten, sie äßen jeden Morgen dasselbe Frühstück. Vertrautheit und Bequemlichkeit steuern offensichtlich ebenfalls in hohem Maße die Auswahl der Nahrungsmittel. In diesem Sinne sind auch die Ergebnisse der Anthropologin Jane Kauner zu verstehen. Sie identifizierte eine Liste von Nahrungsmitteln, die von fast allen Menschen gerne gegessen werden: Brathähnchen, Pommes frites, Schokoladenkekse, Makkaroni mit Käse ...

Das Phänomen der sensorisch spezifischen Sättigung

Ein weiteres Phänomen scheint die Frage nach den Ursachen der Vorlieben und Abneigungen für bestimmte Lebensmittel und Speisen noch komplizierter zu machen. In unserem Essalltag können wir es selbst immer wieder beobachten: Haben wir ausgiebig einer bestimmten Speise gefrönt, auch einer, die wir prinzipiell sehr gerne haben, wollen wir nicht gleich wieder davon essen. Ernährungsexperten beschreiben dieses Phänomen als sensorisch spezifische Sättigung. Obwohl wir also bekannte Speisen und Lebensmittel im Allgemeinen bevorzugen, vermeiden wir meist dieselben Speisen und Lebensmittel unmittelbar hintereinander wieder zu essen. Auf diese Weise sorgen wir auf natürlichem Weg für eine ausgewogene Ernährung. In Mangelzeiten – menschheitsgeschichtlich betrachtet der Normalfall – begünstigte dieses Phänomen der sensorisch spezifischen Sättigung die Aufnahme einer Vielzahl essenzieller Nährstoffe. Im Zeitalter des Lebensmittelüberflusses, der ständigen Essensangebote und kulinarischen Verlockungen verschiedenster Art schlägt dieses Phänomen leider leicht ins Gegenteil um. Es verführt uns, viel zu viel zu essen.

Sind wir Sklaven unserer Geschmackspräferenzen?

Zu viel Zucker, zu viel Salz, zu viel Fett – unsere Geschmacksvorlieben für Süßes, Salziges und Fettes bringen uns immer wieder in Konflikt mit den Aussagen der Ernährungswissenschaft. Doch wie realistisch sind Ernährungsempfehlungen vor dem Hintergrund starker, evolutionär durchaus sinnvoller Geschmackspräferenzen? Können wir unseren Geschmack überhaupt willentlich verändern? Die Antwort lautet hier ganz klar: Nein. Aus freiem Entschluss lassen sich unsere Geschmacksvorlieben von heute auf morgen nicht verändern. Sie entspringen einer langen Vergangenheit, die wir verinnerlicht haben.

Trotzdem bleibt unsere individuelle Nahrungsmittelordnung in Bewegung, da sich neue Möglichkeiten eröffnen, die von der großen Zahl neuer verfügbarer Produkte, der Entdeckungslust, den schwankenden Gelüsten und den endlosen, von den Informationen über Ernährung gespeisten Auseinandersetzungen mit dem Essen hervorgerufen werden. Und derlei Auseinandersetzungen gibt es viele, zumal gerade die Zunahme des Übergewichts bei Kindern und die einseitige Ernährungsweise des Nachwuchses Eltern wie Ärzte beunruhigen.

Im nächsten Kapitel werfen wir daher zunächst einen intensiven Blick auf die Ursachen von (kindlichem) Übergewicht, bevor wir uns auf die Suche nach der adäquaten – in Bezug auf den Überfluss – (Wieder-)Entdeckung der Potenziale des Genusses machen.

ABSTRACT VOM SÄUGLING ZUM FEINSCHMECKER – AUCH ESSEN WILL GELERNT SEIN

Kinder starten mit den besten Voraussetzungen in ihr Leben als Esser. Sie sind nicht nur geborene Genießer. Sie wissen auch, wann sie Hunger haben und was ihnen schmeckt. Doch ein optimaler Start garantiert noch kein gewonnenes Rennen. Es kommt immer auch auf den Trainer an, ob man erfolgreich bis zur Ziellinie gelangt. Der Trainer sind in diesem Fall die Eltern. Sie tragen sowohl die Verantwortung für ihre eigene Ernährung als auch für die ihres Kindes. Dabei geht es nicht nur um die ideale Auswahl der Lebensmittel, ihre Zubereitung und ihre Darbietung, sondern auch um die Atmosphäre bei Tisch.

Während für die Lebensmittelwahl eine Reihe von ernährungswissenschaftlichen Wegweisern parat stehen – nach den Regeln der Optimierten Mischkost sollten fettreiche Lebensmittel und Süßwaren nur sparsam, tierische Lebensmittel mäßig und pflanzliche Produkte reichlich auf den Tisch gelangen –, fehlen Orientierungshilfen für den familiären Esstisch nach dem Aufweichen tradierter Esserziehungsregeln fast gänzlich. Dies verunsichert viele Väter und Mütter. Sie vergessen dabei, dass ihr Kind vor allem zweierlei braucht: Wurzeln und Flügel.
Eine Erziehung, die auf Freiheit in Grenzen, auf Fördern und Fordern setzt, stärkt das positive Selbstbild des Kindes und damit auch seine Kompetenz, sein Leben Schritt für Schritt selbst in die Hand nehmen zu können. Voraussetzung dafür ist es, zum einen deutliche Grenzen zu setzen, zum anderen die kindliche Autonomie zu respektieren. Dies gilt auch im Bezug auf das Essen. Nur so können sich Kinder in der komplexen Welt zurechtfinden. Und werden nicht Opfer jener sozialen, kulturellen und biologischen Hürden, die oft zwischen uns und einer optimalen Ernährung stehen, wie etwa angeborene oder auch erlernte Geschmackspräferenzen.

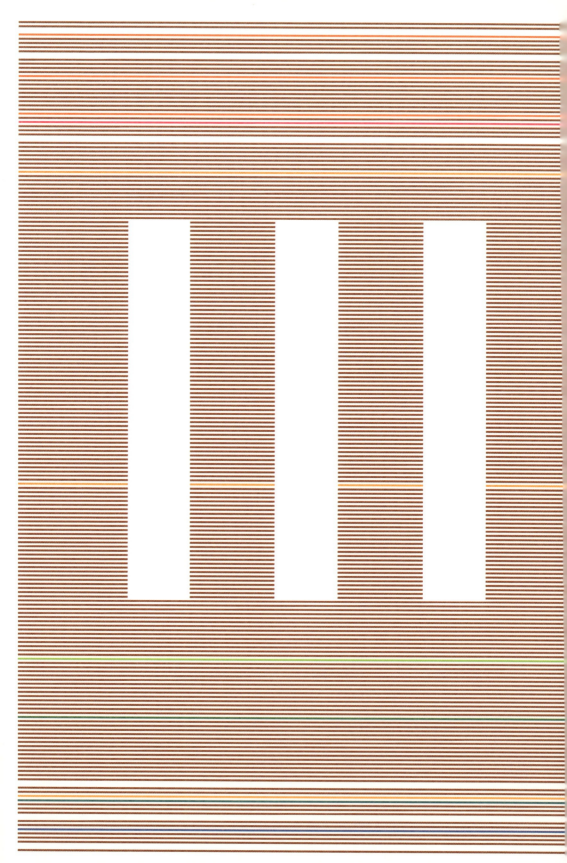

Vielfraß & Suppenkaspar
Die Ursachen von Fettleibigkeit und Essstörungen

JUNKER TOBIAS: *Besteht unser Leben nicht aus den vier Elementen?*
JUNKER CHRISTOPH: *Ja wahrhaftig, so sagen sie; aber ich glaube eher, dass es aus Essen und Trinken besteht.*
JUNKER TOBIAS: *Du bist ein Gelehrter; lass uns also essen und trinken!*

AUS: Was ihr wollt
VON: William Shakespeare, englischer Dichter (1564–1616)

ZU DICK, ZU DÜNN ODER GERADE RICHTIG?

»Ist mein Kind noch ein gesunder Wonneproppen oder schon ein potenzieller Herzinfarktkandidat? Handelt es sich um niedlichen Babyspeck oder doch um ein paar Kilo zu viel? Wächst sich das aus oder muss ich jetzt schnell reagieren?« Viele Eltern sind verunsichert, wenn es um das Gewichts ihres Nachwuchses geht. Und fragen sich: zu dick, zu dünn oder gerade richtig?
Eine Möglichkeit, diese Frage objektiv zu beantworten, lieferte kürzlich die Arbeitsgemeinschaft Adipositas im Kindes- und Jugendalter (AGA). Sie stellte neue Referenzwerte für den Body Mass Index (BMI) für Kinder und Jugendliche vor, der eine aussagekräftige Formel zur Berechnung und Bewertung des Gewichts darstellt.

Berechnung und Bewertung des Gewichts mittels BMI

Der Body Mass Index kann ermittelt werden, indem man das Körpergewicht des Kindes durch seine Körpergröße im Quadrat dividiert.

BMI = Körpergewicht in kg : (Körpergröße in m)^2

Ein Beispiel: Ein 12-jähriges Mädchen ist 1,60 m groß und wiegt 62 kg. Daraus ergibt sich folgende Rechnung:

62 : 1,60^2 = 24,2

Mit einem BMI von 24,2 liegt das Mädchen deutlich über dem für ihr Alter festgesetzten Grenzwert für Übergewicht von 22 und gilt daher bereits als stark übergewichtig. Es ist jedoch noch nicht als adipös einzustufen.

Wie der BMI für Kinder und Jugendliche bewertet werden soll und kann, lässt sich in der nachfolgenden Tabelle ablesen. Durch Wachstumsschübe kann es allerdings zu geringfügigen Abweichungen kommen. Bei Unsicherheiten oder bei Werten, die knapp an den angegebenen Grenzwerten liegen, sollte ein Arzt zu Rate gezogen werden.

BMI für Kinder und Jugendliche

Alter	BMI-Grenzwert für Übergewicht	BMI-Grenzwert für Adipositas
3	17,5	19,0
4	17,5	19,0
5	18,0	19,0
6	18,0	19,5
7	18,5	20,0
8	19,0	21,5
9	20,0	22,5
10	20,5	23,5
11	21,5	24,5
12	22,0	25,5
13	23,0	26,0
14	24,0	27,0
15	24,5	27,5
16	25,0	28,0

Quelle: Arbeitsgemeinschaft Adipositas im Kinder- und Jugendalter (AGA), Leitlinien 2003, modifiziert

Der BMI lässt sich übrigens genauso für Erwachsene berechnen. Die WHO hat im Jahr 2000 folgende Grenzwerte festgelegt: Von Übergewicht spricht man bei Personen über 17 Jahre bei einem BMI über 25, ab 30 liegt Adipositas vor.

Es kommt ganz dick!

Auf Grundlage der BMI-Berechnungen muss in Deutschland jedes zehnte Kind bereits bei der Einschulung als übergewichtig eingestuft werden, jedes zwanzigste gilt als fettleibig. Insgesamt liegt der Anteil adipöser Kinder und Jugendlicher bei etwa sieben Prozent (Bundesgesundheitsbericht 2003), Tendenz steigend. Auch in der Schweiz kämpft man zunehmend mit dem Problem des kindlichen Übergewichts. Waren es in den 1960er-Jahren noch drei Prozent, ist der Anteil übergewichtiger Kinder im Jahr 2000 auf rund 20 Prozent gestiegen.

Für Österreich liegen noch keine vergleichbaren Statistiken vor. Nach Schätzungen, wie sie etwa im Adipositas-Bericht 2006 vorgelegt wurden, müssten jedoch bereits bis zu 30 Prozent der Jungen und bis zu 42 Prozent der Mädchen als übergewichtig bezeichnet werden. Als adi-

pös gelten bis zu vier Prozent der Mädchen und bis zu elf Prozent der Jungen. Auch hier: Tendenz steigend.
Damit entsprechen die Zahlen zu Übergewicht und Adipositas bei Kindern im deutschsprachigen Raum in etwa denen, die die USA vor etwa zehn Jahren vorgelegt hat. Europa ist auf dem besten Weg, die amerikanische Geschichte des Übergewichts zu wiederholen. Wer also wissen möchte, wie unsere Gesellschaft in ein paar Jahren aussehen könnte, muss nur über den Atlantik schauen.

Die Weltgesundheitsorganisation WHO bezeichnet Adipositas bei Kindern und Jugendlichen als eine Besorgnis erregende Epidemie und verweist auf eine Schätzung, nach der bereits 1990 18 Millionen Kinder unter fünf Jahren als übergewichtig gelten mussten. Genaue Zahlen liegen auch heute noch nicht vor.

DATEN UND FAKTEN
ÜBERGEWICHT – DIE WELT IST EINE KUGEL

Erstmals wurde Anfang der 1980er-Jahre in den USA von einer Zunahme von Adipositas bei Kindern und Jugendlichen in den Industriestaaten berichtet. Bis dahin war die Zahl der übergewichtigen Kinder laut nationalen Gesundheits- und Ernährungsuntersuchungen (NHANES) eine relativ konstante. Zwischen Anfang der 1980er- (NHANES II) und Anfang der 1990er-Jahre (NHANES III) wurde jedoch eine Verdoppelung der Prävalenz von Übergewicht bei Kindern dokumentiert. Diese Entwicklung hält in den USA weiterhin an. Aktuelle Zahlen zeigen, dass in allen ethnischen Gruppen ein weiterer stetiger Anstieg des Übergewichts zu verzeichnen ist. Ende 2004 waren rund 26 Millionen Amerikaner auf Diät und 60 Prozent der Bevölkerung planten, eine kalorienreduzierte Ernährung ein Leben lang durchzuhalten.

Auch aus verschiedenen europäischen Ländern liegt eine Reihe von Daten vor, die ebenfalls von einer Zunahme der Prävalenz der Adipositas bei Kindern und Jugendlichen seit den 1980er-Jahren berichten. Weltweit sind rund 300 Millionen Menschen fettsüchtig, weitere 700 Millionen übergewichtig – so schätzte jedenfalls die Weltgesundheitsorganisation WHO im World Health Report 2002. Die Internationale Diabetes Federation zählt 194 Millionen Diabetiker weltweit. Bis 2025, so die Prognose, wird aufgrund der Zunahme von Adipositas ihre Zahl auf 333 Millionen steigen. Das käme fast einer Verdoppelung gleich.

DIE (TEUREN) FOLGEN DES ÜBERGEWICHTS BEI KINDERN

Adipositas ist der medizinische Fachausdruck für chronisches Übergewicht. Er bezeichnet die übermäßige Ansammlung von Fettgewebe im Körper. Adipositas wird heute als eine chronische Störung der Gesundheit verstanden. Sie wird begleitet von Folgekrankheiten mit hohem Sterblichkeitsrisiko wie Bluthochdruck, Erkrankungen des Bewegungsapparats und des Herz-Kreislaufsystems oder Diabetes und macht eine langfristige Behandlung und Betreuung notwendig. Bei rund 60 Prozent der Betroffenen ist eine Gewichtsreduktion aus medizinischer Sicht zwingend anzuraten, um der erhöhten Sterblichkeit entgegenzutreten.

Düstere Zukunft, großes Thema

Da Übergewicht und Adipositas Hauptrisikofaktoren für zahlreiche lebensbedrohende oder zumindest -verkürzende Krankheiten sind, ist es kein Wunder, dass das Thema »dicke Kinder« zu einem zentralen Diskussionspunkt in der Öffentlichkeit und in der Gesundheitspolitik geworden ist. Übergewichtige Kinder »*... werden viele gewichtsbezogene Krankheiten schon in viel jüngerem Alter entwickeln und daher ein kürzeres Leben haben*«, erklärten internationale Experten kürzlich auf dem European Congress on Obesity in Antwerpen, der sich dem Problem des krankhaften Übergewichts bei Kindern widmete.

Die WHO sieht im Übergewicht das am schnellsten wachsende Gesundheitsrisiko und befürchtet, dass bereits die Hälfte der Erwachsenen in den entwickelten Ländern adipös sein könnte. Damit ist der Kampf gegen das Übergewicht – auch und gerade im Kindesalter – eines der großen Zukunftsthemen. Die Notwendigkeit, der Ausbreitung von Übergewicht so früh wie möglich vorzubeugen, ergibt sich laut WHO aus folgenden Erkenntnissen:

—— Mit zunehmender Dauer und Ausprägung der Adipositas wird die Behandlung immer schwieriger. Wer als Kind zu dick ist, wird meist weiter zunehmen und mit hoher Wahrscheinlichkeit sein Leben lang übergewichtig bleiben. Die Gründe dafür liegen auf der Hand: Die körperliche und die motorische Leistungsfähigkeit nehmen bei übergewichtigen Kindern ab, sie bewegen sich immer weniger. Im Verlauf der vergangenen 25 Jahre ist die Belastbarkeit unserer Kinder aufgrund ihres zunehmenden Gewichts um mehr als zehn Prozent gesunken, so zu lesen auf der Homepage der deutschen Initiative Ernährung und Bewegung e.V., www.ernaehrung-und-bewegung.de.

—— Die gesundheitlichen Folgeerscheinungen sind auch nach Gewichtsverlust nicht immer reversibel. Chronisches Übergewicht (Adipositas) im Kindes- und Jugendalter ist unabhängig vom Fortbestehen bereits ein eigenständiger Risikofaktor für Herz-Kreislauf-Erkrankungen im Erwachsenenalter und ein bedeutender Risikofaktor für viele chronische Krankheiten und einige Krebsarten.

—— Adipositas ist mittlerweile in den meisten Industrienationen so weit verbreitet, dass die verfügbaren Ressourcen nicht mehr ausreichen, um allen Betroffenen eine Behandlung anzubieten. Es ist unbestritten, dass Adipositas sehr hohe Kosten für unser Gesundheitswesen verursacht. Knapp fünf Prozent aller Gesundheitsausgaben in den Industrieländern werden für die Behandlung der Adipositas und ihrer Folgen aufgewendet. Die Gesundheitskosten werden in der Schweiz auf zwei bis drei Milliarden CHF pro Jahr (1,3 bis zwei Milliarden Euro), in Österreich auf rund 1,1 Milliarden Euro geschätzt.

DICKE KINDER, DÜNNE HAUT –
DAS PROBLEM SOZIALER AUSGRENZUNG

Dicke Kinder und Jugendliche haben im doppelten Wortsinn schwer zu tragen. Zum einen malen Ernährungsexperten ihre gesundheitliche Zukunft in düsteren Farben. Zum anderen stößt übergewichtiger Nachwuchs in seinem sozialen Umfeld auf Probleme: Dicke Kinder und Jugendliche werden in der Familie, im Kindergarten, in der Schule, beim Sport und in der Freizeit wegen ihres Aussehens gehänselt. Die Folge: Ihr Selbstwertgefühl leidet, sie entwickeln kein stabiles Körperbild. Das gilt nicht für Einzelfälle, sondern für fast drei Viertel der Betroffenen. Schon im Vorschulalter lernen Kinder, wie bestimmte körperliche Merkmale in der Gesellschaft bewertet werden. Sie bekommen Märchen erzählt, in denen das wunderschöne Aschenputtel den gut aussehenden Prinz erobert, die hässliche Stiefschwester geht dagegen leer aus. Sie spielen mit Barbie und Ken, die keinen Bauch, keine dünnen Haare und keine dicken Oberschenkel haben. Und sie müssen oft schmerzhaft erleben, dass irgendetwas an ihrem Äußeren anderen Menschen negativ auffällt.

KRITIK UND KÖRPERBILD STUDIE

Die Fachzeitschrift »Psychologie Heute« berichtet über eine groß angelegte Studie der Psychologin Ruth Striegel-Moore, in der 72 Prozent der Befragten berichteten, sie seien in ihrer Kindheit und Jugend wegen ihres Aussehens gehänselt worden. Spitznamen wie »Dickerchen«, »Rollmops« oder »Fettsack« hätten ihnen bewusst gemacht, dass ihr Körper nicht dem Durchschnitt entsprach. Die eigenen Geschwister und gleichaltrige Freunde waren dabei die unerbittlichsten Kritiker. Aber auch Mütter spielten eine unrühmliche Rolle: 30 Prozent der Befragten wurden von ihrer Mutter ständig auf körperliche Mängel hingewiesen. Auch die Rolle der Eltern für die Ausbildung des Körperbildes beim Kind hat die Psychologin erforscht. Sie befragte fast 1.300 Eltern mit Kindern im Alter zwischen zwei und 16 Jahren und stellte fest, dass Eltern das körperliche Erscheinungsbild des Kindes umso massiver kritisieren, je älter und schwerer es wird. Diese Kritik kann dazu führen, dass die Kinder ständig über das Essen nachdenken und versuchen, ihr Essverhalten zu kontrollieren. Diese Gefahr besteht vor allem bei Mädchen, die von ihren Eltern häufiger als Jungen für übergewichtig gehalten werden.

Wie verheerend sich (elterliche) Kritik auf das Körperbild von Kindern und Jugendlichen auswirken kann, belegen inzwischen zahlreiche Studien. Für die Schweiz liegen aktuelle Daten vor. Bereits ein Viertel der Mädchen zwischen neun und zwölf Jahren fühlt sich zu dick. Und mehr noch: Nahezu ein Drittel versucht bereits abzunehmen. Etwas abgeschwächt zeigt sich dieser Trend auch bei den Jungen – jeder zehnte findet sich übergewichtig und jeder fünfte bemüht sich bereits abzuspecken (nachzulesen auf: www.sprechzimmer.ch).
Aus anderen Studien wissen wir, dass der Anteil diätwilliger Mädchen, und zunehmend auch Jungen, in den Jahren der Pubertät noch weiter ansteigt. Damit ist der Weg in die Diätfalle vorgegeben.

Die armen Dicken, die dicken Armen
Die Stigmatisierung der Übergewichtigen erreicht ihren Höhepunkt, wenn diese noch ein weiteres Handicap mitbringen: Armut. Da die historische Wende vom Mangel zum Überfluss in den unteren sozialen Schichten plötzlicher und brutaler vonstatten ging, sind die Ärmeren meist noch weniger gefeit gegen die verheerenden Auswirkungen. Bei jenen, die noch bis vor kurzem von Armut bedroht waren, ist die schmerzhafte Erinnerung an diese Bedrohung noch wach. Sie bevorzugen nahrhaftes Essen, weil es Leib und Seele zusammenhält. Oder in den Worten der französischen Ethnologin Colette Pétonnet: *»Nicht aus Gefräßigkeit essen sie große Mengen Fleisch oder Butter, sondern aus Angst, dass sie eines schönen Tages nichts mehr davon haben, wie es ihnen schon einmal passiert ist.«*
Hinzu kommt, dass immer weniger Zeit aufs Kochen und Essen verwandt wird. Ein Trend, der vor allem die weniger Begüterten betrifft: Frische, pflanzliche Lebensmittel sind teuer und in ihren Augen wenig nahrhaft. Deshalb wird vor allem auf tierische Nahrungsmittel und Süßwaren zurückgegriffen. Anna Roming bringt es in der Fachzeitschrift »Psychologie heute« auf den Punkt: *»Wer wenig Geld hat, ernährt sich schlecht.«*

Weiters wird in jenen Schichten Essen – wie auch Alkohol oder Zigaretten – als Kompensation für den Verlust von Selbstachtung benutzt: Es ist ein »*Essen, um sich seiner selbst zu vergewissern, und sich voll stopfen, weil das Leben immer leerer wird und zusammenbricht*«, wie der Soziologe Jean-Claude Kaufmann es ausdrückt. Der Kompensationsmechanismus ist besonders augenfällig beim Verlust des Arbeitsplatzes.

»Niemals«, kommt Kaufmann zum Schluss, »*war die Gewalt der Ungleichheit so sehr auf das Körperliche gegründet wie in unserer Gesellschaft, in der Schönheit und Schlankheit zu Mitteln der sozialen Diskriminierung geworden sind*«. Bedenkt man außerdem, dass die Möglichkeiten für operative Korrekturen am Körper immer ausgefeilter und kostspieliger geworden sind, wird deutlich, dass der Graben zwischen denjenigen, die über ausreichend Mittel verfügen, um sich auf dem OP-Tisch verschönern zu lassen, und denjenigen, deren natürliche Makel offensichtliches Zeichen ihrer gesellschaftlichen Stellung sind, immer breiter wird.

Die Antwort auf soziale Ausgrenzung: Kummerspeck

Wer sich den neuen Zeiten anzupassen versteht und auch die Mittel dazu hat, wer also schlank und dynamisch ist, wird respektiert und bewundert. Wer sich zu weit vom Schlankheitsideal entfernt, zieht leicht die Augen aller auf sich. Er macht sich verdächtig. Dicke müssen sich heute rechtfertigen, denn die hämischen Blicke transportieren auch eine stumme Beschuldigung: Dass sie sich nicht beherrschen können in einer Zeit, in der die Selbstbeherrschung ein entscheidender Wert geworden ist.

Auf diese Art von sozialer Ausgrenzung und Ächtung reagieren Kinder wie auch Erwachsene oft mit Essen. Der Volksmund hat für auf diese Weise erworbenes Übergewicht den treffenden Ausdruck »Kummerspeck« geprägt. Um ihm Herr zu werden, hilft es nicht, einen gesünderen oder weniger fetten Ersatz für Gerichte zu finden, die das Kind üblicherweise isst, um sich zu trösten. Äpfel statt Schokolade, Kräutertee statt Limonade, Magermilch statt Vollmilch, Topfen statt Käse mit hoher Fettstufe, gedämpfte Scholle statt Fischstäbchen – diese Ersatz-Strategien setzen nur bei den Symptomen an, nicht aber bei den Ursachen des Kummers und der Sorgen.

Hier helfen nur Früherkennung, liebevolle Gespräche und das ernsthafte Angebot, sich mit ihm, dem Kind, und seinen Problemen unterstützend auseinanderzusetzen. Was wir brauchen, ist ein ausgewogenes, langzeiterprobtes Verständnis für Ernährung, ein vertieftes Verständnis für unsere persönlichen Bedürfnisse und eine daraus resultierende Beziehung zum Essen und Leben.

Und vor allem: Hände weg von Diäten! Insbesondere Kinder lernen dabei genau das Falsche und sind chronisch frustriert. Wenn schon Erwachsene aus Scham zu heimlichen Naschern werden, die sich mit Schulgefühlen plagen, wenn sie am Abend mal wieder eine ganze Tafel Schokolade verdrückt haben, kann man einen Eindruck gewinnen, was Diäten für Kinder bedeuten.

DIE URSACHEN DER ADIPOSITAS-PANDEMIE

Die Ursachen für die rasche Zunahme von Übergewicht und Adipositas bei Kindern und Jugendlichen in den letzten 20 Jahren sind nicht eindeutig geklärt. Gewichtszunahme ist als ein multifaktorielles Geschehen zu sehen und kann daher nicht so einfach einem »Schuldigen« zugeschrieben werden.

Das Körpergewicht wird beeinflusst durch

- eine nicht genau quantifizierbare biologische beziehungsweise genetische Veranlagung,
- eine soziale Komponente,
- die Bewegungsgewohnheiten
- und die Ernährungsgewohnheiten.

Im Folgenden werden die einzelnen Faktoren, die das Übergewicht bedingen können, beleuchtet.

ÜBERGEWICHT – EINE FRAGE DER GENE?

Bezüglich der Schuld der Gene am Übergewicht wird ins Treffen geführt, dass es eher unwahrscheinlich ist, dass die deutliche Zunahme von Adipositas und Übergewicht in den letzten 20 Jahren auf Veränderungen im menschlichen Genom zurückzuführen ist, da diese in einer so kurzen

Zeit nicht zu erwarten sind. Andererseits finden sich eindeutige Belege für eine genetische Basis der Adipositas in Tierversuchen und in der Zwillingsforschung. Und auch die »Thrifty Gene«-Theorie hat immer noch Anhänger.

Zwillingsstudien

Vor allem Zwillingsstudien zeigen, dass die Gene unsere Körpermasse mitbestimmen. Eineiige Zwillinge beispielsweise entwickeln überwiegend dasselbe Körpergewicht, unabhängig davon, ob sie zusammen oder getrennt aufwachsen. Darüber hinaus steht ihr Körpergewicht mit dem der leiblichen Eltern in Zusammenhang, nicht jedoch mit dem der Adoptiv-Eltern.

Die Theorie der geizigen Gene

Bekannt geworden ist die »Thrifty Gene«-Theorie (engl. thrifty = geizig) Anfang der 1960er-Jahre. Damals schlug der amerikanische Genetiker James Neel diese Theorie als Antwort auf die Frage nach den Ursachen des extremen Übergewichts der Pima-Indianer vor. Er postulierte, dass ihre Fettleibigkeit auf ein Gen zurückzuführen sei, dass sie in harten Zeiten trotz Nahrungsmangel hatte überleben lassen. Im 19. Jahrhundert hatten einwandernde Farmer die Indianer von ihren Wasservorräten abgeschnitten, worauf Teile des Stammes verdursteten und eine große Hungersnot ausbrach. Jene, die überlebten, so Neel, taten dies, weil sie einen genetischen Vorteil nutzen konnten. Sie waren in der Lage, Energie effizienter zu speichern und zu nutzen. Ihre Nachfahren erbten diese Fähigkeit, heute allerdings mehr als Last denn als Vorteil. Energie so effizient zu konservieren, entpuppt sich in Zeiten des Überflusses als unerwünschte »genetische Altlast«.

Die Theorie scheint schlüssig und lässt sich mehr oder weniger auf die Geschichte der Menschheit übertragen. Um zu überleben, war es in der Frühzeit von entscheidender Bedeutung, Nahrungsenergie effizient speichern zu können, da nur in unregelmäßigen Abständen ausreichend Nahrung zur Verfügung stand. Es galt, Nahrungsenergie in speicherfähige Energie umzuwandeln.
Der Aufbau von Körperfett ist die effizienteste Form, Energie zu speichern, die unserem Körper zu Verfügung steht. Pro Gewichtseinheit (pro Gramm) kann im Fett am

meisten Energie (Kilokalorien/Kilojoule) gespeichert werden. Fett schafft rund neun Kilokalorien beziehungsweise 39 Kilojoule pro Gramm. Bei Kohlenhydraten und Eiweiß, den anderen beiden energieliefernden Makronährstoffen, sind es jeweils weniger als die Hälfte: Ein Gramm Eiweiß oder ein Gramm Kohlenhydrate liefern vier Kilokalorien oder 17 Kilojoule. In anderen Worten: Fett braucht besonders wenig Platz, um viel Energie zu speichern.

Es ist mittlerweile unumstritten, dass die individuelle genetische Veranlagung eine Rolle bei der Ausprägung von Übergewicht spielt. Auch wenn die genaue Rolle der Gene bei der Entwicklung von Übergewicht nach wie vor ungeklärt ist, wird der Anteil der Gene bei der Entstehung von Adipostias auf 30 bis 70 Prozent geschätzt. Diese Erkenntnis ist hilfreich und wichtig, um etwas von dem psychischen Druck, der auf übergewichtigen Kindern und Erwachsenen lastet, zu nehmen.
Trotz möglicher genetischer Veranlagung ist Dicksein aber kein unausweichliches Schicksal. Auch wenn der Körper nicht beliebig modellierbar ist, kann man Einfluss auf das Körpergewicht nehmen. Besitzer der »Übergewichtsgene« müssen ihren Lebensstil ganz bewusst diesem Erbe anpassen, um ihre Gesundheit und damit auch ihre Lebensqualität zu bewahren.

Hungrige Fettzellen

Lange Zeit diskutiert wurde auch die Rolle der Fettzellen im menschlichen Körper. Ist ihre Anzahl von Anfang an festgelegt? Kann sie variieren? Geht von den Fettzellen ein Hungergefühl aus? Welche Rolle spielen sie beim Auf- beziehungsweise Abbau von Körpergewicht? Fest steht, dass durch die Nahrung aufgenommene, aber überschüssige Energie in den Fettzellen gespeichert wird. Fest steht auch, dass die Vererbung sowohl bei der Anzahl als auch bei der Verteilung der Fettzellen eine gewisse Rolle spielt.
Studien haben gezeigt, dass Kinder, die in den ersten Lebensjahren zu viel Gewicht zulegen, übermäßig stark ausgebildetes Fettgewebe entwickeln. Durch eine Vielzahl von Studien konnte der skandinavische Forscher Lars Sjöström bereits 1980 nachweisen, dass eine Vermehrung der Fettzellen offenbar am leichtesten in der Kindheit erfolgt, und zwar in der Phase des raschen Wachstums. Sie

kann jedoch auch während anderer Lebensphasen vorkommen. Deshalb haben Menschen, die zu irgendeiner Zeit ihres Lebens stark übergewichtig sind oder waren, eine relativ größere Anzahl an Fettzellen. Es gilt inzwischen als erwiesen, dass sich die Anzahl der Fettzellen erhöht, wenn jemand an Gewicht zunimmt, und dass sie dann im Laufe eines Lebens in Summe nicht mehr abnimmt.

Dies erweist sich als großes Handicap, denn Fettzellen nehmen direkt Einfluss auf das Hungergefühl. Sind die Fettzellen gefüllt, hat man weniger Hunger. Sind sie leer, ist das Hungergefühl stärker. Aus diesem Grund fühlt sich jemand, der eine bestimmte Menge Fett in einer großen Anzahl von Fettzellen gespeichert hat, allgemein hungriger als jemand, dessen Körper die gleiche Menge Fett in weniger Fettzellen gespeichert hat.

DICKSEIN – EIN SOZIALES SCHICKSAL?

Es steht außer Frage, dass übergewichtige Erwachsene oft übergewichtige Kinder haben. Die ersten Studien dazu wurden bereits in den 1940er-Jahren veröffentlicht. Das Ergebnis: Nur etwa zehn Prozent der Kinder, die keine übergewichtigen Eltern haben, wurden selbst adipös. Ungefähr 40 Prozent der Kinder mit einem adipösen Elternteil und 70 Prozent der Kinder mit zwei adipösen Eltern waren stark übergewichtig. Eine aktuelle Studie unterstreicht diesen Zusammenhang: Im Alter von sieben Jahren hat ein übergewichtiges Kind mit schlanken Eltern ein Risiko von 37 Prozent im Erwachsenenalter weiterhin übergewichtig zu sein. Im Gegensatz dazu hat ein gleichaltriges dickes Kind ein Risiko von 71 Prozent dick zu bleiben, wenn ein Elternteil übergewichtig ist.

DER SUCHTFAKTOR STUDIE

Viele Ratgeber führen an, dass Essverhalten, das zu Übergewicht führt, verstärkt in Familien mit Suchtproblemen auftritt. Kinder aus suchtbelasteten Familien haben ein deutlich erhöhtes Risiko, ab der späten Kindheit (12. Lebensjahr) oder der frühen Jugend (14. Lebensjahr) eigene Suchtstörungen zu entwickeln, wie etwa Esssucht. Mit Esssucht ist nicht gemeint, dass der Körper selbst das Bedürfnis nach einer bestimmten Menge Nahrung entwickelt. Es sind die großen Mengen an zur Verfügung gestelltem Essen, die das Verlangen nach noch mehr Nahrung hervorrufen. Das hat einen einfachen physiologischen Grund: Der Magen weitet sich mit der Menge an aufgenommener Nahrung. Immer größere Portionen sind nötig, um ihn zu füllen, das Gefühl der Sättigung stellt sich immer später ein.

Doch wie viel dieser Übereinstimmung zwischen Eltern und ihren Nachkommen ist auf Ess- und Bewegungsgewohnheiten, die von den Eltern auf die Kinder durch die Umwelt übertragen werden, und wie viel ist auf die Gene zurückzuführen? Die Antworten auf diese Frage sind widersprüchlich. Als erwiesen gilt, dass die Wahrscheinlichkeit, Übergewicht zu entwickeln, in sozial schwächeren Schichten ein- bis dreimal höher ist als in sozial starken Schichten (siehe: Die armen Dicken, die dicken Armen).

DIE UNBEWEGTE KINDHEIT

Diskutiert werden neben der genetischen Disposition und dem sozialen Umfeld vor allem zwei Faktoren, die das Risiko für die Entstehung von Übergewicht mit Sicherheit erhöhen: der übermäßige Verzehr von hochkalorischen Nahrungsmitteln, aber geringem Gehalt an Mikronährstoffen wie Vitaminen oder Mineralstoffen. Und: zu wenig Bewegung. Die Weltgesundheitsorganisation (WHO) hat im Jahr 2003 zusammen mit der Food and Agriculture Organisation (FAO) jene Faktoren, die die Entstehung von Übergewicht fördern, bewertet. Nicht überraschend finden sich auf dieser Liste sowohl ein sitzender Lebensstil als auch die hohe Aufnahme von Nahrungsmitteln mit erhöhter Energiedichte ganz oben.
Viele Studien, wenn auch nicht alle, zeigen, dass chronisch übergewichtige Kinder und Erwachsene im Durchschnitt weniger aktiv sind als nicht-adipöse. Ein sitzender Lebensstil wird heute vielfach bereits im Volksschulalter gepflegt. Meist wird er durch die Eltern unbewusst gefördert, durch das eigene schlechte Vorbild und auch durch die nachlassende Bereitschaft oder die fehlende Zeit, sich »bewegend« mit dem Kind zu beschäftigen. Der chronische, weit verbreitete Bewegungsmangel bei Kindern

(und Erwachsenen) wird zudem dadurch verstärkt, dass die Bewegungsräume für Kinder »verinseln«. Spielplätze, Parks oder Sportclubs sind nicht oder kaum mehr ohne die Hilfe von Erwachsenen zu erreichen. Außerdem wird der Weg zu Schule nicht mehr zu Fuß oder mit dem Fahrrad bewältigt. Und auch der Schulsport hat an Bedeutung verloren. Dazu der deutsche Pädagoge Horst Rumpf: »*Die Körper der Lehrenden und Lernenden sind ... in den meisten für wichtig gehaltenen Stunden damit befasst, zu sitzen, Bücher, Hefte, Stifte zu berühren und zu bewegen, sprachliche und mathematische Symbole über Mundbewegungen akustisch verlauten zu lassen. Insgesamt bietet die Schule allen Auflockerungen zum Trotz ihrer Idee nach ein Bild starker Unterentwicklung, was die Kultivierung sinngebundener Tätigkeit angeht. ... Ein beherrschter und funktionsgehorsamer, kalkulierbarer Körper – wer kann zweifeln, dass auch er ein mehr oder weniger heimliches Lernziel der alltäglichen Schule ist?*«

Eine »bewegte Kindheit« ist heute also alles andere als selbstverständlich. Verbrachten Kinder früher ihre Nachmittage tobend und spielend im Freien, stehen bei ihnen heute Computerspiele, Gameboys, das Handy und der Fernseher im Mittelpunkt. Man nimmt an, dass eine geringere Aktivität teilweise auch die signifikante Verbindung zwischen der Stundenzahl, die ein Kind fernsieht, und dem Grad von Adipositas erklären kann. Kinder, die fernsehen, verbrauchen weniger Energie als diejenigen, die draußen spielen. Außerdem naschen oder knabbern sie gern beim Fernsehen und zwar besonders gern die salzigen und süßen Lebensmittel und Getränke, die sie in der Fernsehwerbung sehen.
Alle Studien seit den 1980er-Jahren zeigen einen engen Zusammenhang zwischen der Dauer des täglichen Fernsehkonsums und der Höhe der Gewichtszunahme. Vielseher sind eindeutig dicker, nicht nur infolge eingeschränkter Bewegung, sondern infolge exzessiv betriebenen Snackens währenddessen. Aus all diesen Gründen glaubt man, das Fernsehen wesentlich zur Entstehung von Übergewicht beiträgt. Man kann davon ausgehen, dass Kinder, die zwei Stunden täglich oder mehr vor dem Fernseher verbringen, ein doppelt so hohes Risiko tragen, übergewichtig zu werden, wie Gleichaltrige mit seltenem

Medienkonsum. Für viele Bildschirmarbeiter dürften ähnliche Probleme bestehen.

Die Bedeutung von Bewegung

Bewegung ist für Kinder fast ebenso wichtig wie die Luft zum Atmen. Nur wenn sie ausreichend Raum und Zeit zum Toben, Spielen, Klettern und Hüpfen haben, können sie sich angemessen entwickeln. Schon deshalb sind die Ergebnisse einer repräsentativen deutschen Studie alarmierend. Prof. Dr. Erik Harms, Vorstandsvorsitzender der Plattform Ernährung und Bewegung e. V., diagnostiziert, dass *»61 Prozent der Kinder regelmäßig bei schönem Wetter draußen spielen und 52 Prozent sich täglich bewegen, bis sie aus der Puste geraten. Das bedeutet aber, dass der Rest sich nicht ausreichend bewegt, und das ist bedauerlich.«* Hier einige weitere Befunde der Studie:

— Jedes dritte Kind in Deutschland bewegt sich am Tag weniger als eine Stunde intensiv.
— 43 Prozent der deutschen Kinder sind zwischen ein und zwei Stunden pro Tag sportlich aktiv.
— Nur jedes vierte Kind (23 Prozent) verbringt täglich mehr als zwei Stunden mit Sport oder bewegungsintensiven Spielen.
— In gerade mal 20 Prozent der befragten Haushalte unternehmen Erwachsene und Kinder jeden Tag etwas gemeinsam an der frischen Luft.

Durchschnittlich bewegen sich Kinder also nur mehr eine Stunde am Tag, und nur mehr 30 Prozent von ihnen auch wirklich intensiv. Eine Stunde am Tag ist jedoch zu wenig, um sie vor Herzkrankheiten und Fettleibigkeit zu schützen. Dies belegt eine kürzlich erschienene Studie des Fachmagazin »Lancet« (nachzulesen auf: www.thelancet.com). 1.730 Schulkinder im Alter zwischen neun und 15 Jahren wurden in Dänemark, Estland und Portugal beobachtet. Zwei Wochen lang trugen sie ein Messgerät, mit dem ihre physische Aktivität aufgezeichnet wurde. Die Forscher fanden heraus, dass das Risiko, eine Herz-Kreislauf-Erkrankung zu entwickeln, umso größer war, je weniger sich die Kinder bewegten. Das geringste Risiko wiesen 9-Jährige auf, die sich durchschnittlich 116 Minuten oder mehr am Tag mäßig bis stark bewegten, sowie 15-Jährige, die 88 Minuten oder länger aktiv waren. Dies entspricht einer Laufgeschwindigkeit von vier Stundenkilometern über eine Dauer von 90 Minuten. Mindestens 90 Minuten Bewegung über den Tag verteilt sind also von Nöten, um gesund und schlank zu bleiben. Jedoch ist nur eines von zehn Kindern im Schulalter tatsächlich so lange aktiv.

WARUM ZU VIEL ENERGIE DICK MACHT

Mit unserer Nahrung nehmen wir Energie auf. Über unseren Grundumsatz (rund 60 bis 75 Prozent des Gesamtverbrauchs beziehungsweise circa eine kcal/4,18 kJ pro Kilogramm Körpergewicht und Stunde) und unsere körperliche Aktivität (rund 25 bis 40 Prozent des Gesamtverbrauchs) verbrauchen wir sie wieder. Nehmen wir nun mehr Energie zu uns als wir verbrauchen, spricht man von einer positiven Energiebilanz. Diese führt zu einer Gewichtszunahme.

Wird dagegen mehr Energie verbraucht als konsumiert, spricht man von einer negativen Energiebilanz. Diese führt zu einer Gewichtsabnahme. Die negative Energiebilanz kommt durch geringe Nahrungsaufnahme zustande und/oder indem die körperliche Aktivität und somit der Energieverbrauch gesteigert werden.

Ein Energieüberschuss kommt meist durch übermäßiges Essen und zu wenig Bewegung zustande. Folgerichtig erklärt Dr. Francesco Brance, Berater für Ernährung und Lebensmittelsicherheit im WHO-Regionalbüro für Europa mit Sitz in Kopenhagen, die Ursachen des Dickwerdens so: *»Die wesentliche Ursache ist schlicht, dass zu viel Lebensmittel mit hoher Energiedichte verzehrt werden und zu wenig pflanzliche Kost«.*

Das Konzept der Energiedichte

Doch wie identifiziert man die energiereichen Dickmacher? Das Konzept der Energiedichte ist ein theoretisches. Aber es lohnt sich, sich auf diese Materie einzulassen, weil sie das Verständnis für eine gesunde, ausgewogene Ernährung vertieft. Energiedichte beschreibt den Energiegehalt pro Gewichtseinheit, das heißt den Energiegehalt pro 100 Gramm einer Mahlzeit oder pro 100 Gramm eines einzelnen Lebensmittels. Getränke werden dabei oft nicht mitgerechnet, weil selbst Limonaden aufgrund ihres hohen Wassergehaltes eine niedrige Energiedichte haben und so das Gesamtbild verzerren würden. Eine ausgewogene Ernährung weist eine Energiedichte von maximal 630 Kilojoule beziehungsweise von 150 Kilokalorien pro 100 Gramm auf.

Ein Beispiel für die Berechnung der Energiedichte: Eine Mahlzeit bestehend aus Spaghetti Bolognese und grünem Salat liefert folgende Energiegehalte:

	Gramm	kJ	kcal
Spaghetti, gekocht	180	815	194
Bolognese-Sauce	150	594	143
Blattsalat	50	24	6
Italienische Salatsauce	30	289	69
Total	410	1.722	411

Daraus errechnet sich für diese spezifische Mahlzeit eine Energiedichte von 420 Kilojoule oder von 100 Kilokalorien pro 100 Gramm. Im Vergleich: Typische Schnellgerichte können Energiedichten von bis zu 1.100 Kilojoule beziehungsweise 265 Kilokalorien pro 100 Gramm aufweisen. Denn fettreiche Nahrungsmittel haben generell eine höhere Energiedichte. Ein hoher Wassergehalt wirkt sich hingegen senkend auf die Energiedichte aus.

Die Energiedichte rückte ins Lampenlicht, als überzeugende wissenschaftliche Belege dafür erbracht wurden, dass zwischen der Aufnahme von Nahrungsmitteln mit einer hohen Energiedichte und der Entstehung von Übergewicht eine Beziehung besteht. Denn: Die Energiedichte beeinflusst unser Hunger- und Sättigungsgefühl sowie indirekt auch unsere Nahrungsaufnahme. Letztere wird vor allem über das Volumen der Nahrung gesteuert und nicht über deren Energiegehalt, wie verschiedene Studien gezeigt haben. Es scheint, dass der Mensch konstante Volumina isst (Schweizer Gesellschaft für Ernährung 2006). Infolgedessen führt der Verzehr energiedichter Nahrung zu einer insgesamt höheren Energiezufuhr.

WOHER KOMMT DIE ENERGIE? NATURWISSENSCHAFT

Kein Tier und auch kein Mensch kann die Nahrung selbst herstellen, die es braucht. Das können nur Pflanzen. Das bedeutet, dass alle Tiere und auch wir Menschen letztlich vom Pflanzenreich abhängen. Mit Hilfe des Sonnenlichts und des grünen Farbstoffs in den Blättern (Chlorophyll) stellen Pflanzen aus Wasser, das die Wurzeln aus dem Erdreich liefern, und Kohlendioxid aus der Luft oder spezifischen Knöllchenbakterien Zucker und Stärke her.

Wenn Pflanzen wachsen und genug Energie produzieren, geben sie diese an die nächste Generation weiter. Das macht die Samen der Pflanzen besonders wertvoll, denn sie enthalten viel energiereiche Nahrung. Diese Energie braucht der Keimling, um die ersten Stängel und Blätter auszubilden. Um Energie zu binden, stehen Pflanzen prinzipiell drei Möglichkeiten offen: in Form von Eiweiß, in Form von Kohlenhydraten und in Form von Fett. Alkohol gilt zwar auch als energiereiche Verbindung, wird aber nicht von Pflanzen hergestellt. Pflanzen speichern diese drei genannten energiereichen, organischen Verbindungen in einem ganz spezifischen Verhältnis zueinander ab. Das Weizenkorn beispielsweise enthält besonders viele komplexe Kohlenhydrate in Form von Stärke, etwas Eiweiß und nur Spuren von Fett, während die Früchte des Olivenbaumes besonders reich an Fett sind. Die Sojabohne enthält hingegen besonders viel Eiweiß.

Bei den Tieren verhält sich das anders. Wie der Mensch sind auch sie zumindest indirekt von der Energieproduktion der Pflanzen abhängig, da ihr Stoffwechsel keine Energie produzieren, sondern Energie nur durch den Abbau von Nahrung freisetzen kann. Da sein Kohlenhydratspeicher in den Muskeln, ähnlich wie beim Mensch, beschränkt ist, kann das Tier Energie nur in Form von Fett speichern. Dies tut es allerdings in der freien Natur nur zu einem Zweck: Um den langen Winter und den damit zusammenhängenden Winterschlaf, die extrem kalten Temperaturen oder das monatelange, karge Nahrungsangebot zu überstehen. Wenn Tiere über ihren Bedarf fressen, wie beispielsweise ein ausgewachsener Löwe, der an bis zu zehn Tagen hintereinander täglich bis zu 100 Kilogramm Fleisch fressen kann, dann hat dies eine adäquate, wochenlange Fressabstinenz zur Folge.

Energie – Was Nahrungsmittel liefern

Um besser abschätzen zu können, ob ein Lebensmittel eine hohe Energiedichte besitzt und daher »mit Vorsicht zu genießen« ist, finden sich im Folgenden Beispiele für Nahrungsmittel mit unterschiedlicher Energiedichte, eingeteilt in Kategorien. Es handelt sich dabei um gerundete Schätzwerte.

Kategorie 1: Nahrungsmittel mit maximal 250 kJ/100 g beziehungsweise 60 kcal/100 g

	kJ/100 g	kcal/100 g
Gemüse & Blattsalate	40–250	10–60
Früchte (ausgenommen sehr süße wie Feigen, Bananen, Kirschen)	105–250	25–60
Gemüse- und Getreidesuppen	145–210	35–50

Kategorie 2: Nahrungsmittel mit 250–630 kJ/100 g beziehungsweise 60–150 kcal/100 g

	kJ/100 g	kcal/100 g
Sehr süße Früchte (Feigen, Bananen, Kirschen)	270–380	10–60
Fruchtjoghurt	420	100
Hüttenkäse	420	100
Teigwaren (gekocht)	440	105
Reis (gekocht)	460	110
Hülsenfrüchte (gekocht, Durchschnittswert)	480	115
Schinken	500	120

Kategorie 3: Nahrungsmittel mit 630–1.675 kJ/100 g beziehungsweise 150–400 kcal/100 g

	kJ/100 g	kcal/100 g
Dörrobst	710–1.485	170–355
Gebäck, Kuchen	1.300–1.865	320–445
Brot (Weiß- und Vollkornbrot)	195–230	815–965
Knackwurst, Cervelat, Schübling	1.090	260
Brie, vollfett	1.255	300
Knäckebrot	1.400	335
Haferflocken	1.465	350
Kipferl, Croissant	1.485	355

Kategorie 4: Nahrungsmittel mit über 1.675 kJ/100 g beziehungsweise über 400 kcal/100 g

	kJ/100 g	kcal/100 g
Müsli	1.715	410
Salami	1.780	425
Butter	3.120	745
Öl	3.770	900

Quelle: Schweizer Gesellschaft für Ernährung, 2006

Leider sind gerade energiedichte Nahrungsmittel aus verschiedenen Gründen für den Esser besonders interessant, gerade auch für Kinder und Jugendliche. Denn sie sind in der Regel verhältnismäßig kostengünstig und der hohe Fett- und/oder Zuckergehalt beeinflusst den Geschmack positiv.

Die Energiedichte einer Mahlzeit kann gesenkt werden, indem Nahrungsmittel hoher Energiedichte mit solchen niedriger Energiedichte kombiniert beziehungsweise durch sie ersetzt werden. Auf diese Weise können auch Nahrungsmittel mit hoher Energiedichte konsumiert werden, ohne dass die Energiedichte insgesamt die empfohlenen 630 Kilojoule beziehungsweise 150 Kilokalorien pro 100 g übersteigt.

Die üblichen Verdächtigen: Fertiggerichte und Limonaden

Fertiggerichte sind in den meisten Fällen den sehr energiereichen Lebensmitteln zuzuordnen. Typische Schnellgerichte können Energiedichten von bis zu 1.100 Kilojoule beziehungsweise 265 Kilokalorien pro 100 Gramm aufweisen. Einzelne Studien zeigen, dass der übermäßige Konsum von Convenience Food das Risiko für Übergewicht erhöhen kann. Der ursächliche Zusammenhang zwischen dem Konsum von Schnellgerichten und der Entstehung von Übergewicht ist wissenschaftlich jedoch nicht eindeutig belegt.

Dasselbe gilt für den Zucker, der sich etwa in Limonaden versteckt, – auch wenn immer wieder die Vermutung geäußert wird, dass er eine maßgebliche Rolle bei der Entstehung von Übergewicht spielt. So war in der Augustausgabe 2006 der Zeitschrift »Nature Clinical Practice Endocrinology & Metabolism« zu lesen, dass durch die Art und Weise, wie heute in der westlichen Welt Nahrungsmittel industriell hergestellt und aufbereitet werden, ein »*giftiges Umfeld*« erzeugt werde, in dem die Kinder geradezu dazu verurteilt seien, übergewichtig zu werden. »*Unsere Umwelt bietet uns überall Nahrung an – diese ist meist billig, schmeckt und wird in großen Portionen gereicht. Und unsere Physiologie sagt: Iss, wann immer du die Gelegenheit hast*«, betont James O. Hill. Psychologe an der University of Colorado, Health Science Center.

Der Kinderarzt Professor Robert Lustig sagt: »*Unser westliches Nahrungsmittel-Umfeld ist in hohem Maße ›insulinogen‹ geworden, das zeigt sich durch die zunehmende Energiedichte der Produkte, den hohen Fettanteil, den hohen glykämischen Index, die Zuckerzusammensetzung und den Mangel an Ballaststoffen.*« Vor allem der Überschuss an Zucker und das Fehlen von Ballaststoffen seien infolge ihrer Auswirkungen auf das Insulin der Hauptgrund für die Übergewichtsepidemie bei Kindern. Die Wirkung des Insulins als Botenstoff bei der Appetit-Regulierung ist an sich schon länger bekannt, aber erst die Veränderungen der letzten Jahre bei der Produktion und Verarbeitung der Nahrungsmittel – vor allem die Beigabe von Zucker in allen möglichen Formen – habe die negativen Auswirkungen ausgelöst und beschleunigt.

FALSCHES ESSEN MACHT DICK?
FALSCH ESSEN MACHT DICK!

Unbestritten weisen klassische Schnellgerichte und Süßwaren zumeist eine hohe Energiedichte auf und tragen so zu einer erhöhten Energieaufnahme bei (Schweizer Gesellschaft für Ernährung 2006). Die Übergewichtsepidemie lässt sich jedoch ebenso wenig allein auf den Konsum von Zucker, einzelnen zuckerreichen Lebensmitteln oder Schnellgerichten zurückführen, wie andere isoliert betrachtete Nahrungsmittel- oder Getränkegruppen dafür verantwortlich gemacht werden können. Diese verkürzte Ursachenanalyse führt gerne zu den falschen Schlüssen – Beispiel: Spezialsteuer auf zucker- oder fettreiche Lebensmittel, Verbot einzelner Lebensmittel etc. Es ist daher wichtig, die Hintergründe für diese, unsere Vorlieben für Süßes und Fettes zu verstehen (siehe Kapitel 2) und darüber hinaus auch andere Ursachen für die Übergewichtsepidemie, die mit der Ernährung und den Ernährungsgewohnheiten in Verbindung stehen, nicht aus den Augen zu verlieren.

Die unterschätzte Funktion von strukturierten Mahlzeiten
Um die Adipositas-Epidemie verstehen zu können, müssen auch die zunehmende Auflösung der traditionellen Mahlzeitenstruktur und die Zunahme der unregelmäßigen Essenszeiten in Kombination mit der wachsenden Bedeutung des individuellen Essens (siehe Kapitel 1) in die Ursachenforschung miteinbezogen werden. Denn das veränderte Essverhalten hat Folgen.
Unregelmäßige Esszeiten und das damit einhergehende Übergehen der eigenen Hungerbedürfnisse fördern die Außenorientierung. Darunter versteht man das Gegenstück zur Innensteuerung, also der biologischen Regulation. Eine vermehrte Außenorientierung fördert den übermäßigen Konsum, wie der Ernährungspsychologe Volker Pudel betont. Wie wir schon gesehen haben, neigt man bei Appetit – im Gegensatz zum Hunger – in besonderem Maße dazu, etwas Süßes oder Salziges zu verspeisen. Der eigentliche Hunger wird damit aber nicht wirklich befriedigt. Dies wiederum fördert das Knabbern, das Nibbeln, ständig wird um den Kühlschrank

oder die Süßwarenschublade gestreut. Unterstützt wird dies durch unsere Vorliebe für Abwechslung und unseren eigenwilligen Umgang mit der Portionsgröße (siehe: Von der Kraft der Portionsgröße). Auf jeden Fall öffnet das Übergehen von Hunger, eine Nebenwirkung der Veränderung der Arbeitskultur und der dadurch bedingten Auflösung der Mahlzeitenstruktur, eine Türe für spontane Gelüste und Vergnügungen. Essen wird durch Snacken ersetzt. Damit degradieren wir das Essen zur Nebentätigkeit und verbinden es mit anderen Tätigkeiten wie Lesen, Arbeiten, Autofahren oder Fernsehen – in den USA essen Kinder und Jugendliche bereits 25 Prozent der täglichen Nahrung vor dem Fernseher. Für viele wird es so zur liebsten Nebensache im stressigen Arbeits- oder Schulalltag. Der Verlust der Form und der zeitlichen Struktur des Essens scheint uns den Halt genommen zu haben. Individualisiertes Essen fördert ein haltloses Essen. Es bedarf einer neuen Form, einer neuen Struktur, eines neuen, individuellen Rituals, um nicht den spontanen Gelüsten und Verführungen ausgeliefert zu sein. Daher wird im Folgenden besonderes Augenmerk auf die biologischen Kräfte hinter diesen Sehnsüchten gelegt.

Die verführerische Macht der Abwechslung

Wir lieben Abwechslung. Schon zwei Minuten nachdem wir angefangen haben, etwas zu essen, finden wir es nicht mehr so attraktiv. Wir sind zwar noch nicht satt, aber für die Reize des gerade vor uns liegenden Nahrungsmittels, für seine Geschmacksrichtung, unempfänglich. Wahrscheinlich hat die Evolution unsere Vorliebe für Abwechslung auf der Speisekarte hervorgebracht, damit wir viele verschiedene Nahrungsmittel zu uns nehmen. Einem Mangel an einzelnen Nährstoffen oder Vitaminen wird so vorgebeugt.

Wo liegt das Problem, könnte man nun fragen. Ist eine abwechslungsreiche Ernährung nicht das Credo der Ernährungswissenschaft? Schon, doch diese denkt naturgemäß an Gemüse und Obst und nicht an die vielen Verführungen süßer, salziger oder fetter Art. Doch gerade diese steigern den Appetit in besonderem Maße. »*Interessanterweise folgte die Zunahme der Fettleibigkeit exakt der zunehmenden geschmacklichen Vielfalt*«, stellen die Forscher mit Blick auf die letzten Jahrzehnte fest. Das heißt, je mehr unterschiedlich schmeckende Speisen in Reichweite sind, desto mehr verschlingt der Mensch. Heute, in unserer Überflussgesellschaft, wird unser genetisches Erbe also vielen zum Verhängnis. So zeigen Experimente, dass Versuchspersonen mehr Brote essen, wenn sie statt einer Sorte vier angeboten bekommen. Auch dann, wenn diese nicht einmal besonders gut schmecken. Abwechslung allein genügt, um den Gaumen »interessiert« zu halten.

VIELFALT MACHT DICK STUDIE

In einem Experiment wurden getrennt und nacheinander, das heißt in vier Gängen, erst Würste, dann Brot und Butter, schließlich Schokolade und dann Bananen serviert. Die Teilnehmer aßen 44 Prozent mehr als die Kontrollgruppe, die zwar auch vier Gänge serviert bekam, jedoch jedes Mal dasselbe. An Kalorien hatte die vielfältig versorgte Tafelrunde am Ende sogar 60 Prozent mehr verspeist als die Kollegen daneben.
Ein weiterer Versuch belegt, dass mehr Sandwiches gegessen werden, wenn statt einer Sorte solche mit Thunfisch, Roastbeef, Käse und Ei im Angebot waren. Die Auswahl, so zeigte sich, musste nicht einmal besonders schmecken.

Quelle: Jochen Paulus, in: Psychologie Heute, Januar 2002

Das zeigt auch folgender Versuch mit Ratten: Bekommt eine Ratte mit einem Schlauch Zuckerwasser ins Mäulchen geträufelt, schluckt sie erst einmal begierig. Doch nach einer Weile hat sie genug, lässt die Leckerei herauslaufen oder spuckt sie aus. Auch eine Minute später hat sie noch nicht wieder rechte Lust auf Zuckerwasser. Wenn aber stattdessen Milch aus dem Schlauch fließt, trinkt sie ganz so als wäre sie nicht gerade erst mit süßer Flüssigkeit abgefüllt worden. Jochen Paulus, Herausgeber der Zeitschrift »Psychologie Heute«, kommt daher zu den Schluss: »*Es muss nur eine neue Geschmacksrichtung her, schon langen Nager und Mensch wieder zu.*« Besonders erfolgreich ist die Verführung, wenn die Esstools vielfältig sprich variantenreich angeboten werden, denn Wahlfreiheit macht viele dick. Das belegen 58 Studien, die Hollie Raynor und Leonard Epstein von der Universität Buffalo kürzlich zusammengetragen haben.

So neigen Menschen, wenn sie eine große Auswahl geboten bekommen, also dazu, zu viel und meist auch Energiedichtes zu verspeisen. In früheren Zeiten waren wir Menschen gut beraten, Kalorien zu suchen. Im Hinblick auf das überreiche heutige Nahrungsangebot ist dieses Verhalten des Menschen jedoch nicht mehr adäquat. Es bedarf neuer Kulturtechniken, neuer Strategien und Rituale, um dieser Verführung zu begegnen.

Von der Kraft der Portionsgröße

Wissenschafter haben herausgefunden, dass die Portionsgröße eine entscheidende Rolle spielt in der Frage, wie viel Menschen tatsächlich essen. Barbara Rolls, Professorin für Ernährungswissenschaft an der Pennsylvania State University, servierte Versuchspersonen ein Nudelgericht. Die Einen bekamen eine mittlere Portion, die Anderen eine große. Letztere aßen im Durchschnitt um 27 Prozent mehr – ohne sich danach jedoch satter zu fühlen als die Vergleichsgruppe.
Ein weiterer Versuch stammt von Brian Wansink von der Illinois State University. Auch er stellte fest, dass jene Personen im Kino fast um die Hälfte mehr aßen, die die größere Portion in Händen hatten – auch wenn es sich um altes Popcorn handelte.

Lebensmittelproduzenten haben diesen Trend erkannt. Ausgehend von der nicht ganz falschen Überzeugung, dass Kunden zufriedener sind, wenn man ihnen für ihr Geld größere Portionen bietet, produzieren sie zunehmend Großpackungen. So sind Limonadenflaschen in den USA innerhalb von wenigen Jahren von 8 oz Inhalt (0,24 l) auf 12 oz (0,36 l) und jetzt auf 200 oz (5,9 l) herangewachsen. *»Wenn ich ihnen eine 8-oz-Portion um sieben Euro geben kann, kann ich ihnen auch 12 oz für acht Euro geben. Die einzigen Mehrkosten sind die für das Getränk und das kostet mich wahrscheinlich 25 Cents«*, wird ein Verkäufer in einem US-amerikanischen Kino in »The Economist« (Spoilt for Choice 2003) zitiert.

Diese Erkenntnis scheint sich auch in Europa durchzusetzen. Zunehmend gewinnt man den Eindruck, dass auch bei uns die Portionsgrößen wachsen. Zum Teil geschieht dies in versteckter Form: Eine XXL-Packung enthält oft viele Miniportionen. Eine rühmliche Ausnahme von der Regel: die Spitzengastronomie. Was wiederum erklärt, weshalb Übergewicht verstärkt in den unteren sozialen Schichten auftritt.

DIE DIÄTFALLE

Wir werden also aus den unterschiedlichsten Gründen, die geschickt zusammenspielen, immer dicker. Wenn wir auch viele Faktoren für Übergewicht gerne ausblenden oder aber uns ihrer nicht bewusst sind, haben wir doch eines begriffen: Es ist Fakt, dass man zunimmt, wenn man zu viel Nahrung oder zu energiereiche Kost zu sich nimmt. Und es ist auch Tatsache, dass man abnimmt, wenn man wenig isst.
Es liegt daher nahe, folgenden Schluss zu ziehen: Wird über längere Zeit die Energiezufuhr eingeschränkt und/ oder der Energieverbrauch erhöht, kann man die in den Fettzellen eingelagerten Energiereserven abbauen. In der Praxis heißt das: Blitzdiät, Dinnercancelling oder Streichen der »üblichen Verdächtigen«. Damit übersehen unsere »Strategien« aber die vielfältigen Ursachen und Hintergründe für Übergewicht und fassen das Thema wie folgt zusammen: Übergewicht = positive Energiebilanz. Und genau hier wird die Folgerung schnell zur Falle für Erwachsene und meist zum Einstieg in eine lebenslange, problematische Esskarriere für Kinder.
Denn eine Diät bringt in der Regel keinen dauerhaften Gewichtsverlust, sondern nur den gefürchteten Jojo-Effekt, ein schlechtes Gewissen, ein angeknackstes Selbst- und ein gestörtes Körperbewusstsein sowie – und dies ist die schlimmste Nebenwirkung überhaupt – ein gezügeltes Essverhalten. Letzteres ist besonders hartnäckig und hinterhältig, weil es meist der Anfang eines lustlosen, von Gewichtsschwankungen und frustrierenden Kontrollversuchen gekennzeichneten Essverhaltens ist. Außerdem lernt man bei einer Diät das Falsche: nämlich so zu essen, wie man im Alltag nie essen sollte.
Trotzdem hat laut einer Studie der deutschen Gesellschaft für Sozialforschung und statistische Analyse (Forsa) jede zweite Frau bereits eine Diät hinter sich. Zwei von zehn haben es sogar schon mehr als fünf Mal mit dem Abspe-

cken versucht. Die Erfolge sind ausgesprochen mager: 70 Prozent all derer, die ein Diätprogramm beginnen, führen es nicht zu Ende. 80 Prozent derer, die Gewicht abgebaut haben, nehmen dieses innerhalb der nächsten drei Monate wieder zu.

Trotzdem versuchen wir es immer wieder mit der Diät. Der Kampf um die Kontrolle über Gewicht und Körper beginnt sogar schon erschreckend früh. Er steht im Zusammenhang mit den modernen Bestrebungen nach Selbstbeherrschung, nach effizientem Umgang mit dem eigenen Leben. Das Individuum träumt davon, seinen Körper einzig kraft seines Willens, seines Verstandes und seiner Selbstdisziplin zu formen. Diäten vermitteln dem Individuum die Illusion, genau das zu können und damit die Entscheidungsmacht sogar über solche Lebensziele zu haben, die sein biologisches Wesen berühren. Und genau hier schnappt die Diätfalle zu.

Falle 1: Ration kommt von Ratio

»Seit einigen Jahrhunderten dominiert ein Vorstellungsmodell, das auf der kapitalistischen Ökonomie und der demokratischen Politik basiert: das eines Individuums, das seine Lebensentscheidungen rational trifft«, so Jean-Claude Kaufmann in seinem Buch »Kochende Leidenschaft«. In der Tatsache, dass der Stellenwert des rationalen Denkens im Verlauf der Geschichte immer weiter zunahm, fand das Modell seine Bestätigung.

Von Anfang an war die Diät aufs Engste mit der Idee der Rationalität verknüpft. Diät zu halten, galt als die Kunst, sich selbst Mithilfe der Vernunft, der Ratio, zu steuern. Daher auch das Wort »Ration«, das eine bestimmt Menge an Nahrungsmitteln bezeichnet. Angesicht der neuen Situation nach der historischen Wende vom Mangel zum Überfluss und der zunehmenden Individualisierung (siehe Kapitel 1) ist jeder Einzelne dazu verurteilt, moralische Linien zu ziehen, die seine Selbstdisziplin strukturieren. So betrachtet ist der Übergewichtige nicht nur außerstande, der Bequemlichkeit zu widerstehen. Sondern *»macht sich einer Verfehlung gegen die geistige Intelligenz schuldig«*, wie Kaufmann es formuliert.

Doch es ist ein Irrtum zu glauben, das Individuum könne sich – losgelöst von seiner Geschichte, durch die es ist, was es ist – nur kraft seines Willens ändern, wenn es nur gut informiert ist. Diese Vorstellung entfernt den Esser noch weiter von dem, was bis dahin sein Handeln geregelt hat. Damit ist er noch mehr den Wallungen unterworfen, die ihn in unkontrollierbare Strudel hineinziehen, bis er sich zu Tode hungert oder überfrisst.

Es ist ein weiterer Irrtum zu glauben, das Individuum könne rein rational handeln. »*Das Problem besteht jedoch darin, dass das konkrete Individuum kein Modell ist. Es kann nicht auf sein Gehirn allein reduziert werden, vor allem nicht auf dem Gebiet der Ernährung. Schlimmer noch, in der täglichen Praxis sind die Phasen der offenen Rationalität quantitativ betrachtet nur schwach ausgeprägt im Vergleich zum allgegenwärtigen unterbewussten Gedächtnis, zu den einflussreichen magischen Bildern, dem Spiel der Empfindungen oder Macht des Umfelds, auf die wir uns verlassen, um unser Verhalten zu steuern*«, so Kaufmann. Und selbst wenn es dem Individuum gelingen sollte, nur Hirn zu sein, wird die Ratio doch immer wieder von von ihr nicht kontrollierbaren Faktoren unterlaufen. Neben biographischen Laufbahnen der Magersucht gibt es auch solche des Übergewichts, auf denen noch weit mehr soziale und oft auch biologische Determinierungen lasten. So sind manche von Geburt an dick oder werden es sehr schnell, noch bevor sich ihre autonome Subjektivität ausgebildet hat. Und auf viele wirkt ein ganzes Bündel von Kräften, die viel stärker sind als ihr Wille, wie etwa eine biologische Prädisposition zur Fetteinlagerung. Ganz zu schweigen von dem weltweiten Prozess der Deregulierung der Ernährung. Schon deshalb muss die Idee der Diät, das rationale Rationieren, scheitern.

Falle 2: Der Jojo-Effekt

Der Dicke errichtet seine eigenen (Diät-)Praktiken, die aber nie zum gewünschten Ergebnis führen (können) und trotzdem – wenn auch modifiziert – weitergeführt werden nach dem Prinzip Hoffnung. Mit nur einem Ergebnis: dem Jojo-Effekt. Als solchen bezeichnet man eine unerwünschte, sehr schnelle Gewichtszunahme nach Beendigung einer Diät. Bei wiederholten Diäten kann sich das Gewicht wie ein Jojo auf- und abbewegen, wobei das neue End- oft höher ist als das Ausgangsgewicht.

Die Ursachen? Liegen unter anderem in einer zu radikalen Unterversorgung mit Kalorien. Der Körper passt sich an die niedrige Kalorienzufuhr an. Er schaltet auf Sparflamme und senkt den Grundumsatz, um Energie zu sparen und sein Überleben zu sichern. Dies war ausgesprochen adaptiv als wir noch im Mangel lebten. Heute, da wir bei Diäten die Nahrungszufuhr freiwillig herabsetzen, erweist sich dieser Regulator als kontraproduktiv. Der Grundumsatz kann sogar noch Monate, nachdem das Fasten beendet wurde, verringert bleiben.
Diane Elliot und ihre Kollegen haben die Veränderung während einer extremen, proteinsubstituierten, modifizierten Fasten-Diät mit rund 300 Kilokalorien pro Tag gemessen. Zu Beginn der Fastenkur, die zwischen zehn und 23 Wochen dauerte, sank der Grundumsatz um 22 Prozent ab. Vier Wochen nach Ende der Diät lag der Grundumsatz der Probanden noch immer 22 Prozent unter den Anfangswerten. Erst acht Wochen nach Ende der Diät war ein gewisser Anstieg des Grundumsatzes zu verzeichnen, jedoch nur bei einigen Versuchspersonen.

Eine weitere Ursache des Jojo-Effekts: Bei einer Diät wird neben Fett auch Muskelgewebe abgebaut. Da es sich bei Muskeln um Gewebe handelt, das permanent, auch in völliger körperlicher Ruhe, Energie verbraucht, sinkt bei einer Reduktion von Muskelgewebe der Grundumsatz. Weniger Muskeln und ein niedrigerer Grundumsatz bilden zusammen die Grundlage für eine schnelle Gewichtszunahme, wenn am Ende der Diät die alten Ernährungsweisen wieder aufgenommen werden.
Erschwerend kommt hinzu, dass der Körper selbst dazu beiträgt, sein Ausgangsgewicht wieder herzustellen oder gar zu übertreffen: Er »erinnert« sich an Zeiten der Nahrungsknappheit und versucht zukünftig für diese gerüstet zu sein, indem er, sobald er kann, Reserven anlegt. Das heißt: Durch Diäten verändert sich der individuelle Stoffwechsel genau in jene Richtung, in die man eigentlich nie gehen wollte.

Der Jojo-Effekt kann verhindert werden, wenn die Diät nicht zu radikal angegangen wird. Auf diese Weise lässt sich vermeiden, dass der Körper auf sein Notprogramm umschaltet. Außerdem muss es zu einer dauerhaften

Ernährungs- und auch Lebensumstellung kommen. Es ist sinnvoll, am Ende einer Reduktionsdiät die Kalorienzufuhr langsam und über Wochen anzuheben, bis das erreichte Gewicht gehalten wird. Durch Sport und jede Form von körperlicher Bewegung lässt sich der tägliche Kalorienbedarf heben. Zudem wird durch (Kraft-)Sport zusätzliche Muskelmasse aufgebaut und der Grundumsatz dauerhaft angehoben.

Falle 3: Der Verlust der Genussfähigkeit
Eine häufige Folge der Selbstkasteiung bei Diäten: Lustlosigkeit und Lustfeindlichkeit machen sich breit. Wer ständig darauf achtet, nur ja das Richtige und nur ja nicht zu viel zu essen, verliert auf Dauer den Geschmack am Geschmack. Er kann weder Nahrung noch andere Genüsse wirklich schätzen. Wenn das schlechte Gewissen zum ständigen Begleiter am Esstisch wird, verlernt man langsam aber sicher die Fähigkeit, mit allen Sinnen zu leben. Essen ist – wie Sexualität – eine einzigartige Quelle für Genuss und Lebensfreude. Wer sich diese Quelle systematisch versagt, wird früher oder später auch an anderen Genüssen die Lust verlieren. Und damit beginnt für viele eine Art Teufelskreis: Ein freudloser Mensch ist niemals zufrieden und deshalb ständig auf der Suche nach Befriedigung.

Kaufzwang, Essstörungen, übermäßiger Drogenkonsum sind die extremen Folgen dieser Frustration durch Genussunfähigkeit. Daher ist es höchste Zeit, das Genießen neu zu lernen. Denn nur wer beim Essen und mit dem Essen zufrieden ist, der kann es auch in anderen Lebensbereichen sein. Diese Esserfahrungen prägen das Essverhalten der Eltern und sind damit auch automatisch Vorbild für das Ernährungsverhalten von Kindern. Beginnen Kinder durch Diäten ihr Gewicht zu kontrollieren, oder noch schlimmer: rasch abzunehmen, lernen sie vor allem, dass sie ihr Eis nicht mehr unbeschwert genießen können. Freude kommt da beim Essen nicht mehr auf. Weder wird die verbotene Tafel Schokolade mit Genuss verzehrt, noch schmecken die danach als »Strafe« verordneten kalorienarmen Nahrungsmittel.

Essen ist damit zu einem weiteren Bereich des Alltags geworden, der durch Regeln und Vorschriften dem spontanen Wollen entzogen ist. Selbstkontrolle und Vernunft sind hier ebenso gefordert wie in der Schule und am Arbeitsplatz. Natürlich ist es wichtig, Selbstkontrolle zu lernen und auch Vernunft. Aber gilt es nicht im gleichen Maß herauszufinden, was uns Spaß macht, was uns schmeckt? Vernunft beim Essen heißt meistens: externe Kontrolle. Lebensmittel und Speisen werden in gut und böse eingeteilt. Eine Einteilung, die es so aus der Sicht der Ernährungswissenschaft nicht gibt. Es gibt nur ein Zuviel und ein Zueinseitig. Doch auch hier wird der Esser allein gelassen, auch hier ist nicht von Genuss und Freude die Rede. Damit wird Essen zur Sünde: Dem kurzfristigen Genuss von etwas »Unanständigem« wie Torten, fettem Käse oder Schokolade folgt unvermeidlich die langfristige Reue: *»Hätte ich doch nur nicht … «.*

Daher lohnt es sich doppelt, den Fokus nicht auf die Verbote zu richten, nicht auf das Übergewicht, nicht auf das Problem, sondern auf die Lösung – auf das, was man wirklich essen will! Und darauf, wie man lernt, den klassischen Verführungen zu begegnen. Ohne Verbote! Hier stecken auch große Chancen für Eltern, ihre eigene Ernährungsweise zu optimieren. Es kann eine schöne Herausforderung sein, mit dem Kind die unterschiedlichen, individuellen Bedürfnisse zu entdecken und diese ernst zu nehmen.

Falle 4: Die Dualität der Diät

Strikte Diäten, also strenge klare Anordnungen, bereiten dem Esser keine allzu großen Probleme. Im Gegenteil. Weil in der heutigen Zeit kaum Regeln für den Umgang mit dem Zuviel gelehrt und gelernt werden, sucht er nach Orientierung. Er will wissen, wie er seine Gelüste lenken oder gar bezähmen kann. Deshalb fügt er sich den ihm auferlegten Anordnungen brav, auch dann, wenn sie pedantisch sind. Das Ende der Diät fällt er zurück in die Regellosigkeit. Und das erweist sich dann als riskant. Alte Ernährungsgewohnheiten sind der Kritik anheim gefallen. Das neue System brachte zwar durch seine extremen Maßnahmen schnellen Erfolg, aber danach leben lässt sich auf Dauer nicht.

Das Nachlassen, das momentan auf die von Erfolg gekrönte Leistung folgt, eröffnet neue Horizonte, nach denen sich der Esser sehnt. Nachdem sie eine Zeit lang unterdrückt worden sind, kommen wieder große Gelüste auf – stärker als je zuvor, so wie es bei selten gewordenen Genüssen nun einmal ist. Schließlich navigiert der Esser im Ungewissen und nach freiem Ermessen zwischen seinen Gelüsten auf einem Meer von Begierden, die er zu lange unterdrückt hat. So machen Diäten dick. Und schlimmer noch: Sie führen in ein Labyrinth, aus dem man sehr schwer herausfindet (siehe Falle 5).

Diese Dualität in Bezug auf die Diät – einerseits die Akzeptanz ihrer Strenge oder gar Pedanterien, andererseits ihr problematischer Ausgang – findet man vor allem bei Abspeckkuren, die nicht aus medizinischen Gründen erfolgen, und besonders bei Frauen, die sich um ihre Figur sorgen und dem Schlankheitsideal zu entsprechen versuchen. Eine Diät zu beginnen, erfordert die Befolgung detaillierter Anweisungen, um zu einem disziplinierten Verhalten mit permanenter Kontrolle durch den Verstand zu gelangen. Der Körper tanzt nach der Pfeife des Gehirns. Dann stößt man am Ende der Diät auf eben jenes Problem, ein neues System von Gewohnheiten errichten zu müssen. In dieser Zeit springt das Gewicht in die Höhe – und zwar um so mehr, je schneller abgenommen wurde und je öfter schon eine Diät probiert wurde. Das Einzige, was hier hilft, ist ein ausgewogenes, langzeiterprobtes Verständnis für Ernährung und die Wahrnehmung und Beachtung der individuellen Bedürfnisse.

Falle 5: Diät – Der erste Schritt in Richtung Essstörung

Vor allem wenn eine Diät nicht durch weitere unterstützende Maßnahmen begleitet wird, kann sie gefährliche Nebenwirkungen haben. Insbesondere für Jugendliche ist die pedantische Einhaltung von Techniken der Alltags-Essregulation und die Euphorie über die gelungene Selbstbeherrschung nach erfolgreichen Diäten meist unweigerlich ein erster Schritt in Richtung Anorexie.
Denn eine wesentliche Etappe der Laufbahn des Magersüchtigen sind die Einführung und die fast pedantische Einhaltung von Techniken der Alltagsregulation und der Selbstkontrolle wie Wiegen oder Kalorienberechnung. Der Esser hat ein altes System von Gewohnheiten aufgegeben und sich ein neues konstruiert. Gerade bei Diäten findet er neue Strukturen, um eine Lebensdisziplin zu de-

finieren. Seine subjektive Fähigkeit und sein Wille haben wesentlich dazu beigetragen, diesen Übergang zu bewerkstelligen. Danach aber zieht er sich hinter das eingeführte Alltagssystem zurück. Deshalb kann das Individuum in Strudel hineingeraten, die es nicht mehr bemerkt und die ihm den Tod bringen könnten (siehe: Essstörungen), weil er seine Praktiken nicht jeden Tag mit dem Verstand lenkt. Aus diesem Grund ist die rationale Selbstbeherrschung beim Essen als Illusion zu betrachten. Das Gleiche gilt für das Schlankheitsideal, das eine Abstraktion darstellt, die unmöglich erreicht werden kann.

VOM SUPPENKASPAR UND VOM VIELFRASS: DAS PROBLEM ESSSTÖRUNGEN

Diäten sind ein erwiesenermaßen problematisches Mittel, um auf Übergewicht zu reagieren. Sie fördern nicht nur ein ungesundes Essverhalten, sie können auch der Anfang einer langen Geschichte der Essstörungen sein. Essstörungen sind noch nicht sehr lange Thema in der Ess-Erziehung, wie die Geschichte vom »Suppenkaspar« zeigt. Hoffmann nimmt in dieser und den anderen »Struwwelpeter«-Geschichten bahnbrechend die Thematik der »bürgerlichen Erziehung« im Sinne einer Charakterbildung des Menschen auf, zu der wesentlich auch die so genannten Tischmanieren zählten. Bis ins Biedermeier hinein war »Erziehung« in bürgerlichen Schichten in erster Linie Berufsausbildung.
Erst im Laufe des 18. Jahrhunderts entwickelte sich ausgehend von Rousseaus »Émile« (1762) ein eigenständiges bürgerliches Bildungs- und Erziehungsideal. Hoffmanns »Suppenkaspar« ist ein wichtiger literarischer Ausdruck der Erziehungsproblematik des selbsterziehenden Bürgerhauses. Und es ist nicht überraschend, dass insbesondere das Problem der Essbrziehung genau in dieser Zeit erst wirklich zum Thema werden konnte. Erst bedingt durch die (land)wirtschaftlichen Revolutionen im 19. Jahrhundert konnte eine freiwillige Essensverweigerung zum Problem werden. Bis zu jener Zeit waren Hunger und Hungersnöte dermaßen Teil des Jahres- und Lebenslaufes, dass die Verweigerung der Nahrung allenfalls eine

absurde Idee, niemals jedoch eine reale psychische Verirrung hätte sein können.

Erst die prinzipielle Verfügbarkeit von ausreichend Nahrung und die Befriedigung der unmittelbaren Lebensbedürfnisse ermöglichen denn auch das Entstehen der Essstörungen, die die Wissenschaft heute als Anorexie und Bulimie bezeichnet. In gewisser Weise sehen wir uns im »Suppenkaspar« auch mit dem ersten Anorektiker in der Literatur konfrontiert – und der psychologische Hintergrund der Erziehungsproblematik, die bei dieser Krankheit stets eine große Rolle spielt, ist auch angerissen.

DER ECHTE SUPPENKASPAR GESCHICHTE

Hoffmann, der selbst als leitender Arzt der Frankfurter Anstalt für Irre und Epileptische im Feld der Jugendpsychiatrie arbeitete, hat hier möglicherweise Krankheitsfälle der eigenen Praxis verarbeitet. Berichtet wird auch, Hoffmann habe ein anorektisches Kindermädchen beschäftigt. Es gilt heute jedenfalls als wahrscheinlich, dass die Geschichte vom Suppenkaspar einen realen Hintergrund besitzt.

Auf dem Jakobifriedhof in Leoben befand sich bis vor wenigen Jahren das Grab eines im Jahre 1834 verstorbenen neunjährigen Jungen, das mit »Suppenkaspar« beschrieben war. Als Todesursache findet sich in den Kirchenbüchern der Eintrag: »*verweigert Nahrungsaufnahme*«. Ob Hoffmann jemals selbst auf seinen Reisen das Grab gesehen hat, ist unklar – möglicherweise beruht seine Inspiration auf Hörensagen. Der Friedhof und das Grab des »Suppenkaspars« sind im Zuge eines Straßenbaus leider eingeebnet worden.

Was sind Essstörungen eigentlich?

Genau genommen beschreibt der Begriff »Essstörungen« lediglich unterschiedliche Symptome. Denn die Ursachen dieser ernstzunehmenden Krankheiten liegen nicht in einem gestörten Verhältnis zum Essen, sondern in einem gestörten Verhältnis der Betroffenen zu sich selbst und ihrer Umwelt. Da die betroffenen Menschen ihre sozialen Beziehungen, ihr Erwachsenwerden und ihr Leben als unkontrollierbar und bedrohlich erleben, wird ihr Körper, ihr Gewicht, ihre Figur zum zentralen Objekt ihrer Kontrollbemühungen. Wer die Ursachen von Anorexie oder Bulimie ausschließlich in der Familie ortet, vernachlässigt soziokulturelle Phänomene. Wer die Schuld den dürren Models gibt, übersieht genetische Dispositionen oder spezielle Persönlichkeitsmerkmale wie Labilität oder Impulsivität.

Dass all diese Einflüsse ausgerechnet in einem auffälligen Essverhalten zum Ausdruck kommen und eben dadurch auch zu massiven physischen Leiden und lebensbedrohlichen Mangel führen, ist jedoch nicht verwunderlich. Denn durch das Essen und beim Essen verleiben wir uns im buchstäblichen und im übertragenen Sinn die Welt ein, auch wenn uns mitunter gar nicht danach ist, sie uns einzuverleiben. Beim gemeinsamen (Mittags-)Tisch verschmilzt das Physiologische (die Nahrungsaufnahme) mit dem Gesellschaftlichen (als dessen Kern die Familie gilt), mit dem Politischen (dem Weltgeschehen, das in Form von Nachrichten aus Radio, Zeitung und Fernsehen oft auch beim Essen präsent ist), mit dem Psychischen (dem Liebeskummer der 13-jährigen Tochter, der Freude des kleinen Bruders über den Sieg seiner Fußballmannschaft, dem Ärger des Vaters über ein verpasstes Geschäft und dem Stress der Mutter, die längst schon bei ihrem nächsten Termin sein sollte): Zur Nudelsuppe gibt es ein Attentat im Gaza-Streifen, die Ravioli sind garniert mit einem Nichtgenügend in Mathematik, die Salatschüssel kommt mit der neuen Pariser Mode auf den Tisch.

Essstörungen sind weder Modekrankheiten noch harmlose Marotten Pubertierender. Mit Tipps wie »*Iss einfach wieder normal!*« oder abwertenden Urteilen wie »*Selbst schuld*« ist gegen diese psychischen Störungen nicht anzukommen. Magersucht hat mit 15 bis 20 Prozent eine der höchsten Sterblichkeitsraten unter den psychischen Krankheiten. Bei der Ess-Brech-Störung liegt die Heilungsrate nur bei etwa 30 Prozent. Damit stellen Essstörungen ein ernstzunehmendes und leider noch immer zunehmendes Gesundheitsproblem dar. Allein in Österreich erkranken laut Günther Rathner, dem langjährigen Leiter des Netzwerks für Essstörungen, über 200.000 Frauen im Laufe ihres Lebens an einer Essstörung.

Magersucht – Die Beherrschung des Hungers

Magersucht (auch: Anorexia nervosa oder einfach Anorexie) betrifft vor allem junge Mädchen. Immerhin sind 70 Prozent der Betroffenen unter 17 Jahre alt. Sie entsteht meist durch negative Erlebnisse in der Kindheit. Probleme mit oder zwischen Mutter und Vater können ausschlaggebend dafür sein, dass ein Mädchen nicht erwachsen werden und vor allem nicht zur Frau heranwachsen will. Durch rigorosen Entzug von Nahrung versucht es, seine körperliche Entwicklung aufzuhalten.

Damit ist die Magersucht weniger eine Essstörung als eine Flucht vor dem Ich. Je mehr der Körper abmagert, desto größer wird die eigene Zufriedenheit. Magersüchtige sind stolz darauf, den Hunger und die körperliche Entwicklung zu beherrschen. Mit der Zeit wird immer weniger und immer seltener gegessen und getrunken. Schließlich nehmen die Betroffenen ihr Hungergefühl kaum mehr wahr.
Die gesundheitlichen Folgen reichen von Müdigkeit, häufigem Frieren und Hauterkrankungen bis zu Depressionen, Nierenfunktionsstörungen und Unfruchtbarkeit. Auffallend ist die Störung der eigenen Körperwahrnehmung. Magersüchtige erleben sich im Gegensatz zu ihrer tatsächlichen Figur als plump und unförmig. Das größte Problem ist jedoch, dass die Betroffenen überhaupt nicht das Gefühl haben, krank zu sein.

MEDIZIN
WARNSIGNALE DER MAGERSUCHT (ANOREXIA NERVOSA)

— Auffälliger Gewichtsverlust von 15 Prozent oder mehr ohne bekannte körperliche Ursachen, die für den Gewichtsverlust verantwortlich sein könnten
— Einschränkung der Nahrungsaufnahme, vor allem von Kohlenhydraten und Fetten
— Verleugnung von Hunger
— Verleugnung psychischer Probleme
— Starke Angst vor Gewichtszunahme und/oder eine »verbissene« Entschlossenheit, immer dünner zu werden
— Ausbleiben der Regelblutung (Amenorrhoe) bei Frauen, niedriger Sexualhormonspiegel (Testosteron) bei Männern

Da Magersüchtige – wie viele andere Suchtkranke – keine Krankheitseinsicht haben, sollten Eltern, die diese Warnsignale bei ihren Kindern beobachten, unbedingt professionelle Hilfe suchen. In einem frühen Stadium der Krankheit sind die Heilungschancen deutlich höher.

Bulimie – Der Teufelskreis von Schuld und Sühne
Von der Bulimie, der Ess-Brech-Sucht, sind vor allem Frauen betroffen, allerdings ist die Altersspanne der Gefährdeten größer als bei der Magersucht. Der Weg in diese Krankheit ist fast immer derselbe. Bulimiker versuchen das Körpergewicht mit allen Mitteln auf die schlanke »Idealfigur« herunterzuzwingen und leben in ständiger Angst, zu dick zu werden. Essen und Trinken mit Freude und Appetit ist ihnen fremd geworden. Jeder Bissen verursacht ein schlechtes Gewissen. Die Gedanken kreisen immer wieder ums Essen und werden zu einer seelischen und körperlichen Dauerbelastung, die sich in Fressattacken Luft macht.
Während dieser unkontrollierbaren Attacken werden fast wahllos große Mengen Lebensmittel verschlungen. Diese beschwören aber wiederum panische Angst vor einer Gewichtszunahme herauf. Also versucht der Betroffene, das Gegessene über selbst ausgelöstes Erbrechen oder mit Hilfe von Abführmitteln wieder los zu werden. Je nach Schwere der Erkrankung kann es mehrmals pro Woche oder sogar mehrmals täglich zu solchen Ess-Brech-Anfällen kommen.

Die Ess-Brech-Sucht führt zwar zu starken Gewichtsschwankungen, aber eher selten zu Untergewicht. Häufige Symptome: Kopf-, Herz-, Brust- und Rückenschmerzen, ein starkes Kälteempfinden, Schwindelgefühle, Magen-, Darm- und Menstruationsstörungen sowie Nervosität, Lustlosigkeit und Leistungsschwäche.
Im Gegensatz zu Magersüchtigen sind sich Bulimiker ihrer Krankheit voll bewusst und leiden sehr darunter. Auch hier gilt: Je früher man sich mit professioneller Hilfe dem Problem stellt, desto besser sind die Heilungschancen!

WARNSIGNALE DER ESS-BRECH-SUCHT (BULIMIA NERVOSA)

— Das Körpergewicht liegt gewöhnlich im oder knapp unter dem Durchschnitt, kann aber nur durch bulimische Verhaltensweisen (bewusstes Erbrechen, medikamentöse Hilfe, übertriebene sportliche Betätigung) gehalten werden
— Unzufriedenheit mit den Körperformen und ständige Beschäftigung mit dem Wunsch, schlanker zu werden (ähnlich wie bei Magersucht)
— Angst vor einer Gewichtszunahme
— Unkontrollierbare, geheim gehaltene Episoden von Fressanfällen, denen Versuche folgen, sich der Nahrung durch übermäßige körperliche Betätigung, selbst induziertes Erbrechen, Diät oder Gebrauch von Abführmitteln, harntreibenden Mitteln oder Appetitzüglern wieder zu entledigen
— Depression und immer wiederkehrende Stimmungsschwankungen
— Übertriebene körperliche Aktivität zur Gewichtskontrolle
— Unfähigkeit, den Ess-Brech-Kreislauf zu durchbrechen Schmerzen in Hals, Speiseröhre, Magen und Darm

Is(s)t mein Kind normal?

Wodurch sich »normales Essverhalten« auszeichnet, ist schwer zu beschreiben. Es differiert je nach kulturellen und regionalen Traditionen und Besonderheiten, sozialen und individuellen Prägungen sowie persönlichen Geschmacksvorlieben. Und es ist natürlich auch abhängig von (Ess-)Moden und Food-Trends. Mehr oder weniger eigenwillige Vorlieben und Abneigungen (zum Beispiel gegen jede Art von Fisch) sowie gewisse Marotten (zum Beispiel Gemüse und Fleisch nur getrennt zu essen) sind durchaus »normal«. Auch der neuerdings in den Medien immer wieder kolportierte Begriff der »krankhaften Gesundesser« (Orthorexia nervosa) meint keine Essstörung im medizinischen, sondern eher im ideologischen Sinn. Schwankender Appetit ist keine Besorgnis erregende Normabweichung. Auch Gesunde haben Phasen, in denen sie mehr essen und die sich mit Phasen abwechseln, in denen sie weniger essen.

Der Übergang vom gesunden zum kranken Essverhalten ist fließend. Der Weg führt meist vom normalen über das gezügelte (diätische) Essverhalten bis zur Teilsyndrom-Essstörung und schließlich zur Anorexia und Bulimia nervosa. Menschen, die ständig mit Beherrschung essen, sich bei Tisch zwanghaft in Zurückhaltung üben, sich jeden kulinarischen Genuss versagen, zeigen schon ein problematisches Essverhalten, das wissenschaftlich als »restraint eating« (gezügeltes Essen) bezeichnet wird. Dies umschreibt recht klar eine kognitiv, also gedanklich, und zugleich affektiv, sprich emotional, kontrollierte Verhaltensweise, die aber nicht als Störung im pathologischen Sinne gilt. Gezügeltes Essen kann auch als (erweiterte) Diät gesehen werden, da Diät umgangssprachlich meint, nicht das zu essen, worauf man Lust hat.

TEILSYNDROM-ESSSTÖRUNG MEDIZIN

Der Begriff Teilsyndrom-Essstörung dient vor allem der Klassifizierung jener Störungen, die die Kriterien für eine spezifische Essstörung (noch) nicht erfüllen. Von Teilsyndrom-Essstörungen spricht man:

- wenn alle Kriterien der Anorexia nervosa erfüllt sind, die Menstruation aber normal verläuft
- wenn alle Kriterien der Anorexia nervosa erfüllt sind, das Körpergewicht aber weiter im Normalgereich liegt
- wenn alle Kriterien der Bulimia nervosa erfüllt sind, jedoch von keinen Fressattacken begleitet werden
- wiederholtes Kauen und Ausspucken großer Nahrungsmengen auftritt, ohne dass sie heruntergeschluckt werden
- wenn sich eine »Binge-Eating-Störung« zeigt, also wiederholte Episoden von Fressattacken beziehungsweise Essanfällen, ohne die für die Bulimia nervosa charakteristischen regelmäßigen, einer Gewichtszunahme entgegensteuernden Maßnahmen
- wenn Episoden von Fressanfällen gemeinsam mit mindestens drei der folgenden Symptome auftauchen: wesentlich schneller essen als normal / essen bis zu einem unangenehmen Gefühl / essen großer Nahrungsmengen, wenn man sich körperlich nicht hungrig fühlt / alleine essen aus Verlegenheit über die Menge, die

man isst / Ekelgefühle gegenüber sich selbst, Niedergeschlagenheit oder große Schuldgefühle nach dem übermäßigen Essen

STRATEGIEN GEGEN DAS ZUVIEL

Diäten sind aufgrund der angesprochenen Problematiken und des großen Risikos, in eine Essstörung abzugleiten, für Erwachsene wie Kinder keine gute Strategie für den Umgang mit dem Zuviel. Wie bei vielen Dingen kann es auch hier nicht um »Schadensbegrenzung« gehen. Es muss vielmehr der Gedanke der »Vorbeugung« im Vordergrund stehen. Das Bewusstsein für das Problem Adipositas wächst weltweit. Auf nationaler Ebene laufen bereits erste Strategien im Kampf gegen die Fettsucht an.

USA In den USA sind mehr als 65 Prozent der Erwachsenen über 20 Jahre übergewichtig, etwa 30 Prozent davon fettsüchtig – so aktuelle Zahlen aus dem Fachblatt »Journal of American Medical Association«. Die Diagnose Diabetes betrifft mehr als 18 Millionen Menschen, weitere 41 Millionen leiden an einer Vorstufe, informiert das National Institute of Diabetes und National Institute of Digestive and Kidney Diseases. Um der Verfettung der Bevölkerung Herr zu werden, schlägt das Institut vor, körperliche Aktivitäten und gesunde Ernährung zu fördern und den Zugang zu energiereichen Nahrungsmitteln und Getränken zu beschneiden.
Konkret sieht das beispielsweise so aus: Im Bundesstaat Arkansas verschickten Schulen 2005 erstmalig »Fettbriefe« an die Eltern, Zeugnisse, die das aktuelle Gewicht und den Body Mass Index ihres Sprösslings enthielten. Die Gewichtsnote 5 erhielten Schüler, die zu viel Speck auf den Rippen hatten. Auf www.achi.net, einer Plattform des Arkansas Center of Health Improvement, ist zu lesen, wie viele dicke Schüler beispielsweise im Alpena School District die Schulbank drücken: Von 475 Schülern sind 43 Prozent der Jungen übergewichtig oder auf dem besten Weg dorthin. Bei den Mädchen sind es rund 36 Prozent.

CHINA Ein Problem mit dem Gewicht hat auch China. Nach vielen Hungersnöten in der Vergangenheit kämpft das Land nun mit den Folgen des Zuviel-des-Guten. Ein im Oktober 2004 vorgelegter Bericht des chinesischen Gesundheitsministeriums zeigt: Die Zahl der Fettleibigen hat sich seit 1992 verdoppelt. 200 Millionen Chinesen sind zu dick, ein Drittel davon sogar fettleibig. Bluthochdruck und Diabetes sind die Folgen. Das chinesische Volk wisse nicht, so Vize-Gesundheitsminister Wang Longde, wie man sich vernünftig ernähre. Es äße zu viel Fleisch, zu viel Fett, kritisiert der Minister. Und setzt nun auf Aufklärungskampagnen.

ENGLAND England denkt über eine »Fettsteuer« nach, die auf die Mehrwertsteuer aufgeschlagen wird.

FRANKREICH Die französische Regierung will dagegen vorgehen, dass Supermärkte Süßigkeiten in Griffhöhe auslegen. Sie diskutiert, ob sich das zweite Frühstück in Schulen einsparen lässt und fordert Warnhinweise für ungesunde Nahrungsmittel in der TV-Werbung. Anti-Adipositas-Gesetze scheiterten allerdings bislang im französischen Parlament.

DEUTSCHLAND Auch in Deutschland ist das Thema Übergewicht ein Dauerbrenner. Etwa zwei Drittel der Männer und rund die Hälfte der Frauen sind übergewichtig oder adipös, berichtet das Robert-Koch-Institut in Berlin. Auffällig bei den Erwachsenen: regionale und soziale Unterschiede. Den höchsten Anteil übergewichtiger Männer und Frauen verzeichnen die neuen Bundesländer, der niedrigste fand sich in den Stadtstaaten. Die Verbreitung der Fettleibigkeit in den sozial schwachen Gruppen ist dem Bericht zufolge besonders ausgeprägt. »*Und wenn nichts passiert*«, warnt Prof. Eberhard Standl, Präsident der Deutschen Diabetes Union, »*haben wir zehn Millionen Diabetiker im Jahr 2030*«. Darunter sind auch immer mehr Kinder und Jugendliche mit der Diagnose »Altersdiabetes« – fast alle sind stark übergewichtig. 2004 wurde die Plattform Ernährung und Bewegung e.V. gegründet. Sie bündelt eine Vielzahl gesellschaftlicher Kräfte, die sich aktiv für eine ausgewogene Ernährung und viel Bewegung als wesentliche Bestandteile eines gesundheitsförderlichen Lebensstils bei Kindern und Jugendlichen engagieren. Heute gilt sie als die größte derartige

Initiative in Europa, im Internet findet sie sich unter www.ernaehrung-und-bewegung.de.

Die Entdeckung der eigenen Bedürfnisse

Natürlich ist es begrüßenswert, dass auf nationaler Ebene etwas gegen die Fettsucht getan wird. Doch alle politischen Ansätze greifen zu kurz, denn sie sind zu global und damit eines nicht: individuell. Bevor man nämlich einen passenden Plan entwickeln kann, ein Konzept, das eine Chance eröffnet, rasante Gewichtzunahmen einzubremsen und langfristig das Gewicht zu optimieren, muss man verstehen lernen, welche Faktoren uns daran hindern, die eigenen Bedürfnisse zu entdecken, welche Einflüsse uns zu mehr verführen und last but not least, welche Gefahren auf diesem Weg lauern.

Die meisten Strategien gegen das Zuviel ignorieren das Umfeld, verkennen die Bedeutung des Essens und Trinkens im Leben der Betroffen, übergehen die Rolle der Ernährung in unserer Gesellschaft. Dies führt zu verkürzten Lösungsstrategien, die scheitern müssen, denn Essen und Trinken sind Teil der Lebensphilosophie einer Gesellschaft, Teil der individuellen Lebensqualität.
Ansätze, die nur auf Kontrolle und Ersatz aufbauen, sind zum Scheitern verurteilt. Manchmal hat man den Eindruck, als sei das Scheitern Teil des Konzepts. Als wäre das Aufleben der Diäten im Frühjahr in den Magazinen Teil einer kollektiven Kontrollübung, an der jahrelang ausschließlich Frauen teilnahmen, bei der jetzt jedoch auch zunehmend Männer mitmachen.

Katastrophal wird es, wenn auch Kinder für die Übung eingezogen werden, wird doch die volle Ambivalenz des kontrollierten Essverhaltens weitergegeben. Wir bringen Kinder damit nicht nur um die Chance, ein gesundes Essverhalten zu lernen. Wir bringen sie auch um schöne Erinnerungen: an lustige Wettessen, an den dichten Geschmack von sonnenwarmen Walderdbeeren, an den ersten Hollersaft des Jahres, an ein frisches Stück Brot mit Butter und Schnittlauch ... Authentische Esserinnerungen machen ein Herzstück der Kindheit aus, die Geschmäcker der Kindheit prägen unser Leben, so wie der vertraute Geruch unseres Zuhauses.

In den folgenden beiden Kapiteln wollen wir uns deshalb um einen Guide bemühen, der uns sicher durchs Schlaraffenland geleitet auf Wegen, die die unseren sind: individuell und genussbetont, lebensbejahend und sinnlich.

ABSTRACT VIELFRASS UND SUPPENKASPAR – DIE URSACHEN VON FETTLEIBIGKEIT UND ESSSTÖRUNGEN

Zu dick, zu dünn oder gerade richtig? Viele Eltern sind verunsichert, wenn es um das Gewicht ihrer Kinder geht. Mit dem Body Mass Index (BMI) haben sie ist eine aussagekräftige Formel zur Bewertung des Gewichts ihres Nachwuchses an der Hand. Weltweit müssen nach Schätzungen der Weltgesundheitsorganisation WHO bereits 18 Millionen Kinder unter fünf Jahren als übergewichtig gelten. Tendenz steigend.
Die WHO spricht daher von einer Besorgnis erregenden Adipositas-Epidemie bei Kindern, deren Bekämpfung sich als zentrale Aufgabe für die Zukunft stellt. Denn gerade Kinder leiden massiv unter der sozialen Ausgrenzung, die sie aufgrund ihrer Körperfülle erfahren. Zudem wird Übergewicht begleitet von Folgeerkrankungen mit hohem Sterblichkeitsrisiko, deren Behandlung mit zunehmender Dauer und Ausprägung der Adipositas immer schwieriger wird. Leider sind auch nach dem Abspecken die gesundheitlichen Schäden nicht immer reversibel. Zumal die verfügbaren Ressourcen längst nicht mehr ausreichen, um allen Betroffenen eine Behandlung anzubieten.

Die Gründe für die weltweit rasche Zunahme von Übergewicht sind vielfältig. Experten machen sowohl Vererbung als auch das soziale Umfeld verantwortlich. Die WHO hat Faktoren, die die Entstehung von Übergewicht fördern, gelistet und bewertet. Nicht überraschend finden sich auf dieser Liste sowohl zu wenig Bewegung als auch der übermäßige Konsum von Nahrungsmitteln mit erhöhter Energiedichte ganz oben.

Bis dato wurden keine befriedigenden Ansätze für die Lösung des wachsenden Problems Übergewicht gefunden. Diäten müssen scheitern und münden im schlimmsten Fall in eine Essstörung. Daher kann es auch hier nicht nur um »Schadensbegrenzung« gehen. Es muss vielmehr der Gedanke der „Vorbeugung" im Vordergrund stehen, dem in den folgenden beiden Kapiteln Raum gewidmet wird.

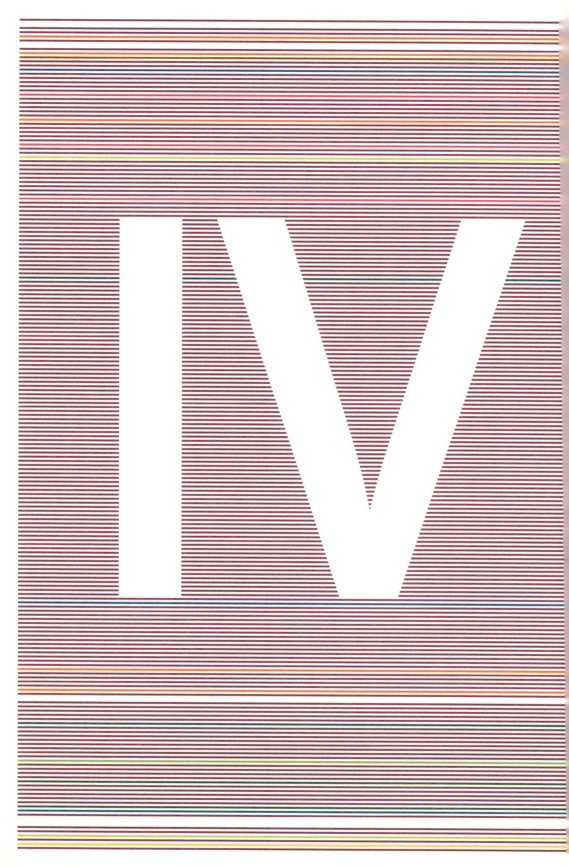

Genießer leben besser
Ein Plädoyer für den Genuss

*Nicht insofern der Mensch etwas zurücklässt,
sondern insofern er wirkt und genießt
und andere zu genießen und zu wirken anregt,
bleibt er von Bedeutung.*

Johann Wolfgang von Goethe, deutscher Dichter (1749–1832)

ESSEN IST MEHR ...

»Sag mir, was du isst. Und ich sage dir, was du bist«, forderte der französische Philosoph und Gourmetkritiker Jean Anthèlme Brillat-Savarin schon im 18. Jahrhundert seine Mitmenschen auf. Tatsächlich hat das Wie-wir-Essen und das Was-wir-Essen sehr viel damit zu tun, wer wir sind. Wer die durchschnittliche Lebenserwartung erreicht, hat etwa sechs Jahre seines Daseins mit Essen verbracht.
Das Problem: Nicht jeder Esser kann auch essen. Ungeübte Gaumen speisen zeit- und lustverschwendend am Genuss vorbei. Das tun sowohl die Weltverschlinger, die sich wahllos einverleiben, was ihnen begegnet, als auch schmallippige Gesundheitsesser, für die das Essen eine animalische Notwendigkeit ist, zu nahe am Trieb und am Tod, um ihm mit Vergnügen frönen zu dürfen.

Dabei ist Essen nicht nur die Befriedigung eines physiologischen Bedürfnisses. *»Wer nichts als Chemie versteht, versteht auch die nicht recht«*, sagte einst Georg Christoph Lichtenberg, bahnbrechender deutscher Naturwissenschaftler des 18. Jahrhunderts. Auf die Ernährung übertragen heißt das: Wer nur die physiologischen Vorgänge betrachtet, kann auch diese nicht richtig beurteilen. Wenn Liebende sich etwa geloben, Tisch und Bett zu teilen, so ist das weit mehr als das Versprechen, gemeinsam zu überleben, sich zu (er)nähren und zu regenerieren. Wie bei der Erotik geht es auch beim Essen nicht nur um reproduktive Funktionen. Beide sind ohne befriedigendes Erlebnis der Sinne im buchstäblichen Sinne sinnentleert.

In einem Dialog der Köche brachte der Spanier Ferran Adrià, einer der prominentesten Vertreter der molekularen Küche, die Frage auf: *»Haben Sie schon mal beim Essen geweint?«* Eine gute Frage. Filme, Geschichten, Märchen, Theater können die Seele eines Menschen berühren, sie verändern. Sie können tief verborgene Emotionen wecken. Und: Essen kann das auch, allerdings etwas subtiler. Essen kann ein Erlebnis mit einer großen Bandbreite von Gefühlen sein – von Provokation über Überraschung und Herausforderung bis zum Genuss. Auf jeden Fall ist gutes Essen eine der schönsten Möglichkeiten, etwas Freude, Abwechslung und Sinnlichkeit in unser Leben zu bringen.

Zum sinnlichen wie sinnhaften Erlebnis, zum Genuss, wird das Essen durch vielerlei Faktoren. Für ein gelungenes Mahl sind zunächst qualitätvolle Produkte und eine gekonnte Zubereitung Voraussetzung. Doch der Genuss erschöpft sich längst nicht allein in der Gaumenfreude. Schon Jean Anthèlme Brillat-Savarin, der mit seiner »Physiologie des Geschmacks oder Betrachtungen über das höhere Tafelvergnügen« ein Standardwerk der Kochkunst vorgelegt hat, wusste, dass es dafür noch anderer Ingredienzien bedarf: »*liebe Menschen und genügend Zeit.*« Die Kochkunst sei, so schrieb Brillat-Savarin weiter, eine Wissenschaft, »*die uns erhält von der Wiege bis zum Grabe, die die Wonnen der Liebe erhöht und das Vertrauen der Freundschaft, die den Haß entwaffnet, die Geschäfte erleichtert und uns auf dieser kurzen Bahn des Lebens den einzigen Genuß entbietet, der, statt zu ermüden, uns noch zu allen anderen erfrischt*«.
Daran hat sich auch fast 200 Jahre später nichts geändert. Für den renommierten dänischen Familientherapeuten Jesper Juul ist eine gute Mahlzeit daher auch heute »*eine ausgewogene Mischung aus guten Speisen, Sorgfalt, Engagement, engen Bindungen, Ästhetik und aus unvorhersehbaren menschlichen Gefühlen und Stimmungen*«.

Der Hinweis auf diese Mischung macht uns auch verständlich, was der Physiker Georg Christoph Lichtenberg mit seinem Bonmot meint, das den Zusammenhang von Essen, Krieg und der Erfindung nützlicher Techniken betont: »*Die Speisen haben vermutlich einen sehr großen Einfluß auf den Zustand der Menschen, wie er jetzo ist, der Wein äußert seinen Einfluß mehr sichtbarlich, die Speisen tun es langsamer, aber vielleicht ebenso gewiß. Wer weiß, ob wir nicht einer gut gekochten Suppe die Luftpumpe und einer schlechten den Krieg oft zu verdanken haben.*« Gutes Essen und gelungene Mahlzeiten sind gemeinschaftsstiftend, glücksfördernd und fantasieanregend.

GENUSS ALS SCHLÜSSEL ZUR VERÄNDERUNG

Weil Essen so viel mehr ist als nur eine physiologische Notwendigkeit, bleiben Ernährungsempfehlungen, die unsere Sinne nicht ansprechen, bloß wirkungslose Appelle an die Ratio. Insbesondere Kinder sind aber nicht mit rationalen Argumenten davon zu überzeugen, sich gesund zu ernähren. Dass sie im Alter an Knochenschwund leiden könnten, wenn sie keine Milch- oder Milchprodukte konsumieren, interessiert Sechsjährige herzlich wenig. Und auch Erwachsene lassen sich mit dem mahnenden Hinweis, sie könnten mit 60 Jahren aufgrund chronischen Übergewichts an einem Herzinfarkt sterben, kaum dazu bewegen, ihr Essverhalten nachhaltig zu verändern. Da wir inzwischen auch wissen, dass strenge Diäten sinnlos sind (siehe Kapitel 3) und in der Vorsorge von Übergewicht und Essstörungen gerade bei Kindern und Jugendlichen all jene Ansätze zum Scheitern verurteilt sind, die fern des Alltags angesiedelt sind, muss der Schlüssel zur Veränderung jenseits dieser Modelle gesucht werden.

Der Schlüssel zur Veränderung findet sich: im Genuss. Denn wer seine Ernährung umstellen will, muss zuerst das Denken und Fühlen, also das Verhältnis zum Essen verändern. *»Ein medizinisch wünschenswertes Gesundheitsverhalten ist nur dann erreichbar, wenn wir nicht nur um gesundheitliche Risikofaktoren wissen – also aufgeklärt sind –, sondern dieses Wissen Bestandteil eines Lebensstils der genussvollen Gefühlslagen ist«*, so Tanja Hoff, Professorin für Sozial- und Organisationspsychologie an der EFH Freiburg und Co-Autorin des Buches »Genuss und Gesundheit«. Das heißt auch: Ein gesundes Essverhalten wird nicht durch Askese, nicht durch genusslose und strenge Diätverordnungen gefördert, sondern vor allem durch die Auseinandersetzung mit den eigenen Bedürfnissen und Emotionen und insbesondere mit dem bewussten Genuss.

MAGERSUCHT ALS GENUSSPHOBIE STUDIE

Bei Anorexie (Magersucht) haben Genuss und Genießen einen extremen Charakter. So beschreibt Alexandra W. Logue in ihrem Buch »Die Psychologie des Essens und Trinkens« Magersucht als einen genussphobischen Prozess, in dessen Verlauf es zu einer immer weiter generalisierten Vermeidung kommt. Ein Zuviel an Maßhalten führt zu einer Überkontrolle. Die Autorin berichtet von einer systemischen Videoüberwachung magersüchtiger Mädchen beim Essen. Dabei fallen spezielle Esstechniken auf, die sensorische Erfahrungen im Mundbereich vermeiden: »*Die Nahrung wird dabei entweder mit der Gabel weit nach hinten in den Mund geschoben und schnell geschluckt oder lange auf den Backenzähnen bei leicht abgehobenen Backen und leicht geöffneten Lippen gekaut. Bei beiden Essmethoden wird der sensorische Kontakt mit der Nahrung weitestgehend vermieden.*«

Das Wesen des Genusses

Rationale Ernährungsempfehlungen, strenge Gesundheitsprogramme, rigide Diäten – jene Mittel, die uns bislang ans Herz gelegt wurden, um unser Essverhalten dauerhaft zu verändern und dem Übergewicht Herr zu werden –, haben alle etwas gemeinsam: Sie übersehen das spezifische Umfeld und die Bedürfnisse des Individuums. Und: Sie unterschätzen die Kraft des Genusses und sein Potenzial für die Gesundheitsförderung. Dabei ist es gerade im Alltag mit Kindern von großer Bedeutung, den positiven Gefühlen und dem Genießen bewusst Platz einzuräumen. Denn wer Freude am Essen empfindet und es genießen kann, ernährt sich fast von allein bewusster und damit meist auch gesünder. Die Gründe dafür liegen im Wesen des Genusses:

GENUSS IST SINNLICH Genuss grenzt sich deutlich von Lust, Konsum und Sucht ab. Denn er ist an unsere Sinne gebunden, an Sehen, Hören, Schmecken, Riechen und Tasten. Genießen setzt eine differenzierte Wahrnehmung der Sinne voraus, die alle Aufmerksamkeit fordert. Genuss ist daher weit weg vom ungesunden Snacken, das tendenziell zu einer Ausdehnung der Essenszeit auf den ganzen Tag führt. Wer genießt, der isst bewusst. Und wer bewusst isst, genießt.

GENUSS IST ERFAHRUNG Der Genießer setzt sich meist auch gerne mit der Vorbereitung, der Inszenierung und dem Ablauf von Genusssituationen auseinander. Er pflegt den Umgang mit dem Genussobjekt, erkundet, wählt aus und verfeinert. Übersetzt in die Fantasie- beziehungsweise Geschmackswelt von Kindern bedeutet das: Wer sinnlich erfährt, dass frische Erbsen oder Maiskolben deshalb so eine feine Schale haben, weil sich dahinter die zarte Süße versteckt, kann Gefallen daran finden, sich auf die Suche nach den besten Sorten zu machen. Wer die Erfahrung macht, wie vollreife Walderdbeeren riechen und wie intensiv sie schmecken, kann die Qualität verschiedener Erdbeereis- oder -joghurtsorten unterscheiden lernen. Wer den Geschmack und die Konsistenz vollreifer Tomaten kennen gelernt hat, kann Freude daran entwickeln, ein solches Exemplar in Händen zu halten.

GENUSS IST GESCHMACK Geschmacksempfindungen resultieren aus einer individuellen interaktiven Konstruktion. Howard Becker beschreibt dies in seinem Buch »Außenseiter. Zur Soziologie abweichenden Verhaltens« folgendermaßen: »*Erst wenn man davon überzeugt ist, dass Kaviar und ein trockener Martini etwas Köstliches sind, kann man Geschmack daran finden.*« Doch ist der Geschmack einmal verinnerlicht, kann er selbst zum Handlungsantrieb werden, der den Essalltag lenkt. Im besten Fall könnte das heißen, dass man sich nicht mehr mit jeder beliebigen Eissorte zufrieden gibt, weil man bewusst unterscheiden und wählen gelernt hat und so das Verlangen nach einem bestimmten Geschmack perfekt stillen kann.

GENUSS IST KEIN BLOSSER KONSUM Es gibt keine klare Grenze zwischen genussorientiertem und süchtigem (Ess-)Verhalten. Ein mögliches Unterscheidungskriterium: Genießen dient anders als das Suchtverhalten nicht primär sekundären Zwecken. Der Genießer nimmt das Genussmittel im unmittelbaren Sinn des Wortes zu sich, als Mittel zum Genuss. Der Süchtige isst, um Probleme zu kompensieren oder zu verdrängen (siehe Kapitel 2), trinkt Alkohol, um seine Stimmung zu regulieren.
Genuss ist zudem ein reflexiver, sprich bewusster Umgang mit den positiven Dingen des Alltags. Durch Bedürfnisaufschub, zum Beispiel durch Essenszeremonien

oder das Einhalten bestimmter Essenszeiten, grenzt sich Genuss vom Konsum und von süchtigem Verhalten ab. In anderen Worten: Genießer müssen über ein gewisses Maß an Selbstkontrolle verfügen, um wirklich genießen zu können. Dies erleichtert es ihnen auch, das rechte Maß, sprich die für sie adäquate Essensmenge zu finden und Appetit von Hunger zu unterscheiden. In Zeiten des Lebensmittelüberflusses ist dies ein entscheidender Vorteil, aber auch ein lebenslanger Lernprozess, der immer wieder adaptiert werden kann und muss.

Das Gegenteil von genussvollem Essen ist der Konsum. Beim reinen Konsumieren steht das Lustprinzip im Vordergrund. Gegessen wird nicht bewusst und unter Einschaltung aller Sinne, sondern meist spontan und schnell, häufig nebenbei. Die Lust liegt in der Befriedigung vitaler Bedürfnisse und ist daher mit einer Spannungsreduktion verbunden. Lust an der Lust zu empfinden, ist an sich nicht problematisch. Doch wenn versucht wird, eine Lust durch Essen zu befriedigen, die durch Essen nicht befriedigt werden kann, wenn also das Essen zur reinen Ersatzbefriedigung degradiert wird, kann es zu einer Art Suchtverhalten kommen: Die Lust konnte zwar nicht befriedigt werden, man kann aber trotzdem oder gerade deshalb nicht aufhören, immer mehr Schokolade oder Chips haben zu wollen. Werbung erweckt in diesem Zusammenhang gerne den Eindruck, dass der reine Mehr-Konsum auch mehr Wohlbefinden bedeutet. Diesen Zusammenhang können aber weder die Gesundheits- noch die Glücksforscher bestätigen.

Gerne wird Lust auch mit Appetit oder Hunger verwechselt oder gar gleichgesetzt. Doch Lust ist etwas davon grundsätzlich Verschiedenes. Während man Appetit überlisten kann und Hunger stillen (siehe Kapitel 3), lässt sich Lust nur befriedigen, aber nicht austricksen. Wenn sich die Lust auf etwas Süßes oder auf etwas Pikantes rührt, sollte sie ernst genommen werden. Denn Lust weiß, was sie will, und sollte nicht durch Ersatzprodukte ersatzbefriedigt werden. Heißt: Wenn schon gegessen wird, dann bitte das Richtige und mit vollem Genuss. Damit man mehr davon hat als nur das Ruhigstellen eines Bedürfnisses, das sich bald wieder zu Wort melden wird, weil es eben nicht befriedigt wurde. Wer sich seine heiß ersehnte Schokolade verbietet, wird unzufrieden. Am Ende hat er das mäkelige Substitut gefuttert und die Süßigkeit hinterher – dann allerdings mit ganz und gar schlechtem Gewissen und insgesamt noch höherer Kalorienzufuhr.

DIE GESCHICHTE DES GENUSSES GESCHICHTE

Der Weg von der reinen Nahrungsaufnahme zum Genuss ist ein evolutionärer wie revolutionärer. Betrachtet man die tierische Urgeschichte des Menschen, so zeigt sich: Fressen ist zunächst einmal die Befriedigung eines physiologischen Bedürfnisses und hat wenig mit Genuss zu tun. Jede Tierart konsumiert nur eine begrenzte Zahl unterschiedlicher Nahrungsmittel, deren Auswahl biologisch geregelt ist und das Überleben sichert. Der Geschmack als rudimentärer Sinn hat im Wesentlichen eine Schutz- und keine Genussfunktion. Er ist eine Art Alarmzeichen, das auf eine Gefahr aufmerksam macht. Vor allem, wenn er auf Bitteres stößt. Denn viele bittere Substanzen sind giftig. Süßes dagegen löst bei den meisten Tierarten keine Schutzreaktion wie Ausspucken, Erbrechen oder Meiden aus.

Ein gewisser Grad an Komplexität bei der Nahrungsaufnahme beginnt erst bei den höher entwickelten Tierarten, die bezüglich der Nahrung lernen. Die Lernprozesse überlagern die biologische Regulierung und gewinnen mit den ersten Hominiden an Bedeutung. Diese Lernprozesse und die sich daraus entwickelnde Selektion spielen laut dem Historiker Timothy Jones bei der Erweiterung des Nahrungsmittel-Spektrums zusammen. Er erklärt zudem, dass Nahrung die erste Medizin war, lange bevor der Mensch war: *»Das pharmakophage Verhalten der Gattung Homo geht also wahrscheinlich der Beherrschung des Feuers, dem Zubereiten von Nahrungsmitteln, dem Erscheinen des Homo sapiens (vor etwa 150.000 Jahren) voraus und erst recht dem Kochen.«* Daraus schließt der französische Soziologe Jean-Claude Kaufmann, dass *»das älteste Wissen überhaupt (...) vermutlich das diätetische Wissen«* ist.
Als Alarmsignal war der Geschmack in seiner rudimentären Form also bereits bei den Tieren wirksam. Er hat sich dann zum Gesundheits- und Ernährungswerkzeug bei den Urmenschen entwickelt, bevor er dann offiziell verdrängt

wurde von den großen, religiös begründeten Kategorisierungen der Nahrungsmittel in »rein« und »unrein«. Weil religiöse Texte kaum ein Wort über den Genuss verlieren – außer um die Völlerei zu verdammen –, macht es diese Kategorisierung schwer, die Geschichte seiner Entdeckung zu rekonstruieren. Weil Gaumenfreuden als etwas höchst Subversives, als unkontrollierbare individuelle Leidenschaften, die die heilige Ordnung der Nahrungsmittel bedrohen, gesehen wurden, wurde dem Genuss nämlich überwiegend heimlich gefrönt. Durch das gesamte Mittelalter hindurch ziehen sich die Spannungen zwischen der Verdammung der Völlerei und den orgiastischen Exzessen in den höheren sozialen Schichten.

Nur langsam und nach und nach kommt der Genuss aus seinem Versteck, bevor er es dann mit den gastronomischen Schriften in die Legitimitätsvitrine schafft. In China finden sich diese Schriften sehr früh, in Europa dauerte es bis ins 19. Jahrhundert, ehe sie sich wirklich von den diätetischen Abhandlungen unterschieden. *»Die Grande Cuisine des 19. Jahrhunderts, die Kunst der auf die Spitze getriebenen Zubereitung und Verwandlung«*, bringt es der französische Soziologe Claude Fischler auf den Punkt, *»jagte die Gesundheit grosso modo zum Schornstein hinaus und ließ die Mediziner gegen ihre Exzesse Sturm laufen.«* In den Restaurants wie an den Tischen des Bürgertums trotzten die Gaumenfreuden den Verboten und rissen die Esser unwiderstehlich mit.

Ein solches Vordringen des Genusses auf die Bühne der Ernährung war möglich geworden, weil er weniger bedrohlich für die gesellschaftliche Ordnung geworden war, die ihren umfassenden herrschenden Einfluss zugunsten einer zunehmenden Autonomie der einzelnen Mitglieder und einer Entdeckung der Sinnlichkeit verlor. Parallel dazu kam ein neuer Imperativ mit immer mehr Nachdruck ans Licht: die individuelle Ordnung. Die individuelle Ordnung trat an die Stelle der gesellschaftlichen Ordnung (siehe Kapitel 1). Und tatsächlich war die Entdeckung des Genusses in erster Linie in der Revolution des Essverhaltens verankert, denn sie befreite die Individuen von den normativen Vorschriften, indem sie den ganz persönlich empfundenen Sinneseindrücken freien Lauf ließ.

Das Paradoxon der Moderne: Da Biologie und Religion das Verhalten nicht mehr regelten, lief die Befreiung zum Genuss – in Verbindung mit dem immer größeren Angebot an neuen, immer köstlicheren Produkten – Gefahr, in eine normative Leere zu münden, die katastrophale Folgen verhieß. Um die Leere zu füllen, wurden die medizinische und wissenschaftliche Theorie mobilisiert. Und die Wissenschaft ließ eine neue, revolutionäre Denkweise verbreiten: das ständige Nachdenken über das Essen, über das Wie, Wo, Wann, Warum und vor allem Was. Der gerade eben erst befreite Genuss trat also wieder in den Hintergrund, wurde regelrecht verbannt, zugunsten einer vermeintlichen Rationalität im Umgang mit dem Essen.

Keine Gesundheit ohne Genuss

Genuss ist einer der grundlegenden Faktoren, die gesund machen oder gesund erhaltend wirken. In neueren empirischen Untersuchungen konnte gezeigt werden, dass Genuss beim und Freude am Essen sich positiv auf die Verwertung der aufgenommenen Nährstoffe auswirken. In einer schwedischen Studie bekamen Versuchspersonen eine Mahlzeit aus Hamburgern, Bohnen und Kartoffelpüree serviert. Die eine Hälfte der Probanden erhielt das Menü appetitlich angerichtet, der anderen Hälfte wurden die gleichen Speisen als eingestampfter Brei aufgetischt. Die Konsumenten des Hamburger-Bohnen-Kartoffelpüree-Breis nahmen 70 Prozent weniger Eisen aus der Mahlzeit auf als die Vergleichsgruppe. Zum gleichen Ergebnis kamen die Forscher, als sie ihren Versuchspersonen ein klassisches thailändisches Gericht servierten, einmal als dekorative Speise, einmal als gestampfte Pampe.

Der amerikanische Ernährungsforscher Robert Russel erklärt dieses zunächst überraschende Ergebnis so: Unmittelbar bevor der Mensch eine Mahlzeit zu sich nimmt, setzt das Gehirn eine vorbereitende Reaktion in Gang. Verschiedene Nervenimpulse lassen den Speichel fließen, regen die Verdauungshormone und die Produktion der Magensäfte an. *»Wenn Sie Ihre Mahlzeit überhaupt nicht mögen oder wenn Sie kein lustvolles Gefühl damit verbinden, schüttet Ihr Körper weniger Sekrete aus. Das könnte die Bioverfügbarkeit der Nährstoffe auf lange Sicht ungünstig beeinflussen«*, so Robert Russel. Immer mehr Fachleute ziehen aus solchen Erkenntnissen den Schluss, dass wir beim Essen von den Franzosen – und von den Bewohnern anderer Mittelmeerländer – lernen sollten. »*Nicht nur, weil die traditionelle mediterrane Kost gesund ist, sondern auch deshalb, weil die Menschen in den Mittelmeerländern mit all ihren Sinnen essen und genießen.*«

Die schönen Nebenwirkungen des Genießens

Genießen ist aber nicht nur ein Weg zu gesünderem Ernährungsverhalten. Die subjektiven wie objektiven Vorteile des Genießens zu fördern, so die Ergebnisse neuer empirischer Studien, stärkt das Selbstbewusstsein, hebt die persönlichen Antriebs- und Leistungsniveaus an, fördert fast nebenbei die Entspannung und damit den Stressabbau und hilft bei der Stressprävention. Damit verhindert die Förderung des Genusses depressive Befindlichkeiten, unterstützt die Gesundheit und bringt eine insgesamt gesteigerte Belastbarkeit.

Genussfähigkeit hat nach einer Studie der EFH Freiburg einen starken, direkten und vor allem positiven Einfluss auf die subjektive Lebensqualität und das Wohlbefinden. Sie steht dabei in einer ausgeprägten wechselseitigen Beziehung zum Gesundheitsverhalten: Je stärker die Genussfähigkeit ausgeprägt ist, desto häufiger wird aktiv und bewusst gesundheitsorientiertes Verhalten gezeigt. Der Genießer treibt öfter Sport, ernährt sich gesünder, hält sich öfter an der frischen Luft auf, vermeidet Auslöser psychosomatischer Beschwerden, lenkt sich ab, ist seltener einsam und ergreift häufiger Maßnahmen zur Krankheitsprophylaxe. Umgekehrt begünstigen ein gesundheitsorientiertes Verhalten und eine ebensolche Lebensgestaltung oft auch die persönliche Genussfähigkeit.

Die Genuss-Studie an der EFH Freiburg erbrachte hierzu ein weiteres wichtiges Ergebnis: »*Genussunfähige haben im Vergleich zu Genussfähigen ein deutliches Defizit an Wissen und Vorstellungsvermögen in der Küchenvielfalt.*« Das heißt: Genussfähigkeit ist Voraussetzung dafür, dass wir den ernährungswissenschaftlichen Empfehlungen, eine Vielfalt an Nahrungsmitteln zu essen und uns damit ausgewogener zu ernähren, im Alltag tatsächlich nachkommen können.

WIE GENIESSER ESSEN — STUDIE

Die Teilnehmer einer Studie zur Genussfähigkeit wurden mit folgenden Aussagen konfrontiert. Sie hatten die Möglichkeit, pro Aussage zwischen einem und sieben Punkten zu vergeben. Vergaben sie viele Punkte, stimmten sie der Aussage eher zu, vergaben sie weniger Punkte, stimmten sie weniger mit der Aussage überein. Die Durchschnittswerte der Gruppen sind in der folgenden Tabelle wiedergegeben. Je höher der Wert, desto größer ist die Zustimmung.

1=trifft weniger zu 7=trifft eher zu	Genießer	Nicht-Genießer
Wenn es mir nicht so gut geht oder ich meinen »Frust« habe, dann esse ich manchmal in mich hinein	3,8	4,5
In letzter Zeit habe ich öfter gedacht, ich sollte abnehmen	3,3	4,4
Wenn ich alles esse, was mir schmeckt, dann habe ich manchmal ein schlechtes Gewissen	3,8	4,5
Bei meinem Essen achte ich schon darauf, dass es fettarm ist	5,2	4,5
Ich versuche täglich Obst, Salat oder Gemüse zu essen	5,9	4,8
Ich liebe herzhafte und auch mal deftige Speisen	5,6	4,9
Ich esse alles, was mir schmeckt, und ich achte nicht unbedingt darauf, ob es so ganz gesund ist	4,4	4,7
Ich genehmige es mir schon ab und an einmal, in einem wirklich guten Restaurant essen zu gehen	5,8	4,6

Quelle: Bergler, Reinhold / Hoff, Tanja: Genuss und Gesundheit, Köln 2002

Genießer ...
... verstehen Genießen als Verbesserung des eigenen körperlichen Wohlbefindens, als Verwöhnen, Entspannen, Freude und Zufriedenheit.
... besitzen eine höhere und differenzierte Sensibilität für nahezu alle Genussfelder.
... genießen häufiger und mehr unterschiedliche Genüsse.

Genusszweifler ...
... haben eine eingeschränkte Wahrnehmung, sowohl von den Genussvorteilen als auch von den -nachteilen.
... können genießen, doch der Genuss ist durch ein ständiges schlechtes Gewissen begleitet.
.... erleben alle Genussfelder als eingeschränkt genussvoll.

Nichtgenießer ...
... erleben, dass die Genussnachteile gegenüber den Vorteilen überwiegen.
... verstehen Genuss nicht als Möglichkeit, sich selbst zu verwöhnen, zu entspannen, Freude und Zufriedenheit zu erfahren oder das eigene Wohlbefinden zu steigern.
... weisen deutliche Defizite auf in ihrer Fähigkeit, die Vielfalt der Genussfelder zu erleben, und sind tendenziell stark passiv-konsumierend und genussmittelorientiert.

Quelle: Dr. Tanja Hoff, Sozial- und Organisationspsychologie an der EFH Freiburg

Die Aufforderung zum Genießen ist damit nicht Ausdruck eines hemmungslosen Hedonismus, sondern die Konsequenz aus der Erkenntnis, *»dass nur eine optimistische Lebensorientierung gepaart mit Lebensfreude und Genussfähigkeit der Antrieb für Leistungsmotivation und innovative Risikobewältigung zu sein vermag«*, wie die deutsche Sozialpsychologin Tanja Hoff betont.

DIE HÜRDEN AUF DEM WEG ZUM GENUSS

Die Fähigkeit zu genießen ist uns wahrscheinlich angeboren. Bereits der Säugling strebt nach Genuss und versucht, Unlustgefühle zu vermeiden (siehe Kapitel 2). Das differenzierte Genussverhalten wird sozial erlernt und durch die Familie und das gesamte Umfeld beeinflusst, auch noch im Erwachsenenalter. Das heißt aber nicht, dass wir alle auch genießen können. Genussfähigkeit kann verloren gehen. Laut der Sozialpsychologin Tanja Hoff sind rund 25 Prozent der Erwachsenen nicht oder nur eingeschränkt genussfähig. Eine fatale Entwicklung, denn: *»Die höchste Vollkommenheit der Seele ist ihre Fähigkeit zur Freude«*, sagte einst der fanzösische Philosoph Luc de Clapiers Marquis de Vauvenargues. Bei völliger Genussunfähigkeit fehlen die Alltagsfreuden. Auch Abwechslungen und Präferenzen in der Ernährung sind schal und inhaltslos geworden. Freud- und Genusslosigkeit färben alles negativ. In solchen Situationen versuchen Betroffene oft, ihr Genussleben durch Medikamente, Drogen oder extrem einseitige Ernährungsgewohnheiten »aufzuwerten«.

Die Gründe für die wachsende Zahl der Genussunfähigen sind vielfältig: Eile, Hektik und Stress gelten als genussfeindliche Faktoren. Aber auch die Ent-Sinnlichung des Essens und überhaupt die ewige Frage *»Macht Sinnlichkeit eigentlich Sinn?«* lassen die Genussfähigkeit verkümmern, wie im Folgenden gezeigt wird.

Die Geringschätzung der Muße

Ursache für mangelnde Genussfähigkeit ist häufig die Geringschätzung von Ruhe und Muße. Was zählt, sind Arbeit, Leistungsfähigkeit, beruflicher oder schulischer Erfolg. Je mehr diese Werte zum Zentrum der eigenen Identität werden, desto geringer wird der Stellenwert der Freizeit als tatsächlich freier, nicht zweck- und fremdbestimmter Zeit. Stattdessen werden die Normen und Kriterien der Arbeitswelt immer mehr auch auf die Freizeit übertragen. Leistungsdenken, Ehrgeiz, Prestige und Konsumzwang prägen zunehmend das Freizeitverhalten von Erwachsenen und Kindern. Jede freie Minute will »optimal« genutzt werden – und sei es nur durch übermäßigen TV-Konsum, Internet-Chats oder Videospiele. Müßiggang, was eigentlich nichts anderes bedeutet als den Weg zur Muße, ist nicht nur der protestantischen Arbeitsethik suspekt, sondern auch der modernen Freizeitindustrie.

Die Verkümmerung der Sinne

Leider ist unsere Genussfähigkeit mit der Zeit auch verkümmert, weil unsere Sinne abgestumpft sind. Laut einer englischen Studie mit 3.000 Testpersonen können nur noch 18 Prozent der Bevölkerung die vier Grundgeschmacksrichtungen – süß, sauer, salzig und bitter – eindeutig identifizieren. Europäische Spitzenköche schlagen bereits Alarm, droht ihnen mit dem voranschreitenden Verlust der Genuss- und Differenzierungsfähigkeit doch der Verlust ihrer Klientel.

Gründe für die Verkümmerung der Sinne? Gibt's viele. Convenience Food und Informationsüberlastung, Zeitmangel und die Notwendigkeit, sich stets auf mehrere Dinge gleichzeitig zu konzentrieren statt sich auf eine Sache einzulassen, sind der Sinnlichkeit nicht gerade förderlich. Sinne wollen geweckt sein, vernachlässigt können sie genauso verkümmern wie untrainierte Muskeln oder Gefühle, die stumm und dumpf werden, lässt der Mensch sie nicht leben. Jeder Sinn, der ungenutzt bleibt, verödet ein bisschen das Hirn. Dabei ist es längst neurologisch bewiesene Tatsache, dass sämtliche Sinne des Menschen genutzt werden müssen, damit sich das Gehirn überhaupt entwickeln kann.

Wo die Sinne verkümmert sind, ist die Befriedigung des wachsenden Bedürfnisses nach sinnlichen Vergnügungen auch beim Essen und Trinken an immer stärkere Reize gebunden: Speisen müssen aufregender, Lebensmittel aromatischer, die Geschmackserlebnisse intensiver werden. Die Gastronomie hat darauf schon früh mit entsprechenden Inszenierungen, etwa der Erlebnisgastronomie, reagiert. Oder mit sinnlichen Restaurant-Designs, mit spektakulären Ess-Events und der Forcierung kulinarischer Modetrends, die nicht nur die optische Präsentation, sondern auch das geschmackliche Tuning – zum Beispiel mit Trendgewürzen wie Koriander, Ingwer, Zitronengras oder Chili – in den Vordergrund stellen.

Der vernachlässigte Genuss

Die meisten offiziellen Ernährungsempfehlungen von staatlichen Organisationen, Ärzten und Gesundheitseinrichtungen haben die positiven Aspekte des Genießens bisher weitgehend vernachlässigt. Hinweise auf Freude und Genuss finden nur allzu zögerlich Eingang in diätetische Ratgeber. Ausnahmen wie die ministeriellen Ernährungsempfehlungen in Norwegen – »*Die Summe von Essen und Freude ist Gesundheit*« – oder Vietnam – »*Die Bürger sollen wohlschmeckende Mahlzeiten einnehmen, die liebevoll zubereitet sind*« – wirken im Konzert der meist lustfeindlichen Richtlinien anderer Länder schon fast kurios. Ausgerechnet in den USA, dem einzigen Staat der Welt, der das Glück seiner Bürger als explizites Ziel in seiner Verfassung verankert hat, werden Begriffe wie Genuss und Lust bei Ernährungsempfehlungen peinlich genau vermieden.

»*Das hängt wohl damit zusammen*«, meint Eileen Kennedy, Ernährungsexpertin beim amerikanischen Landwirtschaftsministerium, »*dass bei uns alles, was der Gesundheit nützt, in irgendeiner Form unbequem oder gar schmerzhaft sein muss*«. Bei der Festlegung der letzten offiziellen Richtlinien wollte Kennedy die Behörden dazu bewegen, mit dem Satz »*Genießen Sie eine Vielfalt von Nahrungsmitteln*« anzufangen. Der Vorschlag wurde jedoch als zu hedonistisch abgelehnt. Was übrig blieb, war die Formulierung: »*Essen Sie eine Vielfalt von Nahrungsmitteln.*«

Der Frust mit der Lust

Genuss geht »*an den Küstenstrichen des Verbotenen und somit an der Unvernunft vor Anker*«. Dort laufe er, so der bekannte österreichische Gourmetkritiker Christoph Wagner, »*zu wahrer Größe und Vollendung auf (...) Der Genuss nimmt sich sein Recht, wo er es braucht, und er fragt nicht lange danach, wem es nützt oder wem es schadet. Und deswegen kann ein wahrer Genießer, wie ich es meine, zwar möglicherweise ein vernünftiger Mensch, aber niemals ein grundvernünftiger Mensch sein, denn Genuss bedeutet stets auch Fülle, Opulenz, Ausloten von Grenzen – und vor allem auch Wahlmöglichkeit (...) Wer sparsam genießt, wird immer richtig genießen. Aber wer sparsam genießen muss, der wird letztlich nur die Früchte einer Diktatur genießen können.*« Daher kommt Wagner zum Schluss, Genuss müsse auch Sünde sein dürfen.

Mit der Sünde jedoch haben insbesondere im deutschsprachigen Kulturraum viele Esser ein Problem. In unserer Gesellschaft reduzieren zahlreiche Verbote ein genussorientiertes Verhalten oder versuchen es mit schlechtem

Gewissen zu belegen. Genuss wird häufig und sprichwörtlich mit einem oberflächlichen Lebensstil gleichgesetzt: *»Erst die Arbeit, dann das Vergnügen«* oder *»Müßiggang ist aller Laster Anfang«*, heißt es. Schon im Paulus-Brief an die Thessalonicher steht: *»Wenn jemand nicht will arbeiten, der soll auch nicht essen.«*
Erst die Übergeneralisierung von Regeln macht diese irrational. Sie führen zu einer genussfeindlichen Lebensführung, in der alles erlaubt ist, was keinen Spaß macht. Ideologisch gesehen wird das Erleben positiver Emotionen einem höheren Wert untergeordnet. Insbesondere bei gesundheitsorientierten Menschen löst Lust beziehungsweise ihre Befriedigung häufig ein schlechtes Gewissen aus. Der Esser ist hin- und hergerissen zwischen seinem Denken und seinem Geschmack. In der Nahrungsmittelordnung der deutschsprachigen Länder wird nämlich gerne unterschieden zwischen dem, was gut schmeckt, und dem, was die Ernährungswissenschaft für gut erachtet. Wie problematisch diese Einteilung von Nahrungsmitteln in »gut« und »böse« ist, zeigt eine Studie, die vor dem *»krankhaften Gesundessen«* in unserem Kulturraum warnt. Dahinter verbirgt sich sogar ein neues Krankheitsbild, das unter dem Namen Orthorexia nervosa firmiert. Es beruht, so die Autoren, auf dem pathologischen Bemühen, als »schlecht« erkannte Ernährungsgewohnheiten abzulegen und bei der Nahrungsaufnahme alles »richtig« (griech. ortho = richtig) zu machen. *»Wir sind geradezu besessen von den gesundheitlichen Wirkungen des Essens«*, klagt auch der amerikanische Psychologieprofessor Paul Rozin. *»Die Küche ist zu einem Schlachtfeld widersprüchlicher Gefühle geworden. Dabei sind die sinnlichen Seiten des Kochens und Essens fast völlig abhanden gekommen.«*
Es scheint, dass die in den vergangenen Jahren zur Vorbeugung von Krankheiten geführten Kampagnen diesen Missstand noch gefördert haben. Die Vorstellung von einem perfekten und kontrollierten Leben als Voraussetzung für Gesundheit und ein langes Leben ist in den Vorsorgegedanken miteingeflossen. *»In diesem Punkt sind die religiösen Glaubenssätze früherer Zeiten gewissermaßen in die Medizin übernommen worden und haben sich somit inhaltlich geändert«*, schreibt die dänische Ärztin Birgit Petterson in ihrem Buch »Die Angst vor dem Fett«. An vielen Kampagnen sei Kritik zu üben, weil sie nur auf das

Anstacheln von Schuldgefühlen ausgerichtet seien. Wer Genuss beim Essen nur noch als Sündigen und als Laster erfahren könne, habe an Wohlbefinden eingebüßt.

Die Dualität zwischen Denken und Geschmack kann das Wahrnehmen der eigenen Bedürfnisse, das Regulieren der Essensmenge und den bewussten Genuss zudem fast unmöglich machen. Ein Beispiel: Es ist ein langer Tag im Büro, am späten Nachmittag setzt die erste Müdigkeit ein, bis Feierabend sind es noch zwei Stunden. Es überkommt einen eine spontane, fast unbändige Lust auf etwas Süßes. Schon ist die Lösung gefunden, die Schokolade liegt in Griffweite. Doch sogleich meldet sich das schlechte Gewissen. Bleibt nur Eines: Der Grund für das Schuldgefühl muss möglichst schnell verschwinden, die Schokolade verschlungen werden. Das Problem: Diese Strategie hält zwar das schlechte Gewissen in Grenzen, nicht jedoch die Kalorien. Im schlimmsten Fall kann das Schuldgefühl sogar die Spannungsreduktion, in diesem Fall das Nachlassen des unspezifischen Süßhungers, verhindern. Und mit Genuss hat diese reine Form des Konsumierens auch nichts zu tun, da sinnlos an den Sinnen vorbei in sich hinein gestopft wurde.

Dieses hoch ambivalente Verhalten, dieser problematische Umgang mit Lust und Genuss, wie er sich häufig an den Übergängen des Tages (Arbeit–Freizeit, Schlafen–Wachen etc.) manifestiert, wird gerne und schon überraschend früh auch von Kindern übernommen. Die Konsequenz: Kinder lernen zeit- und lustlos, aber kalorienreich am Genuss vorbei zu essen. Als Draufgabe gibt's das schlechte Gewissen hinten nach.

Konstruktivismus und Genuss

Die vielleicht wichtigsten Fragen für uns Menschen: *»Macht sinnliches Verhalten überhaupt Sinn? Was hat Sinn mit Sinnlichkeit zu tun?«* Der Philosoph Heinz von Foerster berichtet in diesem Zusammenhang von einem Experiment mit Katzen: Katzen hören so lange einen bestimmten Ton nicht, wie er für sie ohne Bedeutung ist. Finden sie jedoch »zufällig« im Käfig etwas zu fressen, wird auch der parallel dazu angebotene Ton sofort gehört. Ebenso gibt es die Alltagserfahrung, dass Frauen und Männer Babygeschrei komplett ausblenden, bis sie ein eigenes Baby haben. Oder dass ein Müller das Klappern sei-

ner Mühle so lange nicht wahrnimmt, bis es aufhört und dadurch eine Funktionsstörung signalisiert wird.
Überhaupt etwas wahrnehmen kann man also erst, wenn etwas Sinn macht. Ohne Sinn keine sinnliche Wahrnehmung. Erst die subjektive Sinnbelegung, dann die sinnliche Wahrnehmung – aus diesem Zusammenhang lässt sich eine Verantwortung für den Sinn ableiten. Was jedoch belegt man in einem aktiven wie subjektiven Akt mit Sinn? Welchen Dingen wendet man sich mit vollen Sinnen zu? Allem, dem man sich mit vollen Sinnen absichtsvoll und intensiv zuwendet, wird dadurch Sinn gegeben. »Sinnvolles« zu erschaffen liegt also in der eigenen Verantwortung, in der aktiven Hinwendung zum Leben. Genuss ist wichtig für das Erleben von Lebenssinn und damit psychologisch hochrelevant: *»Genieße dein Leben, und du wirst Sinn erleben.«* Oder, um mit Goethe zu sprechen: *»Gedenke zu leben, wage es, glücklich zu sein.«* In diesem Sinne: Wagen Sie das Abenteuer Genuss.

AUF ZUM GENUSS, AUF ZUM GESUNDEN ESSVERHALTEN

Wenn also, wie in diesem Kapitel ausgeführt, Genuss der zentrale Schlüssel zu einem veränderten, bewussteren, lustvolleren und gesünderen Essverhalten ist, müssen wir lernen, unsere Genuss- und Erlebnisfähigkeit zu entwickeln und zu optimieren. Und: Wir müssen unsere Kinder bei der Entwicklung ihrer Genussfähigkeit unterstützen. Denn Genuss- und Differenzierungsfähigkeit stellen sich nicht von selbst ein. Und Feinschmeckerei ist – jenseits des Konsums exotischer und luxuriöser Lebensmittel – vor allem das Resultat von Wissen und Erfahrung. Genießen will gelernt sein, und dazu bedarf es, wie in anderen Lebensbereichen auch, der Bereitschaft, sich Wissen anzueignen, und der Zeit, Erfahrungen zu machen.
Laut Rainer Lutz von der Philipps-Universität in Marburg wird genussvolles Ernährungshandeln und -erleben hauptsächlich gefördert durch:

A die Konzentration der Aufmerksamkeit auf positive Gegebenheiten, das Erwecken angenehmer Gefühle und

das Ausblenden störender Gedanken oder Emotionen.
B das Einüben grundlegender Verhaltensweisen im Umgang mit positiv anregenden Reizmitteln, wie Differenzierungstraining der Sinnesfunktionen.
C die Vermittlung hedonistischer, das heißt genussbejahender Lebensregeln.

Die Besiedlung hedonistischer Inseln

Doch wie sehen genussbejahende Lebensregeln aus? Wie kann man in der Erziehung von Kindern schon frühzeitig Sinnlichkeit und Genussfähigkeit aktivieren? Wie soll Genießen vermittelt werden? Iwer Diedrichsen, Professor an der Universität Hohenheim in Stuttgart, empfiehlt, den »*individuellen Lebensraum genussbetont auszustatten*«. Er plädiert dafür, im Alltag »*hedonistische Nischen*« zu pflegen, für sich und insbesondere auch für Kinder Inseln des Wohlbehagens zu schaffen, auf denen positive Gefühle entstehen und gedeihen können. Denn angenehme Gefühle wie Freude, Stolz und Genuss schaffen Wohlbefinden.

An den Gestaden einer solchen hedonistischen Insel anzulegen ist nicht schwer: Anstatt das eben an der Supermarktkasse gekaufte Eis auf dem Weg zum Auto zu verschlingen und sich hinterher über klebrige Hände und den Fleck auf dem T-Shirt zu beklagen, könnte man eine kleine Pause auf einer sonnigen Parkbank einlegen, das Eis gemeinsam mit dem Kinde schlecken, dabei bewusst wahrnehmen, wie die gefrorenen Partikeln auf der warmen Zunge zergehen, und genießen, wie sich der cremige Geschmack verändert. »*Das Gemeinsame am Vorgang des Genießens ist*«, so Rainer Lutz, »*dass es ein sinnliches Verhalten ist, bei dem ich mich auf ein lustvolles Erleben einlasse – und mir dessen bewusst bin.*«

DIE ZWÖLF GEBOTE DES GENUSSES – EIN GUIDE FÜR ZUKÜNFTIGE GENIESSER

Rainer Lutz und Eva Koppenhöfer haben in ihrem Buch »Genuss und Genießen« als Leitfaden für einen genussvollen Umgang mit dem Essen sieben Regeln erstellt, an denen sich die folgenden Ausführungen orientieren. Da

diese Regeln jedoch für die Therapie von Depressionen entwickelt wurden, wurden sie überarbeitet und für die Zielgruppe Kinder adaptiert. Zudem muss auch hier über den psychotherapeutischen und ernährungswissenschaftlichen Tellerrand geblickt und der Guide um weitere Punkte ergänzt werden.
Und so heißen die zwölf Gebote des Genusses:

1. Gebot Schalten Sie Ihre Sinne bewusst ein!

2. Gebot Machen Sie Lebensmittel zu Genussmitteln!

3. Gebot Kochen Sie sich zum Genuss!

4. Gebot Warten Sie auf den richtigen Zeitpunkt!

5. Gebot Nehmen Sie sich Zeit!

6. Gebot Erlauben Sie sich zu genießen!

7. Gebot Genießen Sie, was Ihnen gut tut!

8. Gebot Achten Sie auf die Dosis!

9. Gebot Sprechen Sie über den Genuss!

10. Gebot Machen Sie Erfahrungen mit dem Genuss!

11. Gebot Lassen Sie gemeinsames Genießen alltäglich werden!

12. Gebot Zelebrieren Sie den Genuss!

1. Gebot: Schalten Sie Ihre Sinne bewusst ein!

Die wichtigste Voraussetzung für Genuss ist die Aufmerksamkeitsfokussierung. Nur wenn wir unsere Aufmerksamkeit gezielt auf konkrete Dinge und Tätigkeiten lenken, können wir diese auch genießen und positive Gefühlserlebnisse erzeugen. Das gilt vor allem auch fürs Essen. Wer schnell und gierig isst, wer sich nebenbei anderen Tätigkeiten widmet, die selbst Aufmerksamkeit erfordern und damit vom Essen ablenken, kommt weder zum Schmecken noch dazu, sich über den Geschmack zu freuen. Neben einem flüchtigen optischen Eindruck bleibt meist nur das kurze Nachspiel der Konsistenzen im Mund. Im Extremfall führt das Naschen gar so weit, dass man nicht einmal mehr merkt, dass man isst. In der Konsequenz führt Snacken zur Ent-Sinn-lichung des Essens. Denn wenn Essen zur Nebentätigkeit degradiert oder als Ersatzbefriedigung missbraucht wird, wird es aller sinnlichen Komponenten beraubt.

Unterstützt wird diese entsinnlichte Snack-Kultur durch Fast-Food-Angebote und Convenience-Produkte an allen Ecken, die wir essen, ohne den Genuss zu finden, den wir eigentlich suchen. Oft sind es die schlechten Ausgaben von etwas Besserem, von Lebensmitteln mit Charakter: Zum Beispiel greifen wir zu irgendeinem Weichkäse statt zu wirklich gutem Käse, zu Trockentortellini statt zu frischen Nudeln, zur billigen Tiefkühl-Pizza statt zur selbst gemachten, zur schnellen Wurstsemmel statt zum guten Butterbrot mit Schnittlauch, zur süßen Milchschokolade statt zur Qualitätsbitterschokolade ... Erst wenn der Ramsch durch Dinge ersetzt wird, die ernsthaft befriedigen, erkennt man, dass die Regel »Weniger ist mehr« keine hohle Phrase ist. Ein Stück dunkle Schokolade kann tatsächlich einen fast ekstatischen Genusszustand hervorrufen, wie ihn ein ganzes Dutzend Schokoriegel nicht erzeugen kann.

DIE FÜNF SINNE BIOLOGIE

Die wichtigste Voraussetzung für das Genießen sind gut geschulte Sinne, die eine differenzierte Wahrnehmung des Genossenen ermöglichen. Gerade für Kinder spielt das Erlebnis der Sinne eine große Rolle. Denn die Sinne sind das Werkzeug zur Erfahrung und Aneignung der Welt.

OLFAKTORISCHE WAHRNEHMUNG (auch Geruchssinn oder Riechen): Dient der Wahrnehmung von Riech- und Duftstoffen. Das zuständige Sinnesorgan ist die Nase, genauer gesagt, deren Riechschleimhaut. Geruchswahrnehmungen werden im Gedächtnis stark mit Emotionen assoziiert.
GUSTATORISCHE WAHRNEHMUNG (auch Geschmackssinn oder Schmecken): Dient der Wahrnehmung von chemischen Qualitäten der Nahrung. Das zuständige Sinnesorgan ist die Zunge mit ihren Geschmacksknospen.
VISUELLE WAHRNEHMUNG (auch Gesichtssinn oder Sehen): Dient der Wahrnehmung von visuellen Reizen wie zum Beispiel Helligkeit, Farben, Kontrast, Linien, Form und Gestalt,

Bewegung und Räumlichkeit. Das zuständige Sinnesorgan ist das Auge.

AUDITIVE WAHRNEHMUNG (auch Gehörsinn, Gehör oder Hören): Dient der Wahrnehmung von Schall, insbesondere von Geräuschen, Tönen, Rhythmen und Klängen und der Lokalisierung beziehungsweise der Raumwahrnehmung des Hörereignisses.

HAPTISCHE WAHRNEHMUNG (auch Tastsinn, Gefühl oder Fühlen): Ist die Vereinigung von taktiler Wahrnehmung und kinästhetischer Wahrnehmung und dient damit der Wahrnehmung von (körperlichen) Gefühlen wie beispielsweise Berührungen, Härte oder Hitze. Zuständig für diese Sinneswahrnehmung ist die Gesamtheit aller Tast-, Wärme- und Kälterezeptoren.

WIE WIR SCHMECKEN Der Geschmackssinn ist unser ältester Sinn. Unsere Geschmacksorgane sind die Schmeckzellen in den Geschmacksknospen von Zunge, weichem Gaumen und Kehldeckel. 1860 wurden sie entdeckt. 2.000 bis 5.000 Geschmacksknospen hat der Mensch, während Hasen und Hunde etwa 10.000 bis 30.000 haben und einige Fische sogar mehr als 100.000, die nicht nur im Maulbereich angesiedelt, sondern manchmal über den ganzen Körper verteilt sind. Tatsächlich taugen unsere Geschmacksorgane nicht viel. Denn sie können nur fünf Geschmacksrichtungen unterscheiden: sauer, salzig, süß und bitter. Die fünfte ist typisch für die Gemüseküche des Fernen Ostens und im Westen weniger bekannt. Man nennt diese Geschmacksrichtung »umami«. Es handelt sich dabei um den Geschmack von Natriumglutamat, eine Substanz, die in natürlicher Weise in vielen Lebensmitteln wie Tomaten oder Parmesan vorkommt und bei uns auch als Geschmacksverstärker eingesetzt wird.

Der ganze Mund, der Gaumen und die Zunge erkennen und melden das Vorhandensein von Geschmack. Die Rede vom »bitteren Nachgeschmack« hat übrigens einen Ursprung: Das Bittere nehmen wir erst zum Schluss wahr, wenn ein Bissen oder ein Schluck hinten auf der Zunge angekommen ist. Und weil bitter eine recht dauerhafte Empfindung ist, die nicht so schnell wieder verfliegt, kann der letzte, bittere Eindruck die anderen Wahrnehmungen von Süßem, Saurem oder Salzigem »übertönen«.

Erst wenn sich eine Speise im Mund ganz ausgebreitet hat, ist der Geschmackseindruck vollkommen; es ergibt sich ein »Geschmacksbild«, das statt aus Farben aus einzelnen Geschmackskomponenten zusammengesetzt ist. Sehr poetisch und ein wunderbares Bild für die Fülle der Vielfalt eines Geschmacks gebend, drückt sich in einem Roman von Meir Shalev der junge Sejde aus: »*Schmeckt's dir?*«, fragt ihn der Gastgeber. »*Es schmeckt sehr gut*«, lautet die Antwort. »*Wie ein Pfauenrad, das sich im Mund spreizt.*«
Um die Gestalt oder Struktur eines Geschmacks zu erfassen, braucht man allerdings einen gut geschulten Gaumen und viel Erfahrung. Wie überall gilt auch für das Schmecken, dass Übung den Meister macht. Es ist zum Beispiel verblüffend, was Weinkenner bei einem Wein alles an Aromen herausschmecken können. Auch manche Restaurantkritiker verfügen über eine beneidenswert »feinsinnige« Wahrnehmung.
Das Besondere einer Geschmacksempfindung besteht darin, dass wir den Eindruck nach dem eigentlichen Schmecken noch in Form eines Nachgeschmacks wahrnehmen können. Ein Geschmack verschwindet nicht sang- und klanglos, sondern hinterlässt uns eine konkrete Erinnerung an die Süße der reifen Ananas, die Schärfe des Cayennepfeffers, das Salzige der Oliven ... Unser Mund fühlt sich nach dem Schmecken nicht gleich wieder »neutral« an, und das Geschmackserlebnis ist nicht in dem Moment beendet, in dem wir einen Bissen hinuntergeschluckt haben. Hier gibt uns also der Geschmackssinn selbst einen »unüberschmeckbaren« Hinweis darauf, dass wir beim Genuss innehalten sollen, dass das Erlebnis ausgekostet werden will.

WIE WIR RIECHEN Alles, was der Mensch sonst zu schmecken glaubt, riecht er in Wirklichkeit. Nicht die Zunge, sondern die Nase mit ihren zehn Millionen Sinneszellen ermöglicht es uns, zu schmecken. Der Geruch ist ein Feinsinn, und man schätzt, dass wir etwa 10.000 verschiedene Gerüche wahrnehmen können. Könnten, um genau zu sein. Denn bei vielen ist der Geruchssinn so verkümmert, dass sie es gerade mal schaffen, 20 oder 30 Riecheindrücke richtig zu erkennen und zu benennen.
Geschmack ist also auch Geruchssache. Je besser wir riechen können, desto mehr schmecken wir auch. Düfte zie-

hen ungefiltert in das Unterbewusstsein des Menschen. Wer meint, seinen Geschmackssinn eingebüßt zu haben, hat in Wirklichkeit meist einen gestörten Geruchssinn. Eine übliche Verwirrung der Sinne, die unter anderem daher rührt, dass Düfte die Riechzellen nicht nur durch die Nase, sondern auch durch den Rachenraum erreichen.
Heute weiß man, dass Düfte in Hirnregionen vordringen, in denen Gefühle entstehen oder auch sexuelle Reaktionen. Denn das Geruchszentrum ist nur zwei Schaltstellen entfernt vom Zentrum für Emotionen und für Hormone. Deshalb sind es auch meist Gerüche, die längst vergessene Kindheitserinnerungen aus dem Langzeitgedächtnis herholen. So erinnert uns das Aroma frischer Hefebrötchen vielleicht an Ostern oder der Duft blühender Linden an die langen Spaziergänge mit der Mutter.

WIE WIR SEHEN Der Sehsinn nimmt einen immer dominanteren Stellenwert ein. Es waren schließlich vor allem optische Instrumente wie Fernrohr und Mikroskop, die den Zugang zu vormals unzugänglichen Welten eröffneten. Während sich Menschen einst stärker durch Hören und Riechen orientierten, kann davon spätestens seit der Erfindung des Buchdrucks keine Rede mehr sein. Allmählich sind wir Augenwesen geworden und damit verändert sich zugleich auch die Rolle des Gedächtnisses und der Erfahrung. Das gesprochene Wort muss schließlich noch im Kopf behalten werden, während das schriftliche auf dem Papier nach Hause getragen werden kann. Mit den Büchern hat das sinnliche Erleben der natürlichen Welt abgenommen. Noch stärker hat die Bilderinflation des Fernsehens die Wahrnehmung geprägt, und die Computer setzen den Trend zur Entsinnlichung fort.

Erst das Zusammenspiel aller Sinne – gekoppelt mit persönlichem Erinnerungsvermögen – erlaubt es uns, eine Speise zu bewerten. Unsere Sinne sind nicht starr, sondern können, wie unsere Muskeln und unser Gedächtnis, trainiert werden. Je früher wir mit diesem Training der Sinne beginnen, desto besser. Mit Kindern über einen Wochenmarkt zu gehen und gemeinsam mit ihnen die Fülle der Formen und Farben von Obst und Gemüse zu erforschen, trainiert alle Sinne. Ist der Andrang nicht zu groß, gehen die meisten Obst- und Gemüsehändler auch gerne auf Fragen ein, lassen Kinder an Melonen klopfen und erklären ihnen, wie es klingen muss, wenn sie die richtige Reife haben. Das trainiert den Hör- und Tastsinn. Auf Wochenmärkten mit unverpackten Lebensmitteln darf auch gekostet werden: der unterschiedliche Geschmack einer hellen Muskattraube und einer blauen Burgundertraube oder die unterschiedliche Konsistenz von reifen und unreifen Tomaten oder Pfirsichen.

In welcher Wahrnehmungsposition lässt es sich denn nun am besten genießen? Die Voraussetzung für Genuss ist, sich einzulassen – also assoziiert zu sein – und sich gleichzeitig dessen bewusst zu sein – also dissoziiert zu sein. Es bedarf daher einer integrierten balancierten Wahrnehmungsposition. Genuss ist also reflexiv, das heißt, er setzt Bewusstheit voraus. Kinder können daher die Erfüllung ihrer Bedürfnisse erfreut erleben, jedoch sind sie in dem oben genannten Sinne noch nicht wirklich genussfähig. Die Entwicklung der Genussfähigkeit ist im höchsten Maße Arbeit an der persönlichen Reife. Eindrücke, die Sehen, Hören, Riechen, Fühlen und Schmecken vermitteln, die Beobachtungen, Erlebnisse und Erfahrungen, die wir machen, konstruiert erst unser Gehirn: Bei der Geburt sind die neuronalen Strukturen, mit denen wir später die Welt erfassen und rekonstruieren, noch nicht ausgebildet. Verschaltet werden sie erst im Umgang mit Menschen und der Umgebung. Das ist zwar ein Prozess, der das Leben durchzieht. Doch prägend sind die ersten Lebensjahre. Kinder müssen auch Wahrnehmung erst lernen – mit all ihren Sinnen. Sie müssen mit ihren Händen »begreifen«, ob etwas heiß oder kalt ist. Sie müssen mit manchmal schmerzhaften Erfahrungen das Gleichgewicht trainieren. Oder auch »einsehen«, dass eine Wassermenge konstant bleibt, wenn man sie von einem schlanken in ein weites Gefäß umfüllt, obgleich doch die Höhe der Flüssigkeitssäule beim ersten Augenschein abnimmt.

BIOLOGIE

DIE SINNLICHE EROBERUNG DER GROSSEN WEITEN ESSENSWELT

Am Anfang ist fast alle Nahrung Brei – mal suppig, mal flüssig, mal sämig, mal pappig und mal widerspenstig in der

Konsistenz. Die Freude ist daher groß, wenn wir im Alter von circa sechs Monaten plötzlich auch Festes, Knackiges, Knuspriges, Weiches, Fasriges, Schmelzendes, Körniges, Trockenes, Tropfendes zu uns nehmen dürfen. Erstmals können wir etwas zerbeißen und zernagen, ablutschen und kauen, dürfen uns beschäftigen mit dem, was wir essen.
Die Haut ist dabei unser empfindlichstes Organ mit circa 5.000 Sinneszellen pro Quadratzentimeter, und die Fingerkuppen gehören zusammen mit Lippen und Zunge zu den Körperteilen mit der feinsten Auflösung des Tastsinns. Nicht umsonst sprechen wir von Fingerspitzengefühl, wenn es delikat wird und es wichtig ist, sensibel zu reagieren. Hier gilt es viel zu entdecken, zu erkosten, aufzuspüren.

Kinder sind bereits kleine Feinschmecker. In den Anfängen ist es wichtig und sinnvoll, dass das Essen auf ihrem Teller dem der Erwachsenen gleicht. Es muss nicht immer das gleiche Gericht sein, manche Speisen sind wohl noch zu schwer oder zu stark gewürzt. Aber kleine Kinder haben schon einen ausgeprägten Sinn für Farben, Formen und Geschmack. Halten Sie deshalb so weit wie möglich das Fleisch oder den Fisch von den Beilagen wie Gemüse oder Reis getrennt. Und vor allem: Zerstören Sie nicht die Farbpalette. Viele Kinder weigern sich, Zerschnittenes oder zur Unkenntlichkeit Zerdrücktes auch nur zu probieren. Lassen Sie das Essen daher auf dem Teller liegen, damit es den Speisen der Erwachsenen gleicht, und bieten Sie danach an, es zu zerkleinern und etwa die Kartoffeln mit der Gabel zu zerteilen.

Wege zum sinnlichen Genuss von verschiedenen Speisen können auch spielerisch gegangen werden. Das bewusste Erschmecken beispielsweise könnte wie folgt erlernt werden: Besorgen Sie vom Lieblingsobst des Kindes in der Saison verschiedene Sorten an verschiedenen Orten (Supermarkt, Wochenmarkt, Ab Hof, aus dem Garten der Nachbarin ...) und inszenieren Sie mit Ihrem Kind oder der ganzen Familie eine Verkostung. Reichen Sie jeweils die schönsten Exemplare bei Raumtemperatur nacheinander und lassen Sie anschließend Noten vergeben. Die Gewinnersorte wird roh gegessen, die anderen Früchte werden zu Saft und Sauce verarbeitet, zu Kuchen, Roulade, Knödeln, Marmelade ...

Oder machen Sie es wie im Haubenrestaurant und verzaubern Sie das Lieblingsgemüse des Kindes. Der spielerische Umgang mit dem Erschmecken verschiedener Aromen, Konsistenzen und Temperaturen gehört seit Ferran Adriàs Küchenrevolution in der Top-Gastronomie zum fixen Bestandteil eines Menüs: Die Kellner reichen die einzelnen Speisen – oft nur löffelweise – mit Anleitungen, wie sie zu essen sind, um die volle Raffinesse am Gaumen spüren zu können. Nehmen wir an, Ihr Liebling sind Tomaten, dann servieren Sie einfach verschiedene Tomatengerichte auf kleinen Löffelchen, um die Gaumenfreuden zu erhöhen: etwa Tomate roh geschnitten, Tomate roh geschnitten mit etwas Salz und Olivenöl, Tomate enthäutet und geschnitten, Tomate enthäutet und gesalzen mit etwas Olivenöl, Tomate enthäutet und gesalzen mit etwas Basilikum ...

Für noch engagiertere Köche gibt es ein noch engagierteres Konzept. Reichen Sie teelöffelweise Tomatenconcasse (geschälte, gehackte Tomaten): Tomatenconcasse warm, Tomatenconcasse kalt (aus dem Kühlschrank), Tomatenconcasse im Rohr übergrillt oder getrocknet, Tomatenconcasse püriert.

Da der Genuss der meisten Speisen in den ersten Bissen liegt, essen Sie eines nach dem anderen, damit Sie sich voll auf den Geschmack konzentrieren können. Denn die Melange aller möglichen Geschmäcker ist der Feind der Vielfalt.

2. Gebot: Machen Sie Lebensmittel zu Genussmitteln!

Lebensmittel sind auch Genussmittel. Sie werden nicht allein wegen ihres Nährwerts verzehrt. Ihre Herkunft, ihre Entwicklungsgeschichte, ihre Verarbeitung, ihr guter Geschmack und ihre Wirkung spielen ebenfalls eine große Rolle. *»Genussmittel tun nicht so sehr dem Leib als vielmehr der Seele gut«*, betont Iwer Diedrichsen, Professor an der Universität Hohenheim in Stuttgart. *»Allerdings muss man lernen, wie man mit den angenehmen Seiten der Ernährung umgeht.«*

Wir können davon ausgehen, dass die Industrialisierung der Lebensmittelproduktion zu einer Entfremdung von den Ursprungsprodukten geführt hat. Besonders Kinder, die in Großstädten aufwachsen, verlieren zusehends den Bezug zur Herkunft und Produktion von Lebensmitteln. So kennen heute viele Kinder mehr Chipsmarken als Apfelsorten. Es besteht bei ihnen auch kaum Wissen über die Aussaat- und Erntezeiten unserer heimischen Obst- und Gemüsesorten.

Die mangelnden Kenntnisse über Produkte und Produktqualitäten machen uns auch gegenüber Herstellern und Herstellungsverfahren von Lebensmitteln und Speisen unkritisch. Parallel dazu sind heute viele Lebensmittel in Geruch, Geschmack, Konsistenz, Größe und Farbe weitgehend vereinheitlicht. Dies kommt zwar der Logik der Supermärkte, die besonderen Wert auf die gleichbleibende Qualität und eine lange Lagerfähigkeit in den Regalen legen, entgegen, jedoch haben es viele Menschen in den Industrienationen so verlernt, sich im Umgang mit Nahrungsmitteln auf das Sehen, Fühlen, Riechen, Schmecken und Hören zu verlassen. Oder können Sie allein anhand der Optik die Fleischqualität von vorportionierten Rindsschnitzeln erkennen? Der Preis der Convenience im Küchenbereich ist meist der sensorische Verlust. Und dieser, so betont Iwer Diedrichsen von der Universität Hohenheim, »*betrifft alle Sinne und geht mit einer Verkümmerung der Genussfähigkeit einher*«.

Um ein Lebensmittel als Genussmittel wahrnehmen und schätzen zu können, bedarf es zweier Grundvoraussetzungen: der Fähigkeit und der Bereitschaft zum bewussten und lustvollen Erleben mit allen Sinnen. Einen Apfel nehmen wir beispielsweise taktil, gustativ, olfaktorisch, auditiv und visuell in Form, Farbe, Geruch und Bewegung wahr, erkennen dieses Sammelsurium an qualitativ unterschiedlichen Eindrücken als Apfel. Wir sehen seine Reife, fühlen die glatte Schale, riechen seine Frische, hören es krachen, wenn wir in ihn hineinbeißen, und schmecken seine Saftigkeit – ein sinnlich-kulinarisches Gesamtkunstwerk.

Bei der Auswahl und beim Genuss von Lebensmitteln und Speisen spielen besonders die Nahsinne (Riechen, Schmecken und Tasten) eine große Rolle. Mit den Nahsinnen können wir beim Essen unmittelbare eigene Erfahrungen machen. Je seltener die Gelegenheiten werden, entsprechende Erfahrungen auf unterschiedlichen Ebenen – beim Einkaufen, Zubereiten, Kochen und Essen – zu machen, desto mehr sind wir auf unsere Fernsinne, das Sehen und Hören, angewiesen. Mit diesen Sinnen werden unsere eigenen Erfahrungen durch Fremderfahrungen ergänzt: Wir hören von und lesen über verschiedene Nahrungsmittel, wir folgen einschlägigen Medienberichten, diskutieren mit Freunden, Arbeitskollegen und Familienmitgliedern oder studieren Fachbücher. Wenn wir aber nicht mehr in der Lage sind, unmittelbare Erfahrungen mit unseren Nahsinnen machen zu können, dann steigt auch die Skepsis gegenüber unseren Nahrungsmitteln.

SINNLICHE ERFAHRUNGEN   BIOLOGIE

Nah-Sinne: Riechen & Schmecken   **Fern-Sinne: Sehen & Hören**

= Eigenerfahrung   = Fremderfahrung
= Vertrauen und   = Verunsicherung und Suche nach
Erfahrungswissen   Orientierungshilfen

In Teilen der Bevölkerung erwacht gerade das Interesse an den sinnlichen Qualitäten der Lebensmittel neu. Auf der Produktseite zeigt sich dies unter anderem an der Vielfalt an Olivenölen und Spezialessigen mit sehr unterschiedlichen Geschmacksprofilen, am breiten Angebot an Kaffeesorten oder an der überraschend großen Zahl von Bitterschokoladen, die man heute in Spezialgeschäften nach Herkunftsland oder Kakaobohnensorten verkosten kann, um sich ihren faszinierenden vielfältigen Geschmackswelten anzunähern. Diese sinnliche Entwicklung sollte nicht nur auf als Genussmittel deklarierte Lebensmittel beschränkt bleiben. Sondern auch im Alltag im Umgang mit unserer Nahrung Einzug halten.

3. Gebot: Kochen Sie sich zum Genuss!

Kochen ist konkret, physisch und erlebnisorientiert, zugleich kreativ und ästhetisch. Wer es schafft, aus dem Stress der Mahlzeitenzubereitung eine (be)sinnliche Angelegenheit zu machen, mit Zeit, Musik und Hingabe, kann sich beim Schneiden, Stifteln, Simmern, Hobeln und Raspeln entspannen. In der Summe stellt das Zubereiten eines kleinen, feinen Essens den perfekten Übergang vom Arbeits- zum Privatleben dar, von der geistigen Abwesenheit zur Anwesenheit, von der Trennung zum Zusammensein, von der Leistung zum Dasein.

Denn Kochen ist sinnlich. Man riecht, hört, sieht und fühlt, was man gleich essen wird: die glatte kühle Melanzani mit ihrer tiefen glänzenden Farbe und ihrer eigenwilligen widerspenstigen Konsistenz, die zart behaarten Zucchini, den Weinbergpfirsich mit seinem fruchtzuckersüßen saftigen Fleisch, das sich, einmal vollreif, so leicht von seiner Haut lösen lässt, das Knirschen der Frühlingszwiebel, das Knacken der Karotten, den typischen Geruch der Salatgurke, der einem in die Nase steigt beim ersten Schnitt ... Knusprigkeit und Weichheit, Duft und Geschmack, Kontraste und Harmonien spielen miteinander.

Gerade für Kinder spielt das Erlebnis der Sinne eine große Rolle. Mit ihnen nähern sie sich der Welt, noch ehe sie Sprache erwerben und sich damit auch kommunikativ und kognitiv die Welt aneignen können: Kleine Kinder begreifen die Welt, indem sie Dinge angreifen und in den Mund nehmen. Das gemeinsame Kochen, das Anteilnehmen am Prozess der Verarbeitung von Lebensmitteln, gibt Kindern Raum, ihre Sinne zu entwickeln.
Noch bevor ein Kind lernt, mit einem Messer umzugehen, Zwiebeln zu schälen oder Karotten zu schaben, kann es schmecken lernen. Mit Händen, Fingern, Zunge und Mundschleimhaut »ertastet« es die Konsistenzen und Temperaturen – von porös, rau, zart, schmelzend und flüssig bis zu hart, heiß und kalt. Nicht zuletzt gibt der Tastsinn ihm einen Eindruck von der Frische der Lebensmittel: Eine alte, weich gewordene Karotte fühlt sich ganz anders an als eine frische mit ihrer knackigen Kühle.
Wenn die Küchenarbeit zur Pflicht wird, ist der Spaß natürlich meist vorbei. Doch gerade beim Kochen besteht diese Gefahr kaum. Denn Kleinkinder besitzen ein großes Interesse an den Tätigkeiten der Erwachsenen, sie haben ein Bedürfnis, sie nachzuahmen oder ihnen bei ihren Verrichtungen zu helfen. Hier drückt sich der kindliche Antrieb zur Aneignung der Welt aus, der nicht erst pädagogisch geweckt werden muss. Gemeinsam einzukaufen, zu kochen und zu essen sind nicht nur gute Möglichkeiten, dem Bedürfnis der Kinder nach Nähe gerecht zu werden, sondern auch ihrem Bedürfnis nach Nachahmung und Mitwirkung an den Tätigkeiten der Eltern. Es ist jedoch besonders wichtig, kein »Kochprojekt« des Kindes wegen zu starten. In dem Maß, in dem sich Kinder wohl fühlen,

wenn sie in Projekte der Eltern einbezogen werden, fühlen sie sich unwohl, wenn sie das Projekt der Eltern sind.

VON DER NACHAHMUNG ZUR ERZIEHUNG — GESCHICHTE

In agrarischen und vom Handwerk geprägten Gesellschaften konnten Kinder von klein auf unmittelbar an den Tätigkeiten der Erwachsenen teilhaben. Erziehung bestand auch in Europa bis ins 18. Jahrhundert neben der Einübung von Religion und Brauchtum vor allem darin, berufliche Fertigkeiten – auf dem Bauernhof oder im Handwerksbetrieb des Vaters – zu erwerben: durch Beobachtung, Nachahmung und sukzessive Beteiligung an der Arbeit der Erwachsenen. Erst die industrielle Arbeit in den Fabriken und, in qualitativ anderem Ausmaß, auch die Arbeit in unserer heutigen Wissensgesellschaft, die kaum mehr aus handwerklichen, durch Nachahmung zu erlernenden Tätigkeiten besteht, hat »Erziehung« als ein vom Erlernen beruflicher Fertigkeiten weitgehend getrenntes Projekt der Persönlichkeitsentwicklung hervorgebracht.

Kochen ist eine der wenigen essenziellen Tätigkeiten der Erwachsenen, die auch heute noch zu Hause, also auch vor den Augen der Kinder, ausgeübt werden. Und es ist eine Tätigkeit, die – wenn unter Kochen mehr verstanden wird als das Aufwärmen von Tiefkühl-, Fertig- oder Dosengerichten – ein gehöriges Maß an Know-how, Erfahrung, Übersicht, Organisation und handwerklichem Können erfordert.
Wie Kinder Zugang zum Kochen finden, ist freilich sehr unterschiedlich. Einige packen von Anfang an mit an und beteiligen sich liebend gern aktiv, wollen schon selbst Gemüse schneiden, noch ehe sie ein Messer richtig halten können, im Topf rühren und Teig kneten. Andere beobachten mehr und wagen sich erst nach einigen Monaten oder Jahren an den praktischen Teil der Arbeit heran. Einige lernen mit den Fingern und möchten alles sofort angreifen, andere vor allem mit den Augen. Mit zunehmendem Alter des Kindes können dann Eltern entdecken, wann das Kind motorisch in der Lage ist, eine Karotte zu schaben oder in einem Topf zu rühren. Damit kann das Abenteuer Kochen beginnen.

Es ist relativ einfach, Kinder über den Weg des Kochens zum genussvollen Essen zu führen. Den Nachwuchs aktiv in die Zubereitung einer Mahlzeit miteinzubeziehen, ist ein wichtiger Aspekt nachhaltiger Esserziehung, die sich sinnvollerweise nicht nur in der Einübung von Tischmanieren oder der Vermittlung von Kalorientabellen erschöpfen sollte. Kinder verändern ihr Verhalten und Denken auch mit uns und durch unser Denken und Verhalten. Wie Erwachsene mit Lebensmitteln umgehen, wie sie mit dem Fleischhauer über die Herkunft des Rindfleisches reden, mit dem Gemüsehändler über die Frische des Spargels oder mit dem Fischverkäufer über die beste Zubereitungsmethode einer Barbe, wie sie anschließend in der Küche mit den verschiedenen Ingredienzien hantieren, wird von Kindern einmal mehr, einmal weniger bewusst wahrgenommen. Aber sie lernen über diese Erfahrungen und Beobachtungen. Zum Beispiel die Wertschätzung von Lebensmitteln. Sie können etwa lernen, dass es sich lohnt, auf das richtige Timing zu achten: Lassen Sie Ihr Kind eine Nudel roh verkosten, dann nach zwei Minuten Kochzeit, nach vier Minuten, al dente und verkocht.
Und wenn Sie das nächste Mal einen Kuchen backen: Machen Sie etwas mehr Teig. Nichts schmeckt besser, als ein kleines errungenes Stück rohen Teiges. Außerdem können Sie Ihrem Kind die Möglichkeit geben, mit dem Teig zu spielen, ihn mit allen Sinnen zu erobern und selbst zu gestalten. Schon früh entstehen wunderschöne Kinderkuchen, indem das Kind Form und Farbe des Teiges verändert. Zum Einfärben von Kuchenteigen eignet sich etwa Rote-Rüben-Saft. Positiver Nebeneffekt: Haben die Kinder den Teig selbst geknetet, werden sie anschließend viel bewusster essen. Dies gilt auch für die Zubereitung anderer Speisen. Natürlich müssen sich die kochende Mutter oder der kochende Vater auch in der Kunst der Abgrenzung üben. Wenn ein zweijähriges Kind in seinem Hochstuhl sitzt und auf den Boden gestellt werden will, und zwar jetzt sofort, dann muss der Koch der Tatsache ins Auge sehen, dass das genau jetzt nicht geschehen kann, weil die Kartoffeln fertig geschält werden wollen oder weil der Kuchen aus dem Backrohr muss. Die entstandene Zeitverzögerung ist dann sicherlich keine mangelnde Fürsorge, sondern ein Training, um verstehen zu lernen, dass es manchmal Dinge gibt, die kurzfristig Vorrang haben.

4. Gebot: Warten Sie den richtigen Zeitpunkt ab!

Von Natur aus steuern Hunger und Sättigungsgefühl unsere Nahrungsaufnahme: Wir wollen essen, wenn wir hungrig sind, und wir nehmen nichts zu uns, wenn wir satt sind. In Gesellschaften, die vom Überfluss geprägt sind, funktioniert dieser innere Regulator aus dreierlei Gründen nicht mehr:

— Erstens ist der biologische Zweck der Nahrungsaufnahme, die Versorgung des Organismus mit lebenswichtigen Nährstoffen, kulturell vielfach überlagert. Im Essen und Trinken erkennen sich die Menschen als einander zugehörig, als Gruppe. Geschmack fängt am Gaumen an und weitet sich aus auf die Tisch-, Wohn- und Alltagskultur, auf Normen und Werte, generell auf unsere Identität.

— Zweitens spielt Hunger als Auslöser für die Nahrungsaufnahme in Zeiten des Überflusses eine immer geringere Rolle. Gelegenheiten, Angebote und Situationen bestimmen zunehmend, wann, was und wie wir essen. Die Flexibilisierung und tendenzielle Auflösung der traditionellen Mahlzeiten gehen Hand in Hand mit der Ausweitung spezieller Angebote der Nahrungsmittelindustrie und der (Schnell-)Gastronomie. Vor allem in urbanen Gebieten werden wir fast immer und überall von Ess-Angeboten verführt.

— Und drittens stellt sich das Gefühl der Sättigung beim Essen nebenher nur als unbewusste Nebenwirkung einer Nebentätigkeit ein. Fingerfood, kleine Happen, Sticks, also alles, was sich mit einer Hand zum Mund führen lässt, keine manuelle Portionierung mehr braucht und daher neben anderen Tätigkeiten verzehrt werden kann, hat enorm an Bedeutung gewonnen. Viele lieben es zu schnappen, ob nach einem Bissen gebratenem Fleisch, einer Hand voll Chips oder einer kleinen süßen Verführung. Diese Häppchen müssen zwar nicht in Eile konsumiert werden, laden aber dazu ein. Snacken signalisiert nicht wie das Wort »Mahlzeit« ein Innehalten, ein Sich-Zeit-Nehmen, sondern eine Bewegung. Es will keine Haupt-, sondern eine Nebensache sein, etwas Beiläufiges und Marginales. Für manche Esser ist es daher besonders schwierig, die richtige Dosis in den Griff zu bekommen.

Im Hinblick auf diese Punkte zeigt sich: Nur Esser, die im Alltag zu relativ regelmäßigen Zeiten Mahlzeiten einnehmen, haben die Chance, ihre Sinne zu schärfen, ihre Ernährungskompetenz zu entwickeln und vor allem eine hedonistische Nische zu erobern, die maßgeblich zur Regeneration nach einem intensiven Arbeits- oder Schultag beiträgt. Speziell unregelmäßige Esser, also jene, die nicht täglich ihre klassischen drei Mahlzeiten einhalten können, weil die Schule oder der Beruf die Essenszeiten strukturieren, laufen Gefahr, ihren Hunger spontan zu stillen. Das heißt meistens, dass sie sich vom aktuellen Angebot leiten lassen und irgendetwas verschlingen. Denn gerade im Lebensmittelüberfluss läuft man Gefahr, sich von äußeren Einflüssen statt von seinem eigenen Bedarf und seinen Bedürfnissen leiten zu lassen.

Da sich der Geschmacks- und Verdauungsapparat seit den Anfängen der Menschheit nicht verändert haben, ist das moderne Individuum ein allesfressender Primat geblieben, der von Fett und Zucker angezogen wird. Damit existiert zwischen dem Biologischen und dem Sozialen eine Diskrepanz. Unser für eine Welt des Mangels entwickeltes Suchsystem wird losgelassen auf eine Welt des Überflusses. In anderen Worten: In einer Welt voller Leckereien und Genüsse, die nur darauf warten, erworben zu werden, muss der Esser lernen, Nein zu sagen, Nein und nochmals Nein.

Die Strukturierung des Alltags durch regelmäßige Mahlzeiten wäre für Esser eine große Hilfe. Wie in Kapitel 1 dargelegt, lösen sich die klassischen Essenszeiten und der gemeinsame Mittagstisch infolge wirtschaftlicher und gesellschaftlicher Umwälzungen jedoch immer mehr auf. Was hilft, ist die Überlegung, wie man das Essen generell strukturiert. Isst man nur zu vorgegebenen Zeiten, nur am Esstisch, jeder für sich? Wie geht man mit dem Hunger, dem Appetit zwischen den Mahlzeiten um?

Insbesondere bei Kindern lohnt es sich, den Tag durch Mahlzeiten zu strukturieren. Das hilft ihnen zu erfahren, wann sie satt sind, was sie für ihr Wohlbefinden brauchen. Denn Hunger macht unruhig und ist unangenehm. Lassen Sie deshalb keine Mahlzeit aus – genauso wenig wie Sie einen Tankstellenbesuch auslassen würden –, sonst bleiben Sie später irgendwo liegen, bei einem Kompromiss, bei einer unbefriedigenden Lösung, die bald wieder nach einer neuen (Zwischen-)Lösung ruft. Das Ziel ist ja nicht, die Gesetze der Physik außer Kraft zu setzen. Nähren Sie den Motor Ihres Körpers vernünftig und regelmäßig, dann wird er Ihnen nicht mit bohrendem Hunger antworten.

Für klassische Naschkatzen, die sich angewöhnt haben, ständig zwischen den Mahlzeiten etwas zu essen, bedarf es einer Art Friedensstifter, der hilft, Entspannung und Ruhe in die Phase der Ernährungsumstellung zu bringen. Für Manche ist das ein Glas lauwarmes Wasser, das immer dann getrunken wird, wenn der kleine Appetit Unruhe verbreitet. Für Andere ist es ein Naturjoghurt, das mit seinem klaren, frischen, seidigen Geschmack bei den Attacken des Hungers zur Seite steht. Auf jeden Fall empfiehlt sich etwas Ruhiges, Klares – etwas mit einer einfachen, unaufgeregten Geschmackswelt. Eventuell eignen sich ein Stück Brot, eine Tasse Tee oder ein Stück Obst.

5. Gebot: Nehmen Sie sich Zeit!

Der heute übliche immense Zeitdruck schafft Wohlstand, macht es aber schwierig, diesen zu genießen. Denn der Zeitdruck, dem wir uns im Alltag immer mehr ausgesetzt fühlen, forciert den Trend, mehrere Dinge gleichzeitig erledigen zu wollen. Multitasking heißt dieses Verhalten, das vor allem Frauen immer mehr perfektionieren. Neue Produkte auf dem Lebensmittelsektor, so genanntes Hand Held oder Convenience Food, treiben diese Entwicklung voran. Um sie zu essen, braucht man nicht mehr als eine Hand. Sie erlauben es dem Essenden also, nebenbei problemlos noch andere Tätigkeiten auszuführen.

Wenn man Speisen aber nur in sich hineinschaufelt, bekommt das Essen etwas Mechanisches und Zwanghaftes. Es ist, als ob der Magen der Hand den Befehl gäbe, Löffel und Gabel zu führen – vom eigenen Hunger getrieben wirken Schnellesser also nicht umsonst gehetzt. Hier lohnt es, einmal innezuhalten und den Essalltag ganz gezielt zu planen. Denn der Vorgang des Genießens ist ein sinnliches Verhalten, auf das man sich bewusst einlassen muss. Einlassen heißt vor allem: sich Zeit nehmen.

»Du kannst noch so oft an der Olive zupfen, sie wird deshalb nicht früher reif«, sagt ein toskanisches Sprichwort. Geht es um Lebensmittel, ist ohne Zeitaufwand kaum Qualität möglich. Obst, Gemüse, Fleisch, Käse, Wein – alles

braucht seine Zeit, um zu reifen, um seinen vollen Genuss entwickeln zu können. Umgekehrt ist die Qualität eines Lebensmittels meist auch nur dann sinnlich erfahrbar, wenn man sich Zeit zum Schmecken nimmt. Denn wer sich Zeit nimmt, kann sich einstellen auf das, was ihn erwartet – psychisch wie physisch. Wer dagegen schnell und gierig isst, weil er mit den Gedanken schon bei anderen Tätigkeiten ist, kommt weder zur Vorfreude noch zum Riechen, Schauen, Fühlen oder gar Schmecken. Er isst meist »sinnlos« am Genuss vorbei.
Erst die Zeit schafft Raum für den Genuss. Denn Geschmack, Freude und Genuss sind langsamer als der Hunger. Sie brauchen Zeit zur Entfaltung. Langsamkeit ist also die *conditio sine qua non* des Genießens. Heidrun Merkle umschreibt es in ihrem 2001 erschienenen Buch »Tafelfreuden – Eine Geschichte des Genießens« wie folgt: *»Langsam zu essen heißt nicht nur, ohne Gier zu essen. Die begehrliche und interessierte Seite des Schmeckens tritt in den Hintergrund, und das Wohlgefallen beim Essen beruht vornehmlich auf der Empfindung des Geschmacks und weniger auf der Annehmlichkeit der Sättigung; Genuss und Freiheit gehen auf diese Weise einher.«*

Geschmack ist nichts Punktuelles, sondern hat sowohl einen zeitlichen Verlauf als auch eine räumliche Ausdehnung. Ein Geschmack verändert sich mit der Zeit, teilt sich am Anfang nur grob und unvollständig mit, wobei ein bestimmter Eindruck dominiert. Die ganze Geschmacksfülle, die Feinheiten und Besonderheiten erfahren wir erst später, wenn sich auch die »leiseren Töne« entfaltet haben. Manchmal genügen einige wenige Sekunden, um Genuss zu erleben: Genuss ist der erste Schluck eines warmen Tees an einem kalten Tag. Genuss ist, die Hände an der Teetasse zu wärmen. Genuss ist, die aufsteigenden Geruchspartikel im Wasserdampf zu erschnuppern. Und sich dabei den Sinneseindrücken und der Entspannung hinzugeben, die damit verbunden sein kann. *»Beim behaglichen Essen spielt die Fantasie im All des Kopfes. Und ohne Spielerei keine Vision. Ja nicht mal eine gute Idee«*, meint die deutsche Schriftstellerin Gabriele von Arnim.

6. Gebot: Erlauben Sie sich zu genießen!

Nach Jahrzehnten erfolgloser Diäten und sich widersprechender Ernährungsempfehlungen ist Essen inzwischen oft mit einem schlechten Gewissen verbunden, mit Ängsten oder gar Selbsthass. Dem Ziel, uns und unsere Familie genussvoll und gesund zu ernähren, bringen uns derartige Gefühle aber nicht näher. Zumindest die Hälfte unserer schlechten Ess- und Trinkgewohnheiten entstehen, weil wir unseren wahren Bedürfnissen und Freuden nicht genug Beachtung schenken. Wir nehmen keine Notiz von dem, was wir konsumieren, achten nicht wirklich darauf, wie etwas schmeckt, genießen das, was wir uns gönnen, nicht richtig, schätzen die Dinge zu wenig und übertreiben es so.
Vielleicht halten Sie es sogar für selbstsüchtig, ja dekadent, den eigenen Bedürfnissen genussvoll zu folgen. Aber Sie müssen verstehen, dass es nichts besonders Edles und Lebenswertes an sich hat, sich nicht um seine Wünsche zu kümmern und seine Freuden nicht zu kultivieren. Meist macht dies nicht nur dick, sondern auch missmutig. Sie sind es sich geradezu selbst schuldig, herauszufinden und zu tun, was Ihnen Freude bereitet, sich Klarheit über Ihre körperliche und emotionelle Verfassung zu verschaffen. Genuss ist auch unter Effizienzkriterien betrachtet kein Luxus. Ganz im Gegenteil, er kann ein probates Mittel sein, um die alltäglichen Stressbelastungen, denen wir als Berufstätige oder Schüler mehr und mehr ausgesetzt sind, besser auszugleichen.

Da, wenn es ums Essen geht, jedermanns Geschmack und Stoffwechsel einzigartig sind, lohnt es sich, bewusst in sich hineinzuhören, um die eigenen Vorlieben zu erkennen als Voraussetzung dafür, das eigene System entwickeln zu können. Das ist eine nie endende Aufgabe, aber sie verspricht auch ein Leben mit mehr Gesundheit und Zufriedenheit. Mit dieser Haltung wird es auch leichter, das eigene Kind bei der Suche nach den eigenen Vorlieben zu unterstützen und Geduld aufzubringen für Sackgassen und Irrwege – immer auf der Suche nach den wahren Vorlieben, die einem rundherum gut tun. Und zwar nicht nur im Moment, für die ersten Bissen, sondern auch nach dem Essen, weil Sie sich angenehm satt fühlen, nicht schwer und erschlagen. Und weil Sie nicht gleich wieder neuen

Geschmacksbedürfnissen hinterherjagen müssen. Die Frage ist also: Was genießt man am meisten? Sehen Sie sich an, was Sie regelmäßig essen und trinken. Was davon bereitet Ihnen wirklich Genuss, wovon essen Sie einfach grundlos zu viel? Meist können wir feststellen, dass der Genuss bei fast allen Speisen in den ersten Bissen liegt. Uns bleiben da kaum Sekunden.

7. Gebot: Genießen Sie, was Ihnen gut tut!

Genuss ist alles, was uns gut tut. Die Fähigkeit zu unterscheiden, was wirklich gut tut und was nicht, muss jedoch trainiert werden. Gerade bei Kindern ist dieses Urteilsvermögen noch nicht ausgeprägt. Zumal das, was gut tut, oft etwas anderes ist als das, was man gerne mag und möchte. Vielfach erschweren es uns unsere Erziehung und die Vorgaben von Kultur, Religion und Wissenschaft, eine gute Wahl zu treffen. Und noch häufiger sind es mangelhafte Selbstwahrnehmung und das Nicht-Ernstnehmen der eigenen Bedürfnisse, die zu »falschen« Entscheidungen führen. Künstliche Bedürfnisse und vermeintlicher Genuss werden in der Werbung suggeriert und an bestimmte Produkte gekoppelt. Kinder werden mehr und mehr ganz direkt als Konsumenten angesprochen. Eine wesentliche Entwicklungsaufgabe für Kinder in unserer Gesellschaft ist es daher, den selbstbewussten Umgang mit Lebens- und Genussmitteln zu erlernen. Je mehr unterschiedliche Handlungsmöglichkeiten gegeben sind, desto wichtiger wird es, den Geschmack als internen Regulator festzulegen. Je früher Kinder die Entscheidung, was, wann und in welchen Mengen gegessen wird, selbst treffen, desto früher können sie lernen, die eigenen Hunger- und Sättigungssignale zu erkennen, diese beiden Gefühle zu unterscheiden und ihnen Ausdruck zu verleihen sowie den eigenen Geschmack zu entwickeln.

Wirklicher Genuss steht immer in Zusammenhang mit Autonomie und Unabhängigkeit. Wer weiß, was ihm gut tut, was richtig und falsch ist für ihn, bedarf keiner emotionalen Führung durch die Medien, die Werbung oder Lifestyle-Berater, die alle normierten Genuss von der Stange anbieten. Die einzige Führung, die er braucht, ist die eigene. Ganz wichtig dabei: die eigenen Vorlieben und die individuellen Nahrungspräferenzen kennen zu lernen.

Ernährungsgewohnheiten werden im Kindesalter geprägt. Mit circa acht Jahren sind sie gefestigt. Eine Studie der Universität Gießen mit Senioren zeigt sehr deutlich, dass die Pensionisten noch immer an Ernährungsgewohnheiten festhalten, die sie in ihrer Kindheit verinnerlicht haben. Die Gewohnheiten werden im Jugend- und Erwachsenenalter durch das Umfeld (Kochkenntnisse, Peer-Group, Mode, verfügbare Zeit etc.) modifiziert. Eltern tragen also in puncto Ernährung eine große Verantwortung.

Eltern müssen sich an dieser Stelle nicht mit einem schlechten Gewissen plagen, wenn sie nicht täglich dafür sorgen können, ihren Kindern eine ausgewogene Mahlzeit mit allen Attributen zu servieren, die eine gesunde Ernährung garantieren. Über eine gute Mahlzeit entscheiden nicht allein ein geringer Fettgehalt oder eine vitaminschonende Zubereitung. Natürlich entspricht dies den ernährungswissenschaftlichen Empfehlungen, aber Essen sollte nie primär durch die ernährungsphysiologische Brille betrachtet werden. Wenn wir auch Wert auf den Genuss der Speisen legen, neugierig auf neue Geschmackserlebnisse sind, uns an der Farbenvielfalt der Lebensmittel erfreuen, uns beim Essen bewusst auf das Erschmecken von verschiedenen Aromen und Konsistenzen einlassen und diese Erfahrungen auch mit anderen, mit unserem Partner und den Kindern, austauschen, hat das meist auch eine bedarfsgerechte Ernährung zur Folge.

8. Gebot: Achten Sie auf die Dosis!

Für ein gesundes Essverhalten ist es wichtig zu lernen, dass weniger mehr sein kann, und zu entdecken, wie sich alles in Maßen zu sich nehmen lässt. Die Menge der Kalorien, die man zu sich nimmt, sollte in Proportion zur körperlichen Aktivität stehen. Dennoch essen viele von uns ständig zu viel – nicht, um zu überleben, sondern um den emotionalen Hunger zu befriedigen. Der Trick besteht darin, mit dem Appetit umzugehen und ihn befriedigen zu lernen, während man zunächst einmal entscheidet, was sich wann und wie reduzieren lässt. Um den Umstieg auf die richtige Dosis zu finden, ist es hilfreich, die Sinne zu stimulieren. Wenn Sie beispielsweise der verlockende Duft gerne in Konditoreien oder Bäckereien treibt, ist der Kauf von duftenden Blumen etwas, was Sie sich hin und wieder gönnen können. Auch gute Raumdüfte können helfen, die Sinne anzuregen, ohne dass Sie gleich wieder ans Essen denken müssen.

Im Überfluss bleibt der bewusste Genuss oft auf der Strecke. Sättigung schließt Genuss nicht prinzipiell mit ein und Quantität schlägt nicht automatisch in Qualität um. Dosierter Verzicht und zeitweise Abstinenz steigern dagegen den Genuss. Die strengste Form des Verzichts ist das Fasten. Durch Fasten wird die Sensibilität für Sinneseindrücke erhöht. Bewusstes Fasten ist daher ein Weg zur Entwicklung der Genussfähigkeit. Dies bedarf aber kontrollierter Distanzsteuerung, die nicht mit Diät verwechselt werden darf (siehe Kapitel 3).

Eine verhältnismäßig einfache Verzichtsleistung besteht darin, erstens nicht zu essen, wenn man gesättigt ist, und zweitens nur das zu essen, worauf man wirklich Lust hat. Es geht nicht um den Verzicht als moralischen Imperativ, nicht um Askese aus religiösen Motiven, nicht um Aufschub des Konsums aus pädagogischen Überlegungen. Es geht allein um die optimalen Voraussetzungen des Genießens. Denn die bewusste Auswahl von mehr oder weniger präferierten Lebens- beziehungsweise Genussmitteln schließt den temporären Verzicht auf andere mit ein. Sie ermöglicht auf lange Sicht auch, sich der Vielfalt der Genussmittel zu öffnen, sich nicht nur auf einige wenige zu beschränken.
Wer nicht einem ersten Impuls folgend ganz nebenbei zur Schokolade greift, sondern sich darauf freut, dass etwa nach getaner Schularbeit die Lieblingsschokolade wartet, der genießt schon im Vorfeld. Die Vorfreude maximiert den Genuss. Denn ist es nicht nett, nicht gedankenlos den offerierten Wein in der Betriebskantine zu trinken, den man eigentlich nicht wirklich mag, sondern sich darauf zu freuen, abends zu Hause eine wirklich gute Flasche Wein zu öffnen?
»*Genuss ist Vollglück in der Beschränkung.*« Dieser Satz ist eine Ableitung des Gourmetjournalisten Christoph Wagner zu den berühmten Worten von Jean Paul, der meinte, dass Idylle Vollglück in der Beschränkung sei. In diesem Sinne bedeutet Idylle ein weltabgewandtes Innehalten, es ist nicht selten der Wunsch nach dem Anhalten des

Augenblicks, dem man mit Goethe verzückt nachrufen möchte: »*Verweile doch, du bist so schön!*« Idylle bedeutet, ebenso wie Genuss, mit sich selbst und der Welt eins zu sein. Idylle bedeutet aber auch, ihre eigene ständige Bedrohung durch das Wissen um die Tatsache, dass sie nicht von Dauer sein kann. Genau das gilt auch für den Genuss. Wie man es auch dreht und wendet: Genuss kann einfach nicht beliebig hinausgezögert werden. Aber er ist – immerhin – wiederholbar.

9. Gebot: Sprechen Sie über den Genuss!

Der ehemalige Präsident der Deutschen Akademie für Sprache und Dichtung, Herbert Heckmann, schreibt über Feinschmecker: »*Sie kennen nur ein Thema: das Essen, das sie selbst beim Essen nicht aus den Augen, genauer: von der Zunge verlieren. Indem sie über das Essen reden, verdoppeln sie den Genuss. Sie sind gewöhnlich sehr differenziert in ihrem Urteil und belassen es nicht bei platten Lobesbezeichnungen wie: ‚fantastisch‘, ‚großartig‘ oder ‚ein Gedicht‘. Auch in der Kritik sind sie wortgewandt, wie überhaupt ihr sprachliches Vermögen durch das ständige Prüfen mit der Zunge ausgebildeter ist als dies bei den Fast-Food-Verschlingern der Fall zu sein scheint, für die die Kürze einer Mahlzeit erst die Qualität ausmacht.*«

»*Beplauderter Bissen schmeckt besser*«, war auch die Überzeugung von Alexandre Grimod de la Reynière. »*Eine lebendige Unterhaltung während des Mahles*«, schreibt er, »*ist ebenso gesund wie angenehm: Sie fördert und beschleunigt die Verdauung, wie sie das Gemüt freudig und die Seele heiter erhält. Sie ist also in geistiger wie körperlicher Hinsicht eine Wohltat, und das beste Mahl kann, wenn es schweigend eingenommen wird, weder dem Körper noch dem Geiste wohl tun.*«

Tatsächlich sind Sprechen und Schmecken nicht nur wirklich schöne Beschäftigungen. Sie sind einander auch erstaunlich nah. Die Lippen, der Mund, die Zunge und der Gaumen werden bei beiden Tätigkeiten benötigt. Es entfalten sich an einer einzigen Körperstelle Geschmack und Sprache. Und dass einem ab und zu ein Wort auf der Zunge liegt oder liegen bleibt und Muttersprache auf Englisch Mothertongue heißt, lässt auf ein metaphorisches Verständnis schließen.

An den meisten Tischen werden Kinder leider noch immer nicht zum Reden, sondern zum Aufessen erzogen. Doch wer Kindern die eigene Meinung, den eigenen Geschmack austreibt, nimmt ihnen auch ein Stück ihrer Individualität und verweigert ihnen die Lust am Genuss. Denn Genuss braucht Erfahrung. Und Erfahrung kommt beim Essen und beim Reden über das Essen und über die Sinneswahrnehmungen, die mit ihm einhergehen. Je vielfältiger die sind, desto besser. Denn wo kein »Ah« und kein »Oh« mehr erklingen, da is(s)t man ob der kulinarischen Langeweile verstummt.

Kulinarische Langeweile führt über das Schweigen schnell und gerne auch zu einem ungesunden Essverhalten. Wer nicht immer wieder improvisiert und Neues ausprobiert, gerät bald in eine Art Esstrott. Und das ist genauso schlecht, wie das Auf-der-Strecke-Bleiben der Romantik im Alltagstrott, wie der Verlust des Prickelns. Wer sich nichts mehr zu erzählen hat, lebt sich auseinander. Etwas Neues auszuprobieren ist ein machtvolles Instrument zur Ablenkung und ein Weg zum Genuss.

10. Gebot: Machen Sie Ihre Erfahrungen mit dem Genuss!

Schmecken hat mit Lust zu tun, mit Muße, Entspannung, Erfahrung. Und: mit dem Glück, das Richtige im Mund zu haben. Schmecken will gelernt sein. Und kann nicht gelernt werden, wenn man das Schmecken nicht übt. Wenn man Schokolade zerbeißt und schnell verschluckt statt sie schmelzen zu lassen zwischen der mundwarmen Zunge und dem weichen Gaumen, dann kann dies nicht gelingen. Nur wer über eine Reihe an verschiedenen Geschmackserfahrungen verfügt, ist fähig, sich stets jene Speisen zu besorgen, die das momentane Bedürfnis optimal befriedigen. Ein Beispiel: Weinkenner können sich ganz gezielt den Wunsch nach einer Geschmacksnuance erfüllen und so den Genuss eines festlichen Essens abrunden. Differenzierungen dieser Art müssen erlernt werden. Von selbst kommen sie nicht. Denn angeborene und erworbene Geschmackspräferenzen, die im Laufe des Lebens konstante Verstärkung erfahren haben – indem immer und immer wieder die Leibspeise gegessen wurde –, nehmen entscheidenden Einfluss auf die Zusammenstellung unseres Speiseplans, erklärt die amerikanische Psychologin Elizabeth Capaldi. »*Wenn wir einmal ein bestimmtes Reper-*

toire an Nahrungsmitteln kennen gelernt haben, sinken unsere Bereitschaft und unser Verlangen, Neues zu probieren und in unseren Speiseplan aufzunehmen.« Dies dürfte der Grund dafür sein, warum es viele Menschen für besonders schwierig halten, fett-, zucker- und salzreiche Lebensmittel aufzugeben, wenn sie sich einmal daran gewöhnt haben. Und dies ist auch ein weiterer Grund dafür, warum es sich lohnt, Kinder nicht mit einseitig süßen, fetten oder salzreichen Lebensmitteln zu verwöhnen beziehungsweise sie an sie zu gewöhnen. In diesem Sinne lohnt sich Neugierde doppelt. Auch wenn man diese Neugierde zunächst nicht teilen kann, ist die Tatsache, dass Anlage und Umwelt den Geschmack so tiefgreifend formen, noch lange kein Grund, sich mit seinem eigenen Essverhalten oder dem des Kindes abzufinden und eine Ernährungsumstellung gar nicht erst zu versuchen. Geschmackspräferenzen können verändert werden – vorausgesetzt natürlich, man will es. So wie man gelernt hat, bestimmte Speisen zu mögen, ist es auch möglich, diese Vorlieben wieder zu verlernen.

Die wichtigsten Regeln:

1 Greifen Sie zu Qualität statt zu Quantität!
2 Kaufen Sie mit den Jahreszeiten ein! Gewöhnlich ist das Beste jeder Jahreszeit sowieso preiswerter als alles, was eigentlich in eine andere Zeit gehört.
3 Gestalten Sie den Trott wieder aufregend! Gehen Sie auf den Wochen- statt in den Supermarkt einkaufen.
4 Probieren Sie einfach neue Gerichte und Geschmacksrichtungen aus, die Sie noch nicht ausprobiert haben! Ein neues Gemüse, das Sie noch nie zubereitet haben. Ein Stück Käse, von dem Sie gehört haben. Ein paar frische Kräuter …

11. Gebot: Machen Sie gemeinsames Genießen alltäglich!

Freilich können sich heute nur mehr wenige Familien den Luxus leisten, jeden Tag ein sorgfältig zubereitetes Mahl gemeinsam zu genießen. Die Berufstätigkeit der Mutter, die unterschiedlichen Schul- und Arbeitszeiten, die Tatsache, dass sich auch unser Freizeitverhalten massiv und oft nach außen orientiert verändert hat, lassen das bürgerliche Familien-Ideal einer gemeinsam genossenen Mahlzeit mehr und mehr unrealistisch erscheinen. Aber wollen wir

uns immer nur von äußeren Umständen treiben lassen? Wollen wir im Alltag nur funktionieren? Wollen wir uns zwischendurch nicht auch etwas Gutes tun? Es bedarf keiner außergewöhnlichen Ereignisse, um Genuss zu erfahren. Besondere Anlässe wie Festtage sind zwar willkommene Anlässe, aber keine Bedingung für das Genießen. Es gilt vielmehr, angenehme und schöne Dinge im Essalltag wiederzuentdecken – wie frische Semmeln, duftenden Kaffee, wohl temperierten Käse, vollreife Früchte ... So lassen sich kleine hedonistische Inseln im Meer des Alltags anfahren.
Zeitmangel muss dabei nicht unbedingt eine Hürde sein: Auch schnell zuzubereitende Convenience-Produkte können anregend serviert und genossen werden. Ein schon in wenigen Minuten mit einem guten Dressing frisch angemachter Salat kann die währenddessen im Ofen gebackene Tiefkühlpizza zu einem kleinen, ansprechenden Mahl veredeln. Ein Glas Mineralwasser, Fruchtsaft oder Wein dazu und auf schönen Tellern serviert – so kann auch ein Schnellgericht eine angenehme Stimmung verbreiten und ein Genuss sein.
Auch wenn wir nicht täglich die Möglichkeit zu einem gemeinsamen Essen mit ausreichend Zeit haben, lassen sich gewiss Tage finden, an denen das möglich ist. Und die sollten wir entsprechend zelebrieren. Wer es zum Beispiel am Wochenende genießen kann, mit seinen Liebsten ein sorgfältig zubereitetes Menü in einem angenehmen Ambiente, zu dem durchaus auch eine schöne Tischdekoration und eine ausgewählte Flasche Wein gehören können, einzunehmen, empfindet meist auch im Alltag das Bedürfnis nach einem anderen Essverhalten.

Menschen, die die Fähigkeit besitzen, Genuss und Genießen selbst zu steuern, schaffen sich meist eine Umgebung, die auch bei Anderen Wohlbefinden auslöst. Das Teilen angenehmer Gefühle und sinnlicher Erlebnisse setzt aber voraus, dass wir uns dem Essen wirklich gemeinsam widmen, dass die Mutter nicht nebenbei Zeitung liest oder der Vater Fußball schaut. Haben Kinder die Erfahrung gemacht, dass Essen zu Hause etwas Nebensächliches ist, dürfen sich die Eltern nicht wundern, wenn sie dann mit dem Gameboy am Tisch sitzen. Mütter oder Väter, die sich bemühen, regelmäßig ein Mittag- oder Abendessen sorgfältig zu kochen und dafür auch mehr Zeit aufwenden, legen naturgemäß mehr Wert auf eine konzentrierte und positive Stimmung bei Tisch. Sie achten darauf, dass sich die Essenden ebenso Zeit nehmen und dem Koch durch das bewusste Genießen der Speisen Anerkennung zollen. Schieben wir selbst gestresst nur ein Fertiggericht in die Mikrowelle, fällt es uns auch leichter zu akzeptieren, dass die Mitessenden nur rasch ihren Hunger stillen, um wieder an den Schreibtisch, auf den Spielplatz oder vor den Fernseher zu eilen.

12. Zelebrieren Sie den Genuss!

Positive Gefühle und Genuss beim Essen setzen auch ein adäquates Umfeld voraus. Eltern sollten daher Machtkämpfe am Tisch vermeiden, ihre Kinder beim Essen nicht ungebührlich maßregeln oder anschreien. Denn das Einzige, was sie damit erreichen, ist, dass die Kleinen genervt auf dem Teller herumstochern und selbst jene Speisen nicht mehr essen wollen, die sie eigentlich mögen.
Kinder reagieren da nicht anders als Erwachsene. Auch uns vergeht der Appetit, wenn wir Streit mit unserem Partner haben oder berufliche Probleme im Vordergrund der Konversation stehen. Die Mahlzeit ist deshalb nicht der richtige Zeitpunkt, um Probleme zu diskutieren. Sie sollte im Wortsinn als Zeit für das Mahl genutzt werden, als Auszeit vom Alltag, als besinnlicher Moment. Ein Moment, in dem wir unseren Partner, unsere Kinder, unsere Familie, unsere Freunde jenseits der Probleme, die uns gerade im Magen liegen, sehen, sprechen und hören können. Nach einem angenehmen Essen, das unsere Lebensfreude stärkt und unsere Sinne anregt und bei dem wir positive Gefühle mit anderen teilen, lassen sich auch Probleme leichter lösen.

Gerade weil Essen so herrlich konkret ist, ist man gerne versucht, davon auszugehen, eine geglückte Mahlzeit ließe sich einfach planen und ganz leicht im Alltag umsetzen. Umso größer ist dann die Enttäuschung, wenn der gemeinsame Esstisch nicht »funktioniert«. Daher wenden wir uns im letzten Kapitel den möglichen und unmöglichen Problemen bei Tisch zu. Und sehen uns an, wie wir sie vermeiden beziehungsweise bewältigen können.

ABSTRACT GENIESSER LEBEN BESSER – EIN PLÄDOYER FÜR DEN GENUSS

Weil Essen so viel mehr ist als nur eine physiologische Notwendigkeit, bleiben Ernährungsempfehlungen, die unsere Sinne nicht ansprechen, wirkungslose Appelle an die Ratio. Insbesondere Kinder sind nicht mit rationalen Argumenten davon zu überzeugen, sich gesund zu ernähren. Wer seine Ernährung und die seiner Kinder umstellen will, muss zuerst das Verhältnis zum Essen verändern. Ein gesundes Essverhalten wird nicht durch Askese oder strenge Diätverordnungen gefördert, sondern durch die Auseinandersetzung mit den eigenen Bedürfnissen und Emotionen und insbesondere mit dem bewussten Genuss.

Tatsächlich konnte in empirischen Untersuchungen gezeigt werden, dass Genuss sich positiv auf die Verwertung der aufgenommenen Nährstoffe auswirkt. Leider sind auf dem Weg zum Genuss zahlreiche Hürden zu überwinden: Eile, Hektik und Stress gelten als genussfeindliche Faktoren. Aber auch die Entsinnlichung des Essens und überhaupt die ewige Frage »*Macht Sinnlichkeit eigentlich Sinn?*« lassen die Genussfähigkeit verkümmern. Daher müssen wir lernen, unsere Genuss- und Erlebnisfähigkeit zu entdecken und zu optimieren. Und: Wir müssen unsere Kinder bei der Entwicklung ihrer Genussfähigkeit unterstützen. Zwölf Wegweiser auf der Straße Richtung Genuss können uns dabei unterstützen:

1 Schalten Sie Ihre Sinne bewusst ein! 2 Machen Sie Lebensmittel zu Genussmitteln! 3 Kochen Sie sich zum Genuss! 4 Warten Sie auf den richtigen Zeitpunkt! 5 Nehmen Sie sich Zeit! 6 Erlauben Sie sich zu genießen! 7 Genießen Sie, was Ihnen gut tut! 8 Achten Sie auf die Dosis! 9 Sprechen Sie über den Genuss! 10 Machen Sie Erfahrungen mit dem Genuss! 11 Lassen Sie gemeinsames Genießen alltäglich werden! 12 Zelebrieren Sie den Genuss!

Die (Wieder-)Entdeckung des Genusses ist Voraussetzung für ein gesundes Essverhalten. Als alleinige Strategie für den Umgang mit dem Zuviel ist sie aber unzureichend. Gerade Kinder brauchen Regeln, eine schlüssige Ess-Erziehung, um sich im Überfluss zurechtzufinden. Ein Guide durch das Schlaraffenland findet sich im an- und abschließenden Kapitel 5.

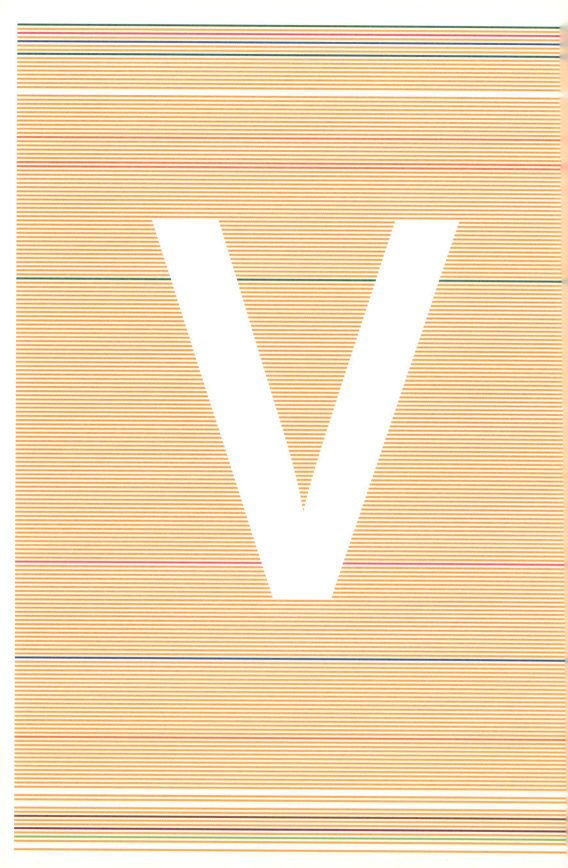

Gebrauchsanweisungen
für das Schlaraffenland

Einen Menschen erziehen heißt, ihm zu sich selbst verhelfen.

Peter Altenberg, österreichischer Schriftsteller (1859–1919)

RICHTIG ESSEN –
EINE FRAGE DER ERZIEHUNG

Genuss ist, wie wir gesehen haben, eine conditio sine qua non für ein gesundes Essverhalten; als alleinige Strategie für den Umgang mit dem Zuviel ist Genießen aber unzureichend. Weil unser Geist und unser Körper auf Mangel und nicht auf Überfluss trainiert sind, brauchen gerade Kinder eine schlüssige (Ess-)Erziehung, um sich in der modernen Gesellschaft zurechtzufinden. Eltern müssen auf die veränderten Vorzeichen pädagogisch reagieren. Denn es liegt in ihrer Verantwortung, ihren Kindern das Rüstzeug mitzugeben, um mit dem Zuviel umgehen zu können. Im Folgenden wird beleuchtet, wie Ess-Erziehung heute konkret aussehen kann, damit Kinder ihren Weg durch das Schlaraffenland mit seinen unzähligen Verführungen finden können. Dabei werden weniger Essregeln für das Kind aufgestellt als vielmehr Erziehungsregeln für die Eltern – frei nach Goethe: »*Ess-Erziehung ist das Einfachste von der Welt – mit erzogenen Eltern.*«

Ich esse (so), also bin ich (so)

Gehen wir zunächst zurück an den Esstisch der Kindheit, zurück zu den Anfängen des »normalen Essens«, zurück an den Beginn einer langen, hoffentlich spannenden, erlebnisreichen, sinnlichen, aber auf jeden Fall einmaligen, weil individuellen Essgeschichte. Individuell ist sie vor allem deshalb, weil sich Kinder von Anfang an in Temperament und Naturell unterscheiden. Dies macht sich in den Familien schnell bemerkbar – und zwar nicht zuletzt beim Essen. Die Einen haben Appetit aufs Leben und verfügen über eine Energie, die leicht für drei reichen würde. Sie erscheinen zu allen Mahlzeiten in guter Laune und mit einem Bärenhunger. Die Anderen gehen das Ganze gelassener an und legen zwischen den Mahlzeiten ein Nickerchen ein. Die Einen erobern das Neue mit Elan, Druck und Tempo. Die Anderen beobachten, ertasten, experimentieren und entscheiden sich erst nach und nach.

Meist legen Kinder beim Essen ein ähnliches Verhalten an den Tag wie gegenüber den anderen Dingen des Lebens. Somit ist ihr Verhalten bei Tisch bloß eine Ausdrucksform dessen, wer und wie sie sind. Damit sind die ersten gemeinsamen Mahlzeiten bei Tisch eine von vielen Situationen, die den Eltern die Möglichkeit bieten zu lernen, wer das neue Familienmitglied ist. Und bei denen das Kind wiederum einen ersten Eindruck davon gewinnt, wer seine Eltern sind.

Wählerische Kinder

Es gibt nicht viele Bereiche in unserem Leben mit Kindern, die wir so planen und strukturieren wie das Essen. Man ist leicht versucht zu glauben, unsere Vorstellungen vom perfekten Mahl ließen sich ganz einfach im Alltag umsetzen. Umso größer ist dann die Enttäuschung, wenn der gemeinsame Esstisch nicht »funktioniert«. Denn nicht selten sind es gerade die gemeinsamen Mahlzeiten mit dem Kind, die nicht nur für Inspiration, sondern eben auch für Provokationen, Konflikte und Probleme sorgen.

Am häufigsten trifft man am Esstisch auf ein Problem: wählerische Kinder. Wählerische Kinder werden auch gerne als heikel bezeichnet. Doch wann ist jemand heikel? Wenn er nur wenige Gerichte mag? Wenn er acht Gerichte nicht mag? Wenn er 20 bis 30 Speisen nichts abgewinnen kann? Beginnt das Heikelsein, wenn man ein Gericht schon von vornherein ablehnt? Oder erst dann, wenn man das Gericht tatsächlich probiert hat und sich anschließend weigert, es zu essen? Ist man wählerisch, wenn man zu Hause nur drei Gerichte isst, aber im Kindergarten alles – oder umgekehrt?

Erwiesen ist, dass Heikelsein nicht angeboren ist, sondern gelernt wurde. Jesper Juul sucht den Hintergrund dafür bei den Eltern, die sich von alten Zwängen und von Manipulationen am Esstisch distanzieren und gleichzeitig die Führungsrolle ablehnen. Diese Kombination hat besonders viele wählerische Kinder hervorgebracht. Die Botschaft der Eltern, »*Du bekommst alles, worauf du Lust hast*«, verkehrt sich nämlich rasch in Frustration auf beiden Seiten. Da dem Kind als Richtschnur die Erfahrung, der Überblick und die Autorität der Eltern fehlen, ist es ausschließlich auf seine spontane Lust angewiesen. Und da die Eltern nur das Lächeln sammeln, das die Kleinen zeigen, wenn sie das bekommen, worauf sie am meisten Lust haben, kehrt sich dieses Lächeln schnell ins Gegenteil um.

Daher lohnt es sich, sich genauer anzuschauen, was es im konkreten Fall eigentlich bedeutet, heikel zu sein. Da es keine allgemeingültige Definition gibt, aber viele Eltern Angst haben, ihr Kind könnte ein heikler Esser werden oder schon sein, sind sie gut beraten, über ihre Definition nachzudenken. In seinem Buch »Was gibt's heute« geht Jesper Juul noch einen Schritt weiter, wenn er der Frage nachgeht, ob es so etwas wie Wählerischsein oder Heikelsein überhaupt gibt. Vielleicht gibt es ja nur unterschiedliche Mittel, mit denen Kinder entweder ausdrücken können, »*Ich fühle mich nicht wohl mit der Form, die eure Liebe angenommen hat*« oder »*Ich muss gerade etwas herumexperimentieren damit, wer ich bin und ob Platz für mich vorhanden ist, so wie ich bin*«.

Der Umgang mit negativen Erwartungen
Wir müssen alle mit positiven und negativen Erwartungen leben. Es lohnt sich aber, insbesondere mit negativen Erwartungen vorsichtig umzugehen. Wenn beispielsweise die Mutter ernsthaft besorgt ist, dass ihre Tochter heikel werden könnte, wird sie beginnen, nach Anzeichen zu suchen, die ihre Befürchtungen bestätigen. Und dieses Suchen wird Einfluss auf ihr Verhalten nehmen:

— Sie wird dazu neigen, bei einigen Nahrungsmitteln ihre eigene Begeisterung zu dämpfen oder sie unnötig hochzuschrauben.

— Die Tochter wird bei jeder Mahlzeit im Fokus der ängstlichen, prüfenden oder besorgten Mutter stehen.

— Die Tochter wird hören, wie ihre Mutter über sie mit dem Vater, der Familie oder Fremden spricht. Und auch wenn sie die Bedeutung des Wortes heikel noch nicht versteht, wird sie begreifen, dass etwas mit ihr und ihrer Art zu essen nicht ganz stimmt.

— Die Mutter wird gewisse Gerichte, von denen sie weiß, dass die Tochter sie mag, immer wieder kochen, damit sie Erfolg verspürt. Gleichzeitig wird sie andere Gerichte, von denen sie sich weniger Erfolg verspricht, vom Speiseplan streichen.

Der Vater ist eventuell nicht der gleichen Meinung wie die Mutter. Damit kommt das »Problem« beim Essen immer wieder auf den Tisch. Und das Mädchen wird erfahren, dass es ihretwegen zwischen den Eltern zu Spannungen kommt.

Sitzen diese Gedanken mit am Esstisch, lernt das Kind innerhalb weniger Wochen, heikel zu sein. Ein Kind, das nur die Besorgnis, die Überredungsversuche und das Beharren der Eltern erlebt, wird das ganze stressige Erlebnis mit einer Speise im Gedächtnis behalten und dazu neigen, diesem Gericht keine zweite Chance zu geben. Einfach alles aufzuessen, um den Konflikt am Tisch zu umgehen, kann laut Jesper Juul nicht als Lösung verstanden werden, sondern nur als die Entscheidung eines Neurotikers. Weiters merkt er an, dass es im Allgemeinen vier bis fünf Jahre dauert, aus einem gesunden ein neurotisches Kind zu machen.
Es dauert natürlich seine Zeit, bis das alte (negative) Schubladen-Denken abgeschafft ist. Der beste Rat, den man Eltern mitgeben kann, lautet: Hängen Sie, sobald der Gedanke »*Wenn sie nur nicht wählerisch wird*« auftaucht, ein geistiges »Hoppala!« hinten dran. Und schieben Sie ein »*Ich meine, wenn ich sie bloß nicht wählerisch mache!*« hinterher.

Wie Kinder wählen

Kinder haben besonders feine und sensible Geschmacksknospen. Daher ist es nicht überraschend, dass sie manchen Geschmacksnuancen nichts abgewinnen können. Manchmal ist es ein spezielles Gewürz, das ihnen die Freude an einer Beilage nimmt, manchmal sind es aber auch ganz fundamentale Geschmackserlebnisse. Sie wirken mit »*der Gewalt eines Stromschlages*«, wie es der Autor Andreas Bernard beschreibt. Bei ihm waren es die ersten Geschmackserfahrungen mit Leber und Oliven, die ihn über Jahre hinweg davon abhielten, diese Lebensmittel noch ein zweites Mal anzurühren.

Nicht zu unterschätzen ist bei Kindern auch die Kraft der Optik in Bezug auf das, was auf dem Teller liegt. Kinder sind besonders visuell orientierte Wesen, ihre Augen essen noch mehr mit als jene der Erwachsenen. Manche klas-

sischen Gemüseverweigerer entpuppen sich beispielsweise bei näherem Hinsehen als Gemüse-Mix-Verweigerer. Karotten allein, ja. Erbsen allein, ja. Mais allein, ja. Aber als farbenfrohes Sammelsurium? Unmöglich! Ein gutes Beispiel sind in diesem Zusammenhang auch Jausenbrote, die auf dem Weg zur Schule ihr unbeschädigtes Äußeres verlieren und zu einem feuchten Klumpen verkommen. Diese Verwischung der Grenzen, wenn aus den Brothälften, den Wurstscheiben, der Butter und der Essiggurke eine undefinierbare Masse wird, die aus den Ritzen des Schwarzbrotes quillt, kann auch Erwachsenen schlagartig den Appetit verderben. Kein Wunder, dass hier schon das Kosten widerwärtig erscheint. Insbesondere Kinder neigen dazu, Ekel vor der Gestaltlosigkeit zu entwickeln. Eher kleine Portionen und die Trennung der Komponenten kommen ihren Vorlieben dagegen entgegen.
Ausnahmen bestätigen die Regel. So kann es auch eine große Freude sein, eine knusprige Semmel mit warmem Leberkäse so lange ziehen zu lassen, bis das weiße weiche Innenleben die Feuchtigkeit des Leberkäses so aufgesaugt hat, dass die Semmel außen gerade noch kross ist. Wie Sie sehen: Es lebe das Detail!

Manchmal sind es auch die Namen, die zur Irritation beitragen, weil sie die falschen Erwartungen auslösen, wie es etwa Andreas Bernard recht eindringlich in seinem Essay »Über das Essen« (siehe Kasten) beschreibt. Wie er zeigt, sind hier neue Esserfahrungen bei Freunden, in einem Lokal oder auf Reisen hilfreich. Allein das gute Vorbild der Eltern ist keine Erfolgsgarantie.

LITERATUR

VON DER KONSISTENZ DER WÖRTER UND DER ZUNGE IN DER FREMDE

»Meine Abneigung gegen Käse: nicht zu entscheiden, ob sie sich eher auf den Gegenstand bezog oder auf den Klang des Wortes. Dass der Name Anteil hatte an der Scheu vor einem Nahrungsmittel, war etwas Außergewöhnliches. Bei allen anderen Dingen, die ich nicht mochte, verhielt sich die Bezeichnung neutral; sogar einem Wort wie ›Spinat‹ war nichts von jenem Schrecken anzumerken, den der Geschmack der Speise unverzüglich auslöste. Nur bei Käse fiel der Ekel vor dem Bezeichneten mit dem vor der Bezeichnung zusammen. Das Wort selbst hatte eine prekäre Konsistenz: Langsam zerlief das Ä im Mund, um dann auf dem S-Laut kleben zu bleiben wie ein schmelzendes Stück Weichkäse auf einem Holzbrett. Beim Aussprechen schien ein unangenehmer Geruch zu verströmen. Niemals, so hatte ich mir vorgenommen, wollte ich Käse probieren. Dass ich es während eines Sommerurlaubs in Amerika doch tat, war kein Widerspruch – das, was ich dort zu essen bekam, hieß Cheese. Meine Annäherung an das Nahrungsmittel führte über die ungewohnte Bezeichnung.

Cheese mochte zwar nichts Anderes sein als die bloße Übersetzung von Käse; die Assoziationen jedoch, die die beiden Wörter hervorriefen, waren vollkommen unterschiedlich. In Amerika verblassten all jene Bilder, die ich zu Hause unwillkürlich mit Käse in Verbindung brachte. Nichts an Cheese erinnerte etwa an die butterähnlichen Käsedreiecke, die die Mutter abends aß, oder an jene grüne Camembert-Schachtel, deren stumpfer Geruch den ganzen Kühlschrank erfüllte. Der amerikanische Cheese stand von Beginn an für etwas Anderes; auf den Enchiladas und Tacos, den Sandwiches und Pizzas erschien er als etwas Knuspriges, Überbackenes. In diesem Land war Käse offenbar weniger ein Nahrungsmittel für sich als vielmehr eine Kruste, die Oberfläche des ganzen Gerichtes. Vielleicht hätte mir diese Kruste auch zu Hause geschmeckt, aber es bedurfte offensichtlich einer doppelten Verfremdung des ungeliebten Käsebildes, einer neuen Erscheinungsform und einer neuen Bezeichnung, um die Scheu vor ihm zu überwinden. – Bei Wittgenstein heißt es einmal, die Bedeutung der Wörter sei nichts Anderes als ihr Gebrauch in der Sprache. »*Das Aussprechen des Wortes ist gleichsam ein Anschlagen einer Taste auf dem Vorstellungsklavier.*« Nichts hätte mir die Wahrheit dieses Satzes besser veranschaulicht als meine Annäherung an Käse über den Umweg der englischen Sprache. [...]

Wie oft geschieht es, dass die Zunge in der Fremde elastischer, flexibler wird – sie traut sich plötzlich mehr zu –, und wenn man wieder nach Hause zurückkehrt, hat ein Gericht seinen Schrecken verloren, das noch kurz zuvor ungenießbar erschienen war. In Präzisierung einer viel ge-

brauchten Redensart könnte man sagen, dass Reisen den Horizont des Schmeckens erweitert. [...]
Ihren Schrecken büßte Butter zum ersten Mal in jenen besseren Restaurants ein, die mit dem Brotkorb vor dem Essen auch eine Schale mit Butterflocken servieren. In dieser Gestalt sah das Nahrungsmittel nicht nur wesentlich heller aus, fast weiß; es verlor auch sein leicht verdorbenes Aroma. Der Geruch der kühlen Flocken auf dem Brot hatte etwas überraschend Sanftes. Als ich schließlich ein kleines Stück probierte, war ich so erstaunt über die Leichtigkeit, mit der sich der ungewohnte Geschmack im Mund ausbreitete, wie es für einen Gewichtheber sein mag, der plötzlich eine Hantel stemmt, an die er sich lange Zeit nicht gewagt hat. Die Butter verwandelte sich in dem Moment in jenes Nahrungsmittel, das es auf den Wurstbroten nie gewesen war.«

Aus: Andreas Bernard, Über das Essen (Salzburg, 2002)

Heikelsein als Strategie fürs Schlaraffenland

Heikel zu sein kann handfeste Vorteile bieten. Vor allem, wenn es sich dabei um den Ausdruck von Individualität handelt, wenn dabei individuelle Geschmacksvorlieben ihren Ausdruck finden, weil spezifische Vorlieben ernst genommen werden. Dann kann Heikelsein nämlich auch als Orientierungshilfe im Lebensmittelüberfluss dienen. Es kann die Geburt eines kritischen Essers sein, der nicht alles schlucken will, der sich nicht mit allem zufrieden gibt. Denn dann wird man sich nicht mit irgendeinem Wurstbrot zufrieden geben, sondern nur mit dem »Richtigen«. Kann man dieses nicht bekommen, wird man sich für eine Alternative entscheiden, von dieser aber nur so viel essen, bis sich der akute Hunger gelegt hat.

Diese Strategie erweist sich im Schlaraffenland als hilfreich! Dies belegen auch Studien aus den USA, die sich mit den Stärken der Ernährungsweise von Schlanken auseinandersetzen. Sie kommen zu dem Schluss, dass Schlanke im Gegensatz zu Übergewichtigen eher dazu neigen, heikle beziehungsweise kritische Esser zu sein, die lieber eine Mahlzeit ausfallen lassen oder bewusst klein halten als irgendetwas zu essen, was nicht wirklich schmeckt.

»REZEPTE« FÜR DIE ESS-ERZIEHUNG – ZEHN ERZIEHUNGSREGELN

Gerade weil sich das Essen so gut eignet, Gefühle indirekt zu zeigen, ist es wichtig, die Hintergründe der Konflikte bei Tisch beziehungsweise der Essprobleme im Allgemeinen zu verstehen. Nur so kann man ihnen vorbeugen und die Entstehung von Folgeproblemen wie Übergewicht oder Essstörungen verhindern. In der Folge werden die möglichen Hintergründe der Probleme bei Tisch beleuchtet und verschiedene Lösungsansätze angeboten. Ob diese Lösungsvorschläge zu Ihnen und Ihrer Familie passen, können natürlich nur Sie entscheiden. Manchmal kann es hilfreich sein, statt des konkreten Vorschlags – also statt des gesamten »Rezepts« – nur die Grundidee – also die wichtigsten »Zutaten« – als Inspiration zu übernehmen und sie der jeweiligen Tradition und den Geschmacksvorlieben der Familie anzupassen. Es lohnt sich, die Stimmung bei den Mahlzeiten im Auge zu behalten, da sie einen nachhaltigen Einfluss auf das Familienleben ausübt. Und dafür sind die Eltern verantwortlich!
In der Folge werden nun zehn Erziehungsregeln für den familiären Esstisch vorgeschlagen.

1. ERZIEHUNGSREGEL
Setzen Sie Essen nicht als Belohnung oder Bestrafung ein!

»Das ist doch selbstverständlich«, werden viele Eltern an dieser Stelle sagen. Natürlich darf Essen weder als Belohnung noch als Bestrafung eingesetzt werden und der gemeinsame Tisch soll schon gar nicht als Ort der Erziehung missbraucht werden. Doch wie sich zeigt, stellt es in der Praxis für viele Eltern eine besondere Herausforderung dar, gerade diese Regel einzuhalten. Denn manchmal wollen Kinder einfach (fast) nichts essen, sie sind quengelig und schnell wird ihnen alles zu viel. Und gerade dann neigen manche Eltern dazu, ihren Sprössling besonders geschickt zum Aufessen zu motivieren, sprich: mit Essen fürs Essen zu belohnen. Der kleinste gemeinsame Nenner sind hier natürlich Süßigkeiten. Eine Strategie, die nach hinten losgeht. Denn so lernen Kinder eigentlich nur, dass sie für ihr Verhalten, die Essensverweigerung, mit Süßig-

keiten belohnt werden. In diesem Zusammenhang meinte Barbara Methfessel von der Pädagogischen Hochschule Heidelberg: »*Früher waren die Kinder dankbar fürs Essen, heute sind die Eltern dankbar, wenn die Kinder essen.*« Gerade weil der Wandel vom Mangel zum Überfluss so rasch vonstatten gegangen ist, lohnt es sich, den eigenen Umgang mit Essen als Belohnungs- oder Bestrafungsmittel besonders kritisch zu hinterfragen. Denn eine andere weit verbreitete Variante des Einsatzes von Lebensmitteln als Belohnung ist jene, dass Eltern und Großeltern ihre Kinder beziehungsweise Enkel gerne – und ohne Anlass – mit jenen Leckereien verwöhnen, die ihnen selbst in ihrer Kindheit nur sehr selten zuteil wurden. Lange musste der Nachwuchs damals auf diese herbeigesehnten süßen Gelegenheiten warten. Heute sind Süßigkeiten in vielen Familien zum Alltag geworden. Ein kalorischer Luxus, der sich mit Übergewicht rächen kann, vor allem, wenn bestimmte Stimmungen, Tageszeiten, Tätigkeiten beziehungsweise Situationen zum Süß-Appetit-Auslöser werden.

Das zusätzliche Problem: Was Kinder häufig essen, essen sie auch gerne (vergleiche Kapitel 2). Das ist das Prinzip des Mere Exposure Effect – von Volker Pudel, dem bekannten deutschen Ernährungspsychologen, als erfahrungsbedingte Gewohnheitsbildung übersetzt. Sie stellt die Grundlage für die Stabilisierung der Geschmackspräferenzen dar. Denn Speisen hinterlassen einen sensorischen Eindruck. Je häufiger sich dieser sensorische Eindruck wiederholt, desto eher stabilisiert sich eine Präferenz für dieses Geschmacksprofil. Dies trifft natürlich auch auf Süßwaren zu.

2. ERZIEHUNGSREGEL
Lassen Sie Konflikte nicht mitessen!

Konflikte sind ein normaler Bestandteil unseres Lebens und damit auch unseres Familienlebens. Trotzdem ist der Begriff Konflikt für die meisten von uns negativ besetzt und löst Ängste und Widerstände aus. Im Grunde beschreibt dieser Begriff jedoch nur eine Situation, in der zwei Seiten einer Gemeinschaft unterschiedliche oder gegensätzliche Ziele verfolgen: »*Ich möchte, dass du dein Essen isst*« contra »*Aber ich habe keinen Hunger!*«.

Im Alltag wird überwiegend das verhandelt, was aktuell an Entscheidungen oder Konflikten ansteht. Geschieht dies nicht, werden beispielsweise wichtige Konflikte unterdrückt oder nicht sachbezogen verarbeitet, wachsen Konflikte zu Problemen heran. Im Umkehrschluss heißt das: Eine Vielzahl von Problemen, die Familien in Verbindung mit den gemeinsamen Mahlzeiten oder dem Essen schlechthin erleben, sind auf ungelöste Konflikte zurückzuführen. Oft wurde der zugrunde liegende Konflikt nicht sachbezogen bewältigt. Oder man ist einfach nicht auf ihn aufmerksam geworden, als er das erste Mal auftrat. Daher besteht die Lösung für die meisten Essprobleme darin, den Konflikt aufzuspüren, der am Anfang stand, und ihn neu zu bearbeiten. Forschungen der letzten Jahre haben gezeigt, dass jene Familien, in denen sich alle wohl fühlen und bestens entwickeln, auch jene sind, in denen Konflikte nicht überdeckt werden, sondern man bereit ist, ihnen ins Auge zu blicken.
Lösungen gibt es für viele Probleme, aber nicht für alle. Bleiben Probleme ungelöst, werden sie zu mehr oder weniger dauerhaften Mitgliedern der Familie. Meist sind sie es, die den Familien ihren besonderen Charakter und ihr individuelles Profil geben. Jesper Juul, der dänische Familientherapeut, sieht in diesen Problemen aber auch die besondere Herausforderung, unsere Menschlichkeit weiterzuentwickeln. In diesem Sinne sind Konflikte eine anregende Herausforderung, die uns hilft, unser Leben bewusster zu leben und zu gestalten.

Familientherapeuten betonen in diesem Zusammenhang häufig jene Konflikte, die entstehen, wenn die Wünsche, Träume und Erwartungen der Eltern für ihren Nachwuchs mit der Persönlichkeit der Kinder kollidieren. Studien zeigen in diesem Zusammenhang, dass dicke Kinder häufig nicht nur von Außenstehenden, sondern auch in der Familie, insbesondere von Müttern und Geschwistern, wegen ihres Äußeren gehänselt und aufgezogen werden (vergleiche Kapitel 3).
Diese verbalen Demütigungen tun ihre Wirkung, sie hemmen die Entwicklung von Selbstvertrauen und Selbstachtung. Beide sind aber die Voraussetzung dafür, dass Menschen sich selbst Wertschätzung entgegenbringen können. Denn mit der Einstellung *»Ich bin in Ordnung,*

und andere mögen mich« sind Kinder nicht nur zufriedener, sie trauen sich auch eher etwas zu und werden mit Niederlagen gut fertig. Und dieses Rüstzeug ist besonders wichtig, um im Lebensmittelüberfluss das Neinsagen zu lernen, seine eigenen Bedürfnisse ernst nehmen zu können und eine Ernährungsumstellung anzugehen.

3. ERZIEHUNGSREGEL
Nehmen Sie Kinder und ihren Geschmack ernst!

Das Geschmacksrepertoire von Kindern entfaltet und entwickelt sich in den ersten sechs bis sieben Lebensjahren. Wie schon erwähnt, überwiegt in dieser Lebensphase die innere, also die biologische Orientierung. Diese wird in den ersten Lebensjahren langsam entdeckt, erkannt und benannt. In dieser Zeit werden die meisten persönlichen Esserfahrungen gesanmmelt, die den Esser sein ganzes Leben begleiten. In der Schulzeit essen die meisten Kinder, was Kinder gerne essen, häufig ohne gesteigertes Interesse am Thema. Erst mit der Pubertät beginnen die kulinarischen Interessen individueller und außenorientierter zu werden und an den Erfahrungen und Erlebnissen der ersten Jahre anzuknüpfen.
Doch dies gilt nicht für alle Kinder. Der erste große Übergewichtsschub ist bereits im Alter zwischen sechs und acht Jahren zu verzeichnen, wie eine aktuelle Studie aus Deutschland aufzeigt. Die Daten unterstreichen die Bedeutung der ersten Lebensjahre für die Entwicklung des Essverhaltens.

Bei Kleinkindern sind die Geschmacksnerven unglaublich sensibel und stumpfen erst mit dem Alter etwas ab. Ein spezielles Gewürz, ein eigenartiger Geschmack oder ein starker Geruch können für ein Kind das gesamte Geschmackserlebnis dominieren. Ist das Erlebnis negativ, reagieren Kinder wie Erwachsene: Sie haben bei der nächsten Begegnung mit der Speise Vorbehalte. Dazu kommt, dass Kinder die Vielfalt der Geschmäcker von Speisen noch nicht kennen, sie muss von ihnen erst nach und nach erobert, erkannt und eingeordnet werden. Manche der neuen Geschmacksreize sind spannend, sensationell und wunderbar, andere fad, enttäuschend oder unangenehm.

Stärker als Erwachsene essen Kinder auch mit den Augen. Daher ist die optische Präsentation von Essen von Anfang an ein großes Thema. Denn rasch haben Kinder gelernt, eine Vorstellung davon zu entwickeln, ob ihnen etwas schmeckt oder nicht, allein durch den Anblick. Süßigkeiten sind häufig bunt, klein und liebevoll verpackt, während Gemüse meist eine einheitliche Farbe und Konsistenz aufweist oder ein totales Durcheinander darstellt.

Statt das Kind mit Aussagen wie *»Oh, das schmeckt aber gut!«* oder *»Das ist besonders gesund!«* zu locken, etwas Spezielles zu probieren, lohnt es sich, Kinder von Anfang an zu ermuntern, sich auf ihre eigenen Geschmackserlebnisse und -eindrücke zu verlassen. Es empfiehlt sich in diesem Zusammenhang, Interesse an den Geschmackserlebnissen des Kindes zu zeigen, wie zum Beispiel:

— *»Das hier ist Spinat. Mir schmeckt er gut, deshalb bin ich neugierig, ob du ihn auch magst.«*
— *»Der Reis ist heute gelb, weil ich Curry hineingegeben habe. So hast du ihn noch nie probiert. Was meinst du?«*
— *»Heute habe ich die mehligen Kartoffeln gekauft, weil Papa sie so gerne hat. Die zerfallen immer beim Kochen, nehmen aber die Soße so gut auf. Ich mag die speckigen lieber, was hältst du davon?«*
— *»Ich mag Sauerkraut besonders gerne, weil es so leicht und frisch schmeckt und mich so angenehm sättigt. Kannst du mir erklären, warum du es nicht magst? Ist es dir zu sauer? Zu stark gewürzt? Zu grob geschnitten?«*
— *»Aha, das schmeckt dir nicht. Was ist es, was für dich nicht in Frage kommt?«*

Ein Kind, das sich ernst genommen fühlt und ein echtes Interesse an seinen Geschmackserlebnissen spürt, wird eher dazu neigen, einem bestimmten Produkt oder Gericht eine zweite Chance zu geben, wenn es auf dem Tisch steht. Menschen, deren Standpunkt man ernst nimmt, werden im Laufe der Zeit meist flexibler, während sie sich häufig verschließen und aggressiv werden, wenn ihnen Kritik entgegengebracht wird.
Eine positive Entwicklung setzt natürlich voraus, dass alle Essensteilnehmer entsprechend aufmerksam sind. Das heißt zum Beispiel, dass sich die Eltern beim Essen im All-

tag auch verbal damit auseinandersetzen, was sie auf dem Teller haben (siehe auch Kapitel 4). Dass vielleicht der Vater feststellt, dass er nicht gerade verrückt nach Brokkoli ist oder dass er keinen Blumenkohl mag. Dadurch entsteht eine Atmosphäre, in der der Geschmackssinn jedes einzelnen Familienmitglieds von Bedeutung ist. Sie ist weder eine Bedrohung für den Zusammenhalt der Gemeinschaft noch eine persönliche Beleidigung für den Koch des Tages. So entwickeln Kinder nicht das Gefühl, mit ihnen stimme etwas nicht, wenn sie ein Gericht nicht mögen. Und es wächst sich nicht zum Drama aus, wenn sich eine einzelne Rosine auf einen falschen Teller verirrt hat.

4. ERZIEHUNGSREGEL
Argumentieren Sie nicht mit Gesundheit!

Essen ist für viele Eltern etwas ganz Spezielles, etwas für das sie besondere Verantwortung tragen, gilt es doch sicherzustellen, dass das Kind alles bekommt, was es zum Wachstum braucht. Deshalb wurden und werden Kinder noch immer damit traktiert, für ihr eigenes Wohlbefinden etwas zu essen, was sie nicht mögen. Als Klassiker kann man hier den Spinat anführen. Weil ihm jahrzehntelang viel Eisen zugeschrieben wurde – es handelte sich allerdings um einen vielfach kopierten Kommafehler –, musste er aufgegessen werden, damit man auch groß und vor allem stark werden konnte. Um diese Botschaft besonders überzeugend zu kommunizieren, wurden sogar Comicfiguren wie Popeye geschaffen.

Diese Argumentationsweise hat nur einen Haken: Für Kinder ist Gesundheit Normalität und per se keine Verlockung, etwas Bestimmtes zu essen. Ausgehend von den Ergebnissen langjähriger Untersuchungen des amerikanischen Psychologen Steven Reiss ist Gesundheit als Argument selbst bei Erwachsenen nicht besonders hilfreich, da Gesundheit – im Gegensatz zu Macht, Unabhängigkeit, Neugier, Anerkennung, Ordnung, Sparen, Ehre, Idealismus, Beziehungen, Familie, Status, Rache, Eros, Essen, körperlicher Aktivität und Ruhe – nicht zu den fundamentalen Lebensmotiven zählt.

Das Einzige, was Kinder durch diesen ewigen Gesundheitsdruck am Esstisch lernen, ist, dass Gesundheit mit Druck, Verzicht oder schlechtem Geschmack verbunden ist. »*Iss das nicht, das ist nicht gesund!*« »*Probier doch wenigstens etwas Gemüse, das ist gut für dich!*« »*Magst du nicht doch noch etwas mehr? Das macht dich stark!*«

Warum so kompliziert? Nehmen wir zwei andere Beispiele: den Schlafrhythmus und die Hausaufgaben. Es käme wohl niemand auf die Idee, dem Kind einen gesunden Schlafrhythmus zu vermitteln, indem er es zwingt, zu einem Zeitpunkt ins Bett zu gehen, an dem es ganz und gar nicht müde ist? Oder die Hausaufgaben just dann zu machen, wenn er weiß, dass das Kind keine Lust und Energie hat? Aber wenn bei einem Gericht der Salat oder das Gemüse nicht gegessen werden, wird darüber besonders gerne intensiv diskutiert und »motiviert«.

Viele Eltern erleben kurze oder längere Phasen, in denen ihr Kind sich weigert, Gemüse, Salat, Obst oder Vollkornbrot zu essen, Produkte, die notwendiger Bestandteil einer gesunden Ernährung sind. Die Ursachen sind meist innerhalb der folgenden Kategorien zu finden:

— Das Kind mag den Geschmack von einigen Gemüsesorten nicht und lehnt sie deshalb ab.

— Die Eltern haben sich zu Gesundheitsmarketingmanagern entwickelt, die ihre Meinung bei jeder passenden und vor allem unpassenden Gelegenheiten kundtun. Hier gilt ganz allgemein: Man gerät schnell in die Defensive, wenn man eine Gesundheitsoffensive bei Kindern startet. Fachleute können es sich erlauben, sich über allgemeine Entwicklungen und statistische Trends zu ergehen. Eltern aber nicht, denn sie müssen auf das Individuum reagieren, wenn sie wollen, dass sich ein guter Kontakt entwickelt.

— Das Gemüse wird in unzulänglicher Form dargereicht. Gemüse kann aber auf vielerlei Arten zubereitet werden. Für gewöhnlich lieben Kinder eher rohes Gemüse, eher süße Sorten wie Karotten, rote und gelbe Paprika und Mais, eher Püriertes wie Paprika- oder Kartoffelpüree und eher Gemüsesorten einzeln zubereitet als im Verbund. In unserem Kulturraum wird Gemüse jedoch leider häufig zu lange gekocht oder mit anderen Zutaten wie Reis vermischt serviert.

Lassen Sie sich nicht aus der Ruhe bringen, wenn Ihr Kind eine Zeit lang kein Gemüse essen will. Machen Sie es nicht bei jeder Mahlzeit zum Thema und unterlassen Sie Betrügereien, Überreden, Belohnen! Es ist aber sinnvoll, den eigenen Standpunkt klar zu äußern. Allerdings ohne emotionalen Druck und in freundlichem und persönlichem Ton. Zum Beispiel: »*Ich wünschte, dir würde Gemüse schmecken – bloß einige Sorten!*« Es spricht nichts dagegen, diesen Wunsch von Zeit zu Zeit, in lieber zu langen als zu kurzen Abständen zu äußern. Wenn Sie dem Kind damit täglich in den Ohren liegen, ist nichts erreicht. Im Gegenteil, manchmal dauert es dann noch länger, bis Bewegung ins Spiel kommt.

Die Tatsache, dass Kinder bestimmte Dinge nicht essen wollen, ist kein Anlass für einen Machtkampf. Entwickelt sich die Angelegenheit jedoch zu einem solchen, dann nur, weil die Eltern es so weit kommen lassen. Und deshalb können Eltern den Kampf auch wieder beenden. Dass Kinder kein Fleisch, keine Sauce, nichts Grünes mögen, ist nur dann ein Problem, wenn die Eltern beschließen, ein Problem daraus zu machen. Ein Dichter hatte immer einen kleinen Stempel in der Tasche, den er in den Restaurants auf die Speisekarte drückte. Dort stand dann zu lesen: »*Keine Kresse, bitte!*« Schenken Sie Ihrem Kind zum Geburtstag auch so einen Stempel, damit nimmt man den Druck aus der Sache.

5. ERZIEHUNGSREGEL
Erlauben Sie Extrawünsche!

Die Neigung, als Ausdruck von Gemeinschaft dasselbe zu essen, ist bei Erwachsenen und Kindern gleich stark ausgeprägt. Manchmal muss jedoch die Individualität erprobt werden, um die Lust am Kollektiven freizusetzen. Kinder wissen sehr genau, was sie wollen. Eltern empfinden diese klaren Willensäußerungen bezüglich des Essens allerdings oft als wenig positiv. Sie sprechen dann von Extrawürsten. Und fragen sich: Wie damit umgehen? Ganz einfach: Braten Sie die Wurst. Wenn beispielsweise die übrigen Familienmitglieder Spaghetti mit Tomatensauce lieben, die Sechsjährige sie aber partout nicht ausstehen kann, was spricht dann dagegen, dem Kind eine andere Sauce anzubieten? Sollten mangelnde Zeit und Energie das Problem sein, kann man sich auch darauf beschränken, das Notwendige einzukaufen und die Kinder die Zubereitung ihres Wunsches unter Anleitung selbst in die Hand nehmen zu lassen. Der Sinn der Übung besteht nicht darin, zu Hause ein Restaurant aufzumachen, das jedem Extrawunsch nachkommt. Es geht darum, alle Mitglieder der Familie am Tisch gleichermaßen willkommen zu heißen und sie gleichermaßen wertzuschätzen. Ein Kind, das erlebt, dass ihm Freundschaft und Fürsorge entgegengebracht werden, gibt sie früher oder später auf die gleiche Weise zurück.

Kann man keine individuelle Rücksicht nehmen – und kann man als Elternteil ausschließen, dass es sich bei der Negierung der Extrawürste nur um eine weitere Erziehungsmaßnahme handelt –, ist es für manche Eltern auch hilfreich, (sich) mit gutem Gewissen einzugestehen, dass sie in manchen Situationen auch einfach hilflos sind: *»Ich weiß genau, dir wäre es am liebsten, ich würde dir jedes Mal etwas extra kochen, wenn es etwas gibt, das du nicht magst. Aber wir haben beschlossen, dass wir es nicht machen. Ich weiß nicht recht, was ich dir als Lösung vorschlagen soll, außer, dass ich wohl etwas im Kühlschrank finde, das dir besser schmeckt. Hast du selbst einen Vorschlag?«* Durch dieses bewusste Aussprechen werden viele Eltern flexibler und gelassener.

6. ERZIEHUNGSREGEL
Akzeptieren Sie Ihren kleinen Wiederholungsesser!

Dass Kinder jeden Tag immer nur Spaghetti essen wollen oder Pommes mit Ketchup, ist kein neues Phänomen. Anna Roming geht in ihrem Artikel in der Zeitschrift »Psychologie Heute« davon aus, dass sie einen guten Grund dafür haben: Sicherheit. *»Eltern stöhnen oft, dass ihre Drei- oder Fünfjährigen immer nur dasselbe essen wollen und für neue Speisen nicht zu begeistern sind. Dabei ist dieses Verhalten völlig normal: Im Alter von drei bis fünf Jahren können sich Kinder zwar ihre Nahrung selbst aussuchen, aber sie sind noch nicht alt genug, um entscheiden zu können, was ,sichere' Ernährung ist und was nicht. So greifen sie aus Vorsicht zu Vertrautem.«*

Viele Kinder berichten, dass sie, als sie sich auf ein Gericht »spezialisiert« hatten, drei- oder viermal hintereinander Speisen bekommen hatten – beispielsweise außer Haus –, die sie nicht mochten. Und dass sie sich aus diesem Grund allein gelassen fühlten. Daher beschlossen sie, nur noch Speisen zu essen, von denen sie mit Sicherheit wussten, dass sie sie mögen. Damit gewannen sie Sicherheit und vermieden das Erlebnis von Unsicherheit.

Pingeliges Essverhalten bei Kindern ist in den meisten Fällen eine vorübergehende Erscheinung und kein ernsthaftes Problem. Psychologen warnen daher übereinstimmend, Kinder nicht zu bestimmten Nahrungsmitteln zu zwingen oder andere zu verbieten. Auf diese Weise könnten Sie Essstörungen Vorschub leisten. In Studien wurde nachgewiesen, dass Kinder, die zuerst ihren Spinat aufessen mussten, ehe sie den Nachtisch bekamen, eine Abscheu gegenüber Gemüse entwickelten und eine besondere Vorliebe für Süßes.
Es liegt also in der Verantwortung der Eltern, dafür zu sorgen, dass sich Esssituationen nicht zu Machtkämpfen auswachsen. Nicht, weil es unangenehm oder anstrengend sein kann, sondern weil es hier nicht um Macht geht, sondern um Verantwortung. Es ist daher sinnvoll, die Hintergründe des Wiederholungsessens zu klären. Wichtig ist es, folgende Aspekte zu überdenken:

— Besteht die Gefahr, dass mein Kind an Unterernährung oder unter falscher Ernährung leidet?
— Mache ich mir ernsthaft Sorgen um das Kind, oder ist nur einer von meinen Träumen wie eine Seifenblase zerplatzt?
— Mache ich mir in Wirklichkeit mehr Sorgen über die Reaktionen des Umfeldes? Der Nachbarn? Der Freunde?
— Mache ich mir mehr Sorgen über das, was mein Kind isst, als darüber, wer es ist?

Wie können nun Lösungsansätze für das Wiederholungsessen aussehen? Isst das Kind etwa nur Spaghetti pur, könnten die Eltern sich mit ihm auf einen Kompromiss einigen: Spaghetti mit Tomatensoße etwa. Dieser Kompromiss ist jedoch nur dann ein guter, wenn sich die Eltern mit ihm wirklich wohl fühlen. Herausfinden kann man das am besten, indem man sich selbst beobachtet. Stellen

Sie fest, dass Sie sich oft Sorgen machen oder immer wieder kritische Kommentare abgeben müssen, dann deutet das darauf hin, dass Sie sich mit der Lösung nicht wohl fühlen. Hier gilt es, sich eine neue Lösung einfallen zu lassen und eventuell einen Experten zu Rate zu ziehen. Die jeweils individuell richtige Antwort zu finden ist an dieser Stelle besonders wichtig, gilt es doch, auf das sehr persönliche Verhalten des Kindes authentisch zu reagieren und nicht eine Strategie oder eine Taktik zu verfolgen und damit das Kind zum Versuchskaninchen werden zu lassen.
Entscheiden Sie sich, der Monomanie Ihres Kindes ein Ende zu setzen, lohnt es sich, frei nach Jesper Juul, folgende Spielregeln einzuhalten:

— Teilen Sie dem Kind Ihre Entscheidung ernst und freundlich mit und übernehmen Sie die Verantwortung für die gegenwärtige und zukünftige Situation.

— Egal, wie die Reaktion ausfällt, ob das Kind sich ärgert, traurig wird oder wütend: Wichtig ist, dass jede Reaktion akzeptiert wird, unwidersprochen bleibt und nicht wegpädagogisiert wird – frei nach dem Motto: »*Es ist nur zu deinem Besten.*«

— Halten Sie Wort und tun Sie, was Sie angekündigt haben. Bieten Sie dem Kind an, was auf dem Tisch steht. Oder laden Sie es ein, etwas anderes vorzuschlagen.

— Wenn das Kind sich weigert zu essen, nehmen Sie es hin. Nötigen oder kritisieren Sie es nicht. Manche werden einwenden, dass es eine zu große Verantwortung für ein vier- bis fünfjähriges Kind ist zu entscheiden, ob und was es isst. Und dass es bei den Erwachsenen liegt, die Verantwortung zu übernehmen, was Kinder essen. Das stimmt an sich, nur hat in diesem Fall das Kind bereits die Verantwortung dafür übernommen, was es zu sich nimmt. Es sagt ja schon: »*Ich esse nur Spaghetti mit Tomatensauce.*«
Und haben Menschen erst einmal die Verantwortung für das eigene Leben übernommen, kann man sie ihnen nur mit Gewalt und durch Unterdrückung wieder entziehen. Da keine der beiden Möglichkeiten zu befürworten ist, muss das Kind lernen, seine Verantwortung in einer dif-

ferenzierten und weniger selbstzerstörerischen Weise zu verwalten.

Das Kind zu ignorieren, ist ebenfalls kein guter Ansatz. Es ist nach wie vor ein vollwertiges Mitglied der Familie – nur eben eines, das vorübergehend nichts isst. Bieten Sie ihm das Essen einmal an und beziehen Sie es ansonsten genauso in die Gespräche und Diskussionen ein wie die übrigen um den Tisch Versammelten.

7. ERZIEHUNGSREGEL
Üben Sie keinen Zwang aus!

Wer wählerische Kinder hat, hat sie meist selbst dazu erzogen. Denn wer Kinder dazu zwingt, bestimmte Gerichte zu essen und andere nicht anzurühren – es ist dabei bedeutungslos, ob es sich um gesunde oder ungesunde Speisen handelt –, zerstört den Genuss und ganz nachhaltig die Sinnlichkeit des Essens. Zwang nimmt die Lust, sich überhaupt mit dem Thema Essen auseinanderzusetzen und zerstört die Fantasie und die Freude daran.
Passend zum Thema hat Volker Pudel in seinem Buch »Ketchup, Big Mac und Gummibärchen« die klassischen Frust-Sinnlos-Argumente zusammengetragen:

»Sei doch vernünftig. Iss, damit du groß wirst. Du willst doch auch stark werden, nicht wahr? Also, iss das endlich. Damit du gesund bleibst, damit du starke Knochen bekommst, damit du nicht krank wirst, damit du dich in der Schule besser konzentrieren kannst. Iss was Vernünftiges. Nun iss doch wenigstens mir zuliebe. Du brauchst Eisen, weil du so blass aussiehst. Nein, nicht schon wieder Pommes. Du wirst dick davon. Wenn du so weiter isst, bist du bald krank. Die schmecken doch gar nicht. Wann merkst du das endlich. Ich habe dir doch schon hundertmal gesagt, dass du dein Gemüse aufessen sollst. Ich habe doch auch alles aufgegessen. Warum pickst du nur die besten Sachen raus? Waren die Augen wieder größer als der Magen? Nun iss doch nicht schon wieder vor dem Essen. Trink nicht so hastig. Warum stocherst du im Essen? Nun iss doch zügig. Was soll aus dir nur werden? Den Pudding kriegst du jetzt nicht, weil du dein Essen nicht aufgegessen hast. Warum hast du deine Schulbrote nicht gegessen? In deinem Rucksack liegen vertrocknete Brote.

Und den Apfel hast du auch nur angebissen. Nein, für die Milchschnitte gebe ich dir kein Geld mit. Du sollst gesunde Sachen essen. Den Schokoriegel gebe ich dir erst, wenn du deine Milch ausgetrunken hast. Cola kaufe ich nicht. Das ist ungesund für dich, das solltest du endlich einsehen. Nun habe ich das extra für dich gekocht. Was es bei Schmidts gibt, das ist mir völlig egal. Schließlich sollst du gesund bleiben. Oliver sieht ganz schön pummelig aus.«

Es gibt noch eine andere Form von Zwang, die aber so gut wie nie wählerische Esser generiert: die Armut. Jesper Juul berichtet, dass er gerade in Familien, in denen die Eltern ihre Armut mit Würde getragen haben, die intensivsten und friedlichsten Mahlzeiten erlebt hat. Dazu haben unter anderem die Kinder beigetragen, die loyal das aßen, was an diesem Tag auf den Tisch zu bringen im Rahmen des Möglichen lag. Dies soll nicht zur Romantisierung der Armut dienen, sondern zeigen, dass Kinder gerne bereit sind, mit ihren Eltern zu kooperieren.

8. ERZIEHUNGSREGEL
Begegnen Sie Frust mit Lust!

Die alten Chinesen sagten, man solle sich niemals satt essen. Und viele Probleme der modernen Wohlfahrts- und Überflussgesellschaft deuten darauf hin, dass viel Weisheit in dieser einfachen Regel steckt. Auf die Ursachen von Übergewicht wurde in Kapitel 3 schon näher eingegangen. Ist das Kind zu dick, ist die Aufgabe der Eltern einfach und schwer zugleich. Es lohnt sich, nicht nur die zugrunde liegenden Probleme im Auge zu behalten, sondern insbesondere auch die Möglichkeiten des Kindes. Hilfreich kann es sein, folgende Fragen zu beantworten:

— Wie reagiert das Kind auf Frustration? Auf Schmerzen? Auf Stress? Lautstark und energisch? Leise und in sich gekehrt?
— Worin bestanden die Lösungen der Eltern?
— Welche Rolle spielt das Essen in der Familie?
— Wie sehr beschäftige ich mich mit der Ernährung des Kindes? Ist sie zum Mittelpunkt geworden?
— Wie ist das Verhältnis zu anderen Kindern?
— Wie geht die Familie mit Problemen um?

Hinter einem übergewichtigen Kind steckt vielfach ein Frustesser. Kinder können lernen, auf vielfältige Weise auf Emotionen zu reagieren. Eine davon ist, mit Essen Gefühle zu regulieren, angenehme Gefühle hervorzurufen oder zu verstärken, negative zu überspielen und zu kompensieren. Die dänische Ernährungsphysiologin Suzanne Grunert hält das Essverhalten für ein Phänomen, das vor allem der Selbstregulierung von Gefühlen dient. Diese Funktion erklärt sich wesentlich aus der Tatsache, dass wir nicht einfach Kalorien zu uns nehmen, sondern mit dem Essen emotionale Symbole verbinden. Sie unterscheidet vier Dimensionen solch emotionaler Esssymbole: Sicherheit, Lust, Geltung (Ich-Stärkung) und Zugehörigkeit. Bis zu einem gewissen Grad gehört emotionales Essen zum ganz normalen Alltag, aber wenn Kinder tagtäglich nicht satt werden können, nie genug bekommen, immer die Finger im Essen haben, dann steckt hinter diesem Verhalten mehr als nur der Versuch, die Emotionen positiv zu beeinflussen. Eher etwas, was auch hinter dem Ausdruck »sich Kummerspeck anfuttern« zu finden und mit einem Frust, einem Problem oder einem Konflikt verbunden ist. Kinder essen, um einen Kummer oder ein Unglück zu lindern. Wie können Eltern ihrem Kind hier helfen? Die Strategie besteht darin, zusammen mit dem Kind herauszufinden, worunter es leidet, und ihm darüber hinwegzuhelfen.

Da die Kummerauslöser auch oft das Übergewicht selbst und die damit verbundene soziale Ächtung sein können, ist das Engagement der Eltern hier von besonderer Bedeutung. Zweifelsohne haben es übergewichtige Kinder schwer. Aber Kinder mit wenig Selbstvertrauen tragen noch schwerer, wogegen Kinder mit mehr Selbstvertrauen unangenehme Situationen besser bewältigen können. Es gilt daher, insbesondere übergewichtige Kinder bei der Entwicklung eines positiven Selbstwertgefühls zu unterstützen und sich gleichzeitig für die Fähigkeiten und Talente des Kindes zu interessieren und sie zu beleuchten. Dies verfolgt das Ziel, dass das Kind ein Selbstbild entwickelt, das sich nicht nur an dem Zuviel an Gewicht festmacht. Denn es ist ein Unterschied, ob man ein physisches oder ein soziales Handicap hat und ob man sich selbst als gehandicapt empfindet.

In diesem Zusammenhang ist es auch wichtig, dass der Kampf gegen das Übergewicht von Anfang an eine persönliche Entscheidung des Kindes ist. Denn wir sprechen schließlich nicht davon, lediglich eine kurze Diät durchzuhalten, sondern davon, das Verhältnis zu sich selbst und zum Leben zu verändern. Nachdem dies meist ein längerfristiger Prozess ist, lohnt es sich, jene Situationen zu identifizieren, in denen am ehesten am Genuss vorbei gegessen wird, in denen nicht wahrgenommen wird, dass überhaupt gegessen wird. Hier kleine, einfache Überlebenstechniken für das Schlaraffenland, die sich bestens bewährt haben und für die ganze Familie gelten können:

— Essen Sie nur am Tisch. Setzen Sie sich auf jeden Fall zum Essen hin. Essen Sie nie aus der Schachtel oder aus dem Papier, sondern verwenden Sie immer einen Teller und am besten auch ansprechende Servietten. So unterstreichen Sie die Bedeutung dessen, was Sie gerade tun.

— Essen Sie langsam. Kauen Sie ausgiebig. Nicht wegen des guten Benehmens, sondern weil erst durch das Kauen neue Geschmacksstoffe aufgeschlossen werden können, die zum Genuss beitragen.

— Sehen Sie beim Essen nicht fern und lesen Sie auch keine Zeitung. Denken Sie nur daran, was Sie gerade essen und riechen, genießen Sie jeden Bissen. Reden Sie über Ihr Essen, über die Eigenheiten des Geschmacks, die Konsistenz und die passende Temperatur. Um den Spaßfaktor zu erhöhen, können Sie auch jede Komponente des Essens, nachdem Sie sie kurz besprochen haben, benoten lassen – indem jeder Essteilnehmer eine Hand in die Höhe streckt und mit den Fingern die Note festlegt. So gibt es täglich einen neuen Gewinner bei Tisch.

— Versuchen Sie bewusst, die Mahlzeiten zu fixen Zeiten einzuhalten. Diese Struktur hilft, Hunger und Sättigung, Appetit und Lust auseinanderzuhalten. Außerdem erkennt man so besser, zu welchen Zeiten man besonders gefährdet ist, unbewusst zu snacken oder irgendetwas in sich hineinzustopfen. Und man lernt auch, die appetitauslösenden Gefühle beziehungsweise Stimmungen besser kennen. Dies erleichtert die Suche nach alternativen Lösungen. Wer etwa immer auf dem Heimweg von der Schule beim Lieblingsbäcker durch den Duft zu einem Schokostriezel verführt wird, sollte seine Nase bewusster verwöhnen. Zum Beispiel durch ein Duftkissen oder seine Lieblingsblumen. Gleichzeitig lohnt es sich, einen alternativen Heimweg auszuprobieren.

9. ERZIEHUNGSREGEL Nehmen Sie Appetitlosigkeit ernst, aber nicht persönlich!

Der Appetit von Kindern schwankt von Zeit zu Zeit. Das ist kein Grund zur Sorge, sondern ganz natürlich. Es gibt einfach Phasen, in denen der Organismus viel Energie zum Wachsen braucht, und Phasen, in denen er mit weniger auskommt. Jeder Mensch hat zudem seine eigenen Essgewohnheiten. Und nicht alle werden groß und stark. Manche bleiben auch einfach von Natur aus klein, zart und feingliedrig und brauchen nicht so viel wie andere. Es kommt auch vor, dass Kinder, wenn sie ins Spiel vertieft sind oder sich auf schwere Prüfungen in der Schule vorbereiten, schlicht vergessen zu essen.

Was aber tun, wenn das Essen bewusst verweigert wird? Egal, wie viel Bedeutung man dem gemeinsamen Essen beimisst (vergleiche Kapitel 1), in unserer Kultur stellt es wohl eine der größten Provokationen dar, wenn ein Kind das Essen zurückweist und sich weigert zu essen. Sind es Säuglinge oder Babys, die nichts essen wollen oder alles wieder erbrechen, braucht die Familie medizinische Hilfe. Und wenn ein Kind in der Pubertät sehr wenig isst und zugleich glaubt, es sei zu dick, ist auch erhöhte Aufmerksamkeit geboten. Sind neben dem Appetit auch der Lebenshunger und das Gefühlsrepertoire geschrumpft, besteht der dringende Verdacht auf Magersucht oder Bulimie (siehe Kapitel 2) – ernst zu nehmende, lebensbedrohliche Essstörungen, die nicht nur akute, sondern auch langfristige therapeutische Hilfe unumgänglich machen.

Zum Glück meinen Eltern mit der Aussage »*Mein Kind isst nichts*« meistens »*fast nichts*« oder »*sehr viel weniger als unserer Meinung nach notwendig*«. Entscheidend ist aber nicht, wie viel ein Kind tatsächlich isst, sondern ob es wächst, sich normal entwickelt und Lust aufs Leben hat. Es ist wichtig, den Blick der Eltern wegzulenken von der rein physiologischen Seite der Ernährung des Kindes. Denn die ständige Sorge wird sich auf das Selbstwertgefühl und die Lebensenergie des Kindes auswirken. Folglich besteht bei der unbegründeten Angst der Eltern die Gefahr, dass sie sich zu einer selbsterfüllenden Prophezeiung entwickelt und sich das Kind am Ende tatsächlich ungesund entwickelt.

Wenn es um das Essverhalten des Kindes geht, lohnt es sich, nicht nur den eigenen Empfindungen und Beobachtungen nachzugehen, sondern auch die Meinung anderer zu hören. Fragen Sie Lehrer, Freunde, die Familie. Lassen Sie deren Beurteilungen gleichberechtigt in Ihre Beobachtungen einfließen. Denn Eltern neigen gerne dazu, sich auf Details zu versteifen und ab und zu den Sinn für die Proportionen zu verlieren.
Es ist nichts Ungewöhnliches, dass Eltern einigen Bereichen im Leben ihres Kindes mehr Aufmerksamkeit schenken als anderen. Besonders gern konzentrieren sie sich auf das Thema Essen. Das Problem: Viele haben ein gestörtes Verhältnis zum Bedürfnis des Kindes nach Essen entwickelt. Wer ist Schuld daran? Die eigenen Erfahrungen der Eltern mit Mangel, unfreiwilligem Nahrungsverzicht, Unsicherheit, Schicksalsschlägen und Essstörungen in der Familie, der eigene Kampf mit dem Übergewicht, die Angst vor dem Übergewicht ...
Die Fokussierung darauf, wann, wo, was und wie viel das Kind isst, kann sich später rächen. Besonders die »Spezialisierung« auf die gegessene Portionsgröße ist problematisch. Denn in der Regel reagieren Kinder auf zweierlei Arten: Entweder sie beugen sich den Wünschen der Eltern und essen größere Mengen, um Papa und Mama glücklich zu machen. Was bei einigen zu Übergewicht führt. Oder sie kooperieren im umgekehrten Sinne und nehmen bei Tisch immer weniger zu sich, um es eventuell außerhalb der Familie mit Süßigkeiten wieder zu kompensieren – mit schlechtem Gewissen und ohne Genuss. Sind die Eltern nicht bereit ihr Verhalten zu ändern, ruft dies bei den Kindern beider Gruppen Zweifel am eigenen Wert als Mensch hervor. Dies vor allem deshalb, weil Kinder absolutes Vertrauen zu ihren Eltern haben. Deshalb kommen sie zu dem Schluss, sie müssten den Fehler bei sich

suchen, wenn die Mutter mal wieder genervt den von ihr viel zu voll gehäuften Teller nur halb leer gegessen in die Küche trägt.

Es gilt, adäquate und vor allem konstruktive Lösungen zu finden. Konstruktiv für das Wohlbefinden des Kindes und der Eltern, für ihr wechselseitiges Verhältnis zueinander sowie für die Stimmung rund um das Essen und die Mahlzeiten. Es kann nie allein darum gehen, das Kind zum Essen zu bringen! Schenken Sie ihm Aufmerksamkeit. Aufmerksamkeit heißt aber auf keinen Fall, Ermahnungen beim Essen. Hilfreich ist eher die Suche nach einem Gespräch abseits des Essens.

10. ERZIEHUNGSREGEL
Lehren Sie Werte, weniger Manieren!

In früheren Zeiten war Essen eine hoch reglementierte Angelegenheit. Der Schriftsteller und Gastrosoph Karl Friedrich von Rumohr kannte sich nicht nur mit dem *»Geist der Kochkunst«* aus, sondern auch mit dem ordnungsgemäßen Benehmen: *»Schlürfe die Speise, etwa die Suppe, nicht hinein, wie ein Schwein; blase die Kost auch nicht, dass es allenthalben umherspritze. Schnaube nicht wie ein Igel.«* Er erwartete außerdem eine *»wohlanständige Haltung des Leibes«* bei Tisch. Er hätte sich wahrscheinlich gut verstanden mit dem Arzt und Leipziger Hochschullehrer Daniel Gottlob Moritz Schreber, der um 1850 nicht nur den Kleingarten erfand, sondern auch Gurte und Schlingen, um Kinder, die sich seiner Ansicht nach zu lebhaft gebärdeten, beim Essen an Stuhlsitz und -lehne zu binden. Und zwar so, dass der Rücken sich beim Essen nicht krümmen und der Kopf sich nicht wenden konnte. Zum Glück fanden seine Methoden nur wenige Anhänger.

Auf Tischmanieren dagegen legte man zu seiner Zeit im Allgemeinen viel Wert. Noch vor zwei, drei Generationen – und zum Teil auch noch heute – herrschten in vielen Familien die gleichen grundlegenden Regeln für das Essen bei Tisch vor, wobei sie in den verschiedenen sozialen Schichten unterschiedliche Ausprägungen fanden. Die allgemein verbindlichen Normen waren:

- Man kommt pünktlich zum Essen
- Man nimmt sich nur so viel auf den Teller, wie man auch essen kann
- Man spricht nicht mit vollem Mund
- Man isst erst, wenn alle am Tisch sitzen
- Man isst erst, wenn man sich gegenseitig einen guten Appetit gewünscht hat
- Man bleibt sitzen, bis alle fertig sind
- Man hilft beim Ab- und Aufräumen
- Isst man bei Freunden, bedankt man sich fürs Essen Ungebührliche Geräusche sind zu unterdrücken
- Man isst nicht mit den Fingern, sondern mit Messer, Gabel und Löffel

DER LANGE WEG ZU MESSER UND GABEL   GESCHICHTE

Lange hat man mit den Fingern gegessen. So konnte die Konsistenz von Reis, Fleisch und Gemüse befühlt, das Essen geprüft werden. Bis die Werkzeuge, die wir heute Besteck nennen, allgemeines Speisegerät in Europa wurden, war es ein langer Weg. Zuerst kam das Messer – als Feuersteinsplitter oder Faustschneider zunächst, schließlich als Mannsmesser mit Schalen vom Hirschhorn beschlagen und als geblümtes Frauenmesser. Es folgte: der Löffel. Bereits im Altertum war er bekannt, doch wurde er häufig durch ein ausgehöhltes Stück Brot ersetzt. Als die Gabel in Mode kam, galt sie als weibisch und lächerlich. Ein richtiger Mann aß mit der Hand. Heute isst auch ein richtiger Mann nicht mehr mit den Fingern. Gilt es doch als unanständig, als barbarisch. Und so kämpfen schon kleine Kinder, bis sie das Essen mit Messer und Gabel beherrschen.

Das Essen mit Besteck ist eine Kulturtechnik. Aber hat sie einen tieferen Sinn? »*Meist handeln wir so*«, schreibt Claude Lévi-Strauss, der französische Soziologe, »*als wollten wir eine Unordnung und eine Gewalt inneren Ursprungs disziplinieren*«. Auch Norbert Elias, der berühmte britische Soziologe und Kulturphilosoph, versteht Tischsitten als die »*Zivilisierung des Essens*«, sieht vorgeschriebenes Verhalten beim Einnehmen von Speisen als »*eine Wandlung des Trieb- und Affekthaushaltes*«, als vorrückende »*Peinlichkeitsschwelle*« und als den Versuch, körperliche Äußerungen aus der Öffentlichkeit zu verbannen. Der Philosoph Hans-

Dieter Bahr meint sogar, dass *»die ästhetische Erziehung darauf abzielte, jede Spur von Bedürftigkeit, Angewiesenheit und Sterblichkeit aus dem öffentlichen Erscheinungsbild des Hofes zu verbannen, um die weltliche Stellvertreterschaft des Gottesstaates zu repräsentieren. (...) Die höfische Mahlzeit sollte so wenig wie das Abendmahl überhaupt an Essen und Trinken erinnern.«*
Diese Entwicklung scheint auch noch heute rasant weiterzugehen. Denn als Erwachsene fahren wir nur hin und wieder heimlich mit dem Finger in die Sauce, um ihn dann genussvoll abzulecken, und greifen nur selten lustvoll zum Hühnerbein, um es abzuknabbern. Und werden innerlich schwach und äußerlich ärgerlich beim Anblick von Kindern, die ungeniert und genussvoll ihren Teller abschlecken.

Was bei Tisch als manierlich gilt, hat sich über die Jahrhunderte gewandelt. Einst galt es als höflich, mit offenem Mund zu kauen und am Ende eines reichlichen Mahls zu rülpsen. Heute würden wir weder das Eine noch das Andere goutieren. Bei allem Wandel, geblieben ist die Suche nach gemeinsamen Spielregeln am Tisch. Viele der oben aufgelisteten Normen wurden in den meisten Familien als Regeln abgeschafft. Zwar wird noch immer überwiegend mit Messer und Gabel gegessen, aber ob das Essen gemeinsam stattfindet oder individuell, ob es am Esstisch seinen Platz hat oder vor dem Fernseher, hängt von den jeweiligen Tischsitten ab. Mit anderen Worten: Es bleibt den einzelnen Familien die Entscheidung überlassen, wie sie es bei Tisch halten wollen. Daher gehören die gemeinsamen Mahlzeiten auch zu jenen Kernbereichen, bei denen viele Eltern verunsichert sind, was für sie das »Richtige« ist. Zum einen wollen sie nicht in die Nähe der Rückgriffe aus vergangenen Zeiten geraten, andererseits können sie die Folgen liberaler Ansätze nicht abschätzen. Sie möchten Regeln, die sich dem Bedarf und den Bedürfnissen der Zeit, ihrer Familie und der aktuellen Situation anpassen. Um zu diesen Regeln zu finden, erscheint es sinnvoll, über die Antworten auf folgende Fragen nachzudenken und sie mit dem Partner und den Kindern zu diskutieren:

- Was wollen Sie gern erreichen?
- Wollen Sie in der Familie eine Kultur entwickeln, in der alle sitzen bleiben, bis jeder mit dem Essen fertig ist? Und wenn ja, wollen Sie es zur Regel machen, nach der man sich einfach nur richtet?
  Oder wollen Sie, dass es die Kinder tun, weil es höflich und sinnvoll ist, am Tisch sitzen zu bleiben?
- Gelten die Spielregeln auch für die Erwachsenen? Darf man den Tisch verlassen, wenn man um Erlaubnis fragt?
- Was passiert, wenn man keinen Hunger hat?

Regeln können nur dann funktionieren, wenn sie unsere Werte nicht untergraben, sondern sich an ihnen orientieren. Für Jesper Juul sind Werte »... *das einzige Fundament, das Ihnen Sicherheit bieten und Perspektiven eröffnen kann, wenn Konflikte auftreten oder schnelle Entscheidungen getroffen werden müssen. Das einzige Fundament, das Ihren Entscheidungen ausreichende Substanz und tieferen Sinn gibt, sodass die Kinder Sie respektieren und mit Ihnen kooperieren können.*«

In diesem Sinne sind die familiären Werte die einzige reale Alternative zur überholten, autoritären oder antiautoritären Erziehung und zu Machtmissbrauch oder dazu, sich von Experten, Kindern, Werbung, Müttern und Schwiegermüttern leiten zu lassen. Zumindest bis zu dem Zeitpunkt, an dem das Kind die übernommenen Werte hinterfragt, über Bord wirft, weiterentwickelt oder ganz neue Maßstäbe entwickelt.

Werte sind im Prinzip das, woran wir glauben. Als Erwachsene sehen wir es gern, wenn das, was uns wichtig ist, auch von den Kindern irgendwann übernommen wird. Es macht sich daher für die Eltern bezahlt, wenn sie etwas Zeit, Energie und Mühe darin investieren, ihre Werte zu diskutieren, zu untersuchen und für sich zu formulieren, solange die Kinder noch klein sind. Die Mühe lohnt sich, weil Werte die Grundlage bilden, auf der Eltern aufbauen können.

WILKOMMEN IM SCHLARAFFENLAND

Wir leben heute im Schlaraffenland. Und das ist auch ganz wunderbar so. Die lange Reise durch die Kapitel mögen Ihre Lust an den individuellen, sinnlichen Seiten des Essens geweckt und angestoßen haben, damit Sie in Zukunft mit einem guten Gefühl und einem klaren Kopf Ihren eigenen Geschmack weiterentwickeln und Ihr Kind darin unterstützen können, seinen Geschmack bewusster als internen Wegweiser einzusetzen.

In diesem Sinne hoffen wir, dass wir Sie und Ihre Kinder mit diesem Buch fit gemacht haben, auf dass Ihnen das Zuviel nicht zu viel wird. Damit Sie die schönen Seiten des Schlaraffenlandes mit mehr Selbstachtung wahrnehmen und wahr machen können. Denn Essen ist kein Problem, sondern macht Spaß, fördert die Gemeinschaft und ist Ausdruck der eigenen Bedürfnisse.

ABSTRACT GEBRAUCHSANWEISUNGEN FÜR DAS SCHLARAFFENLAND

Gerade Kinder brauchen eine schlüssige Erziehung, um den Herausforderungen unserer modernen Gesellschaft gewachsen zu sein. Besonders, wenn es um das Thema Essen geht, liegt es in der Verantwortung der Eltern, ihnen das Rüstzeug mitzugeben, um mit dem Überfluss umgehen zu können. Oft fühlen sich Eltern mit dieser Aufgabe überfordert, stehen vor dem Problem: *»Mein Kind ist so wählerisch!«* Akzeptieren Sie dieses Verhalten, es ist auch ein gutes. Weil es sich um den Ausdruck von Individualität handelt, wenn individuelle Geschmacksvorlieben ihren Ausdruck finden, und weil spezifische Vorlieben ernst genommen werden. Vermeintlich heikle Kinder entwickeln sich oft zu kritischen Essern, die nicht alles schlucken und sich nicht mit allem zufrieden geben.

Zehn Erziehungsregeln für den Familientisch seien Müttern und Vätern als Orientierungshilfen mitgegeben – frei nach Goethe: *»Ess-Erziehung ist das Einfachste von der Welt – mit erzogenen Eltern.«* Diese lauten:

01 Setzen Sie Essen nicht als Belohnung oder Bestrafung ein!

02 Lassen Sie Konflikte nicht mitessen!

03 Nehmen Sie Kinder und ihren Geschmack ernst!

04 Argumentieren Sie nicht mit Gesundheit!

05 Erlauben Sie Extrawünsche!

06 Akzeptieren Sie Ihren kleinen Wiederholungsesser!

07 Üben Sie keinen Zwang aus!

08 Begegnen Sie Frust mit Lust!

09 Nehmen Sie Appetitlosigkeit ernst, aber nicht persönlich!

10 Lehren Sie Werte, weniger Manieren!

In diesem Sinne: Willkommen im Schlaraffenland!

STICHWORT-INDEX

A

Abendessen 34, 56
Abwechslung 73, 118
Adipositas 17, 18, 21, 96 ff, 104 f, 117, 135
Agrarrevolution 20
Anerkennung 69, 186, 202, 65
Appetit 54, 60, 116 ff, 147, 175 f, 190, 194, 198
Appetitlosigkeit 212
Arbeit 26 ff, 34, 37, 89, 154, 158, 166, 172
Atmosphäre 56, 202
Autonomie 35, 61 f, 64, 179

B

Babynahrung 42, 84
Babyspeck 96
Bedürfnisse 25, 36 f, 53, 58, 63 ff, 70 f, 126 f, 137, 147, 158, 166, 218
Belohnung 67, 197 f, 219
Besseresser 72, 79
Bestrafung 219
Bewegung 25, 109 ff, 125
Blitzdiät 121 f
BMI 96 f
Breikost 69
Bulimia nervosa 133
Bulimie 129 f, 132

C

Convenience Food 32 f, 116, 155, 176

D

Diabetes 17, 99, 135
Diät 121 ff, 133 ff, 181, 211
dualistische Sichtweise 82 f, 126

E

Einkauf 15
Eiweiß 75 ff, 106, 113
Emanzipation 26, 30, 31, 35
Energiebedarf 73, 75
Ess-Brech-Sucht 132
Evolution 118

F

Fast Food 30
Feinschmecker 167, 182
Fernsehen 28, 109 f, 118, 130, 216
Fertiggerichte 32, 116
Fett 21, 76 f, 85, 90 f, 105 f, 113, 115, 124
Fettzellen 106 f, 121
Flexibilisierung 26, 174
Flügel 63 f
Freizeit 26 f, 59, 154, 158
Frühstück 34, 50, 56, 69, 73, 78, 79, 91

G

geduldete Lebensmittel 74
Gene 104, 105
Genuss 52 f, 55, 81 ff, 125 f, 142 ff, 152 ff, 166 ff, 177 ff, 211, 213
Genussmittel 75, 146, 168 f, 181
Geruch 43, 162, 164, 169 ff, 195 f, 200
Geschmacksnerven 86, 200
gesellschaftlicher Wandel 35
Getränke 21, 71, 74, 78, 109, 112
Gewicht 53, 106 f, 122, 125, 127, 129, 135 ff, 210
Gewissen 121, 125, 132, 148, 152 f, 157 f, 178, 180, 205, 213
Gier 22, 55, 177
Grundumsatz 111, 124, 125

H

Hauptmahlzeit 35, 76
Haushalt 30 ff
heikel 191 ff
Heißhunger 54 ff
Herz-Kreislauf-Erkrankungen 17, 100
Hunger 34, 53 f, 59, 67, 107, 117 f, 128, 147, 174 ff, 196 ff, 211, 217

I

Individualisierung 19, 31, 35 f, 58, 61 f, 122
individuelle Esser 37
Industrialisierung 21, 25, 90, 168
Industrielle Revolution 19

J

Jahreszeit 184
Jause 73, 79, 80

Jojo-Effekt 121, 123 ff
Jugendliche 28, 72, 96 f, 101, 118, 127

K

Kilojoule 106, 112, 115 f
Kilokalorien 106, 112, 115 f, 124
Kleinkind 63, 48
Kochen 18, 36, 57, 83 f, 89, 148, 169 ff, 201
Kohlenhydrate 76, 91, 106, 113
Konflikt 90, 92, 193, 198, 199, 210
Konsistenz 146, 166, 169, 171, 195 f, 201, 211, 215
Kontrolle 15, 50, 64, 122, 126 f, 137
Körperbewusstsein 121
Körperbild 101 f
Krankheit 129, 132
Küche 30 ff, 36, 59, 142, 157, 173, 214
Kühlschrank 37, 117, 168, 195, 205
Kultur 35, 39, 52, 66, 70, 82 f, 162, 179, 212, 217
Kummerspeck 103, 210

L

Lebensmittel 14 f, 21, 24, 42, 55 f, 71 ff, 86 ff, 90 f, 111, 117, 126, 132, 155, 159, 168, 176, 180, 184, 187, 193
Lebensqualität 65, 106, 137, 151
Limonade 22, 62, 78, 103, 116
Lust 15, 53 ff, 67, 83 ff, 119, 125, 147, 156 ff, 181 ff, 191 f, 203 f, 219
Luxus 178, 184, 198

M

Magersucht 123, 130 f, 145, 212
Mahlzeiten 25, 28, 31, 33 f, 61 f, 69 f, 117, 143, 156, 174 ff, 190 f, 197, 199, 209, 211, 214, 216
Mangel 19 ff, 32 ff, 39, 102, 116, 118, 122, 124, 130, 174, 190, 213
Manieren 35, 57, 214
Mineralstoffe 75, 78, 89 f
Mischkost 72 f, 93
Mittagessen 26, 31, 34 f, 73, 74
Mobilität 25, 32, 36
Multitasking 28 f, 176
Muttermilch 42 ff, 69

N

Nährstoffe 42, 53, 71, 73, 84, 150

O

Orthorexia nervosa 133, 157

P

Portionsgröße 48, 118, 120, 213

Q

Qualität 146, 169, 176, 184

R

Rationalität 122, 123, 150
Religion 84, 149, 172, 179
Resilienz 64f
Rhythmen 29, 163

S

Salz 76, 90f
Sättigung 59, 90, 91, 108, 174, 177, 181, 211
Schlaraffenland 13ff, 24, 190, 219, 15, 218
Schokolade 18, 20, 55, 74, 103f, 119, 125f, 148, 158, 162, 181, 183
Schule 28, 34, 79, 101, 109, 126, 175, 194, 208, 212
Selbstbewusstsein 32
Selbstbild 52, 64f, 210
sensorisch spezifische Sättigung 91
Sinne 70, 84, 142, 144f, 155f, 161f, 165ff, 169, 170f, 175, 180f, 186
Snacks 30, 34, 77f
soziale Ausgrenzung 103, 101
soziales Umfeld 101, 108
Stillen 42, 69, 147, 175, 186
Stress 54, 66, 130, 154, 170, 209
Sucht 132, 145
Suppenkaspar 23, 128f
Süßigkeiten 34, 47, 57, 66f, 77f, 88, 90, 197, 201, 213

T

Tisch 23ff, 37f, 47, 56, 60f, 130, 142, 185f, 190f, 197, 207ff, 211ff
TV 28, 57, 136, 154

U

Überfluss 16, 18, 24, 102, 122, 181, 190, 198
Übergewicht 17f, 59, 67, 97ff, 103ff, 107f, 116, 121, 126, 144f, 197, 198, 209ff
Untergewicht 132

V

Verantwortung 56, 58, 60, 64, 159, 180, 190, 202, 206 f
Vererbung 106
Vielfraß 128
Vitamine 75 ff, 84, 108
Vorbeugung 135, 157
Vorbild 58, 108, 125, 194
Vorlieben 57, 70, 83, 86 f, 91, 133, 178 f, 184, 194

W

Wahlmöglichkeiten 15
Warnsignale 131 ff
Werbung 17, 61, 86, 136, 147, 179
Wissensgesellschaft 19, 172
Wohlstand 25, 31, 176
Wurzeln 63 f, 113

Z

Zucker 71, 74 ff, 88 ff, 113, 116 f, 175
Zufriedenheit 29, 153, 178
Zunge 160, 162 ff, 167, 171, 182, 195
Zwang 55, 61, 191, 208
Zwischenmahlzeit 71, 78

LITERATURVERZEICHNIS

LITERATUR

Ackermann, Diane *Die schöne Welt der Sinne*, Hamburg 2002
Allende, Isabelle *Aphrodite – Eine Feier der Sinne*, Frankfurt a. M. 1998
Andrä, Alexandra *Kampf den Kilos mit System – Leitlinienbasierte Prävention von Übergewicht und Adipositas*, In: Ernährung aktuell, Wien 2006
Arendt, Hannah *Die antike Polis und der Haushalt*, In: Oikos – Von der Feuerstelle zur Mikrowelle. Haushalt und Wohnen im Wandel, Gießen 1992
Barlösius, Eva *Der ewige Streit über die »richtige Ernährung«*, In: Ernährungs-Umschau 46, Heft 11, Frankfurt a. M. 1999
Baumgartner, Andreas *Hunger schärft Geschmackssinn*, In: Tabula – Zeitschrift für Ernährung, Nummer 2, Bern 2004
Becker, Howard S. *Außenseiter – Zur Soziologie abweichenden Verhaltens*, Frankfurt a. M. 1981
Berger, Franz S. | Holler, Christiane *Mutters Küche – Von alten Rezepten, jungen Köchinnen und vergangenen Zeiten*, Wien 2000
Bergler, Reinhold | Hoff, Tanja *Genuss und Gesundheit*, Köln 2002
Bergler, Reinhold *Wer nicht kommuniziert, lebt nicht*, Köln 2004
Bergmann, Karin *Industriell gefertigte Lebensmittel – Hoher Wert und schlechtes Image?*, Schriftenreihe der Dr.-Rainer-Wild-Stiftung, Heidelberg 1999
Bergmann, Karin *Verbraucherverunsicherung heute – ein Überblick*, In: aid-Spezial 12, aid (Hrsg.), *Dokumentation zur Wissenschaftlichen Tagung von AGEV und IÖS/BFE*, Bonn 1997
Bernhard, Andreas *Über das Essen*, Salzburg 2002
Biesalski, Hans-K. *»5 am Tag«-Kampagne: Wissenschaftliche Begründung*, In: DGE info 7/2001, Fachinformation der Deutschen Gesellschaft für Ernährung e. V., Frankfurt a. M. 2001
Biswas, Kumar Ramesh | Mattl, Siegfried | Davis-Sulikowski, Ulrike *Götterspeisen*, Wien 1997
Boudan, Christian *Géopolitique du goût. La guerre culinaire*, Paris 2004
Bourdieu, Pierre *Die feinen Unterschiede. Kritik der gesellschaftlichen Urteilskraft*, Frankfurt a. M. 1982
brand eins – Wirtschaftsmagazin *Gesundheit? Was nützt einem die Gesundheit, wenn man sonst ein Idiot ist?* In: Heft 6, Hamburg 2006
Bratschi, Thomas | Feldmann, Lars *Stomach Competence – Wachsen in gesättigten Food-Märkten*, Frankfurt a. M. 2005
Brillat-Savarin, Jean Anthèlme *Physiologie des Geschmacks oder Physiologische Anleitung zum Studium der Tafelgenüsse*, München 1991
Brinck, Christine *Mein Kind sagt: »Ich will nur Burger!«*, Süddeutsche Zeitung, Januar 2006

Bundesamt für Sport *Gesundheitswirksame Bewegung – auf dem Weg zu Empfehlungen für Kinder und Jugendliche*, Schweiz 2005
Busch, Wilhelm *Max und Moritz*, Wien 2002
Camporesi, Piero *Der feine Unterschied: Luxus und Moden im 18. Jahrhundert*, Frankfurt a. M. 1992
Ciosi-Houcke, Laure | et al. *Trajectoires de vie et alimentation. Les pratiques culinaires et alimentaires révélatrices des constructions identitaires familiales et personnelles*, Paris 2002
Claupein, Erika | Oltersdorf, Ulrich | Walker, Georg *Zeit fürs Essen – Deskriptive Auswertung der Zeitbudgeterhebung*, Statistisches Bundesamt, Wiesbaden 2001
Cvitkovich-Steiner, Helga *Orthorexie: Essender Extremismus*, In: Ernährung heute, Mai 2005
Darmon, Muriel *Devenir anorexique. Une approche sociologique*, Paris 2003
Davidson, James N. *Kurtisanen und Meeresfrüchte*, Berlin 2002
De Capitani, François *Fest à l'ancienne – erforscht und einverleibt*, In: Tages-Anzeiger, Schweiz 2005
Degen, Rolf *Vergangene Lust am Essen*, Tabula – Nummer 2, Bern 1999
Desor, J. A. | Maller, Owen | Turner, Robert E. *Taste in Acceptance of Sugars by Human Infants*, In: Journal of Comprehensive and Physiological Psychology 84, USA 1973
Deutsche Adipositas Gesellschaft | Deutsche Diabetes-Gesellschaft | Deutsche Gesellschaft für Ernährung *Prävention und Therapie der Adipositas, Evidenzbasierte Leitlinien Adipositas,* Hamburg 2004
Deutsche Gesellschaft für Ernährung (Hg.) *Referenzwerte für die Nährstoffzufuhr der DGE, ÖGE, SGE und SVE*, 1. Auflage, Frankfurt a. M. 2000
Diasio, Nicoletta *Le rien à manger. Repas informels des enfants de 7 à 10 ans à Paris et à Rome*, Paris 2002
Diedrichsen, Iwer *Ernährungspsychologie*, Berlin | Heidelberg 1990
Diedrichsen, Iwer *Genusstraining: Schule des Genießens*, In: Ernährungs- Umschau, Heft 11, Frankfurt a. M. 1999
Diehl, Joerg M. *Ernährungspsychologie*, 3. Auflage, Frankfurt a. M. 1986
Döcker, Ulrike | Kloimüller, Irene | Landsteiner, Günther | Nohel, Christian | Payer, Harald | Rützler, Hanni | Sieder, Reinhard | Stocker, Kurt *Fetter Schwerer Schneller Mehr – Mythen und Fakten vom Essen und Trinken*, IKUS Lectures, Wien 1994
Döcker, Ulrike *Die Ordnung der bürgerlichen Welt, Verhaltensideale und soziale Praktiken im 19. Jahrhundert*, Frankfurt a. M. 1994
Dollase, Jürgen *Geschmacksschule*, Wiesbaden 2005
Dollase, Jürgen *Kulinarische Intelligenz – $E=mc^2$*, Wiesbaden 2006
Döring, Tobias | Heide, Markus | Mühleisen, Susanne *Eating Culture – The Poetics and Politics of Food*, Heidelberg 2003
Doskoch, Peter *Das Geheimnis des Erfolgs: Der lange Atem*, In:

Psychologie Heute, Heft 5, Weinheim 2006
Douglas, Mary *Les structures du culinaire*, Communications 31, Paris 1979
Douglas, Mary *Reinheit und Gefährdung. Eine Studie zu Vorstellungen von Verunreinigung und Tabu*, Berlin 1985
Dychtwald, Maddy *Cycles*, USA 2003
Eichholzer, Monika | Camenzind-Frey Esther | Matzke, Annette | Amadò, Renato | Ballmer, Peter E. | et al. *Fünfter Schweizerischer Ernährungsbericht*, Bern 2005
Elmadfa, Ibrahim | Weichselbaum, Elisabeth *European Nutrition & Health Report*, Basel 2004
Elmadfa, Ibrahim (Hg.): *Österreichischer Ernährungsbericht 2003*, Wien 2003
Ernst, Heiko *Ins Grübeln kommen – und wieder raus*, In: Psychologie Heute, Heft 9, Weinheim 2004
Ernst, Heiko *Was gibt's Neues? Warum wir Informationsjunkies sind*, In: Psychologie Heute, Heft 7, Weinheim 2006
Escher, Felix | Buddeberg, Claus *Essen und Trinken zwischen Ernährung, Kult und Kultur*, Zürich 2003
Fernández-Armesto, Felipe *Near a Thousand Tables – a History of Food*, New York 2004
Fischer, Ernst *Wie wirklich ist die Wirklichkeit*, In: Geo Wissen, Heft 9, Hamburg 1997
Fischler, Claude *L'Homnivore. Le goût, la cuisine et le corps*, Paris 1993
Fischler, Claude *Les aventures de la douceur*, In: Autrement 138, 1993
Fischler, Claude *Man ist, was man isst*. In: Neue Zürcher Zeitung, 14./15. Oktober, Zürich 2000
Flocker, Michael *Das süße Leben – Ein Sammelsurium für Genießer*, München 2005
Focus *Der Markt für Essen und Genießen: Getränke- und Foodtrends*, Unter: www.medialine.focus.de
Focus *Food-Trends: Convenience auf Wachstumskurs*, Unter: www.medialine.focus.de
Food and Drug Administration (FDA) *Nutrition Labeling and Education Act (NLEA)*, Rockville, Maryland 1990
Frewer, Lynn | Risvik, Einar | Schifferstein, Hendrik *Food, People and Society – A European Perspective of Consumers' Food Choices*, Heidelberg 2001
Fricker, Alfons *Lebensmittel mit allen Sinnen prüfen!*, Heidelberg 1984
Gauléjac de, Vincent *La Société malade de la gestion. Idéologie gestionnaire, pouvoir managérial et harcèlement social*, Paris 2005
Gavin, Mary | Dowshen, Steven | Izenberg, Neil *Kinderleicht – Gesunde Ernährung und Bewegung für Kinder*, London 2004

Geo Wissen *Kindheit & Erziehung – Die ersten 10 Jahre*, Nr. 37, Hamburg 2006

Giger, Andreas *Lebensqualitäts-Märkte – Wege aus der Sättigungsfalle*, Kelkheim 2004

Gniech, Gisla *Essen und Psyche – Über Hunger und Sattheit, Genuss und Kultur*, Heidelberg 1996

Grannemann, Jörg *Schokolade – Ein Stück vom Glück*, Weil der Stadt 1998

Grawert-May, Erik *Fast Food und Horror vacui. Über einige Tischmanieren*, In: Freibeuter 47, Berlin 1991

Guilbert, Philippe | Perrin-Escalon, Hélène *Baromètre Santé Nutrition*, Paris 2004

Guiliano, Mireille *Warum französische Frauen nicht dick werden*, Berlin 2004

Hager, Isabella *Die Küche der Mikrowellengeneration*, In: Der Standard, 15. Oktober, Wien 2003

Haltmeier, Hans *Fühlen, Riechen, Sehen – Das geheime Leben der Pflanzen*, In: Geo, Nr. 11, Hamburg 1999

Hamm, Michael *Kann denn Essen Sünde sein?*, Niederhausen 2001

Harris, Marvin *Kannibalen und Könige – Die Wachstumsgrenzen der Hochkulturen*, München 1995

Haumer, Hans | et al. *Prävention und Therapie der Adipositas – Evidenzbasierte Leitlinie*, Deutsche Gesellschaft für Ernährung, Deutsche Adipositas Gesellschaft, Deutsche Diabetes Gesellschaft, Düsseldorf 2002

Heilbrunn, Benoît *Les pouvoirs de l'enfant-consommateur*, Paris 2004

Heitmann, Matthias | Balzer, Eva *Leben zwischen Yin und Yang*, In: NOVO 64/65, Frankfurt 2003

Herpin, Nicolas *Le repas comme institution. Compte rendu d'une enquête exploratoire*, In: Revue française de sociologie 29, Paris 1988

Hoffmann, Ot *Über das allmähliche Verschwinden des Haushaltes*, In: Oikos – Von der Feuerstelle zur Mikrowelle. Haushalt und Wohnen im Wandel. Ausstellungskatalog, Gießen 1992

Honsig, Markus *Liebe geht durch den Magen*, In: Universum, Juni, Wien 2004

Horx, Matthias | Friedemann, Christiane *Trend-Report 2006*, Kelkheim 2005

Horx, Matthias *Der Selfness-Trend – Was kommt nach Wellness?* Zukunftsinstitut GmbH, Kelkheim 2004

Horx, Matthias *Future Fitness*, Frankfurt 2003

Huber, Michael *Die Speisen-Spekulanten*, In: Kurier, 16. November, Wien 2003

Huber, Thomas | Steinle, Andreas *Hyper-Consuming 2010*, In: Zukunftsinstitut GmbH, Kelkheim 2005

Jütte, Robert *Geschichte der Sinne – Von der Antike bis zum Cyberspace*, München 2000
Juul, Jesper *Was gibt's heute? Gemeinsam essen macht Familie stark*, Basel 2005
Kälke, Marion *Die Sünden der Satten*, In: Spektrum der Wissenschaft, Dossier 4, Heidelberg 2004
Kaufmann, Jean-Claude *Die Erfindung des Ich. Eine Theorie der Identität*, Konstanz 2005
Kaufmann, Jean-Claude *Singlefrau und Märchenprinz. Über die Einsamkeit moderner Frauen*, Konstanz 2002
Kaufmann, Jean-Claude *Kochende Leidenschaft – Soziologie vom Kochen und Essen*, Konstanz 2006
Klotter, Christian *Genuß statt Askese*, In: Stiftung Warentest, Berlin 1999
KORA (Kooperative Gesundheitsförderung in der Region Augsburg), Unter: www.gsf.de
Lebensmittel Zeitung Spezial *Food Trends – Die Entdeckung neuer Genussmotive*, Frankfurt a. M. 2006
Leihmüller, Gertraud *Wenn ich nur aufhören könnt'*, In: Salzburger Nachrichten, 10. August, Salzburg 1998
Leitzmann, Claus *Ernährungskonzepte und Lebensqualität*, In: Neumann, Gerhard | Wierlacher, Alois | Wild, Rainer: Essen und Lebensmittelqualität, Frankfurt a. M. 2001
Leroi-Gourhan, André *Hand und Wort. Die Evolution von Technik, Sprache und Kunst*, Frankfurt a. M. 1980
Lévi-Strauss, Claude *Das Ende des Totemismus*, Frankfurt a. M. 1965
Livingstone, Barbara *Epidemiology of childhood obesity in Europe*, European Journal of Pediatrics 159, 2001
Lobner, Karin *Evidenzbasierte Ernährungsempfehlungen*, In: Ernährung heute, Wien 2006
Logue, Alexandra W. *Die Psychologie des Essens und Trinkens*, Heidelberg 1995
Lombardi, Dennis *Spoilt for choice, a survey of food*, In: The Economist, London 2003
Lotter, Wolf *Wurzelbehandlung*, In: brand fünfzig, Wirtschaftsmagazin, Heft 06, Hamburg 2004
Lustig, Robert Zitiert unter: http://www.sciencedaily.com/releases/2006/08/060811192215.htm
MacClancy, Jeremy *Gaumenkitzel – Von der Lust am Essen*, Frankfurt a. M. 1997
Marenco, Claudine *Manières de table, modèle de mœurs*, Cachan 1992
Mensink, Gert *Was essen wir heute? Ernährungsverhalten in Deutschland*, Beiträge zur Gesundheitsberichterstattung des Bundes,

Robert Koch Institut, Berlin 2002
Merkle, Heidrun *Tafelfreuden – Eine Geschichte des Genießens*, Düsseldorf/Zürich 2001
Mewes, Susanne *Ist Übergewicht ansteckend?*, In: Natur und Wissenschaft, Frankfurter Allgemeine Zeitung, 21. Februar 2006
Miller, Timothy *How to want what you have*. In: Psychologie Heute, Heft 2, Weinheim 2004
Mintz, Sidney W. *Die süße Macht. Kulturgeschichte des Zuckers*, Frankfurt a. M. 1987
Mörixbauer, Angela *Diabetes-Prävention: Schlüsselfaktor Übergewicht*, In: Ernährung heute, Wien 2006
Moser, Franz (Hg.): *Gesundheit in einer zukünftigen Gesellschaft*, Veranstaltungsreihe Strategien der Nachhaltigkeit, Tagungsband zum Symposium, Graz 1994.
Mühlemann, Pascale *State-of-the-Art-Bericht Fast Food und Gesundheit – Wie wirkt sich der regelmäßige Konsum von Schnellgerichten auf unsere Gesundheit aus?*, Schweizerische Gesellschaft für Ernährung und Bundesamt für Gesundheit, Bern 2005
Muxel, Anne *Individu et mèmoire familiale,* Paris 1996
Neumann, Gerhard | Wierlacher, Alois | Wild, Rainer *Essen und Lebensmittelqualität*, Frankfurt 2001
Niedermann, Anne | et al. *Wellness statt Askese: Gesunde Ernährung als Wunsch der Bevölkerung*, In: Ernährungs-Umschau 47, Heft 5, Frankfurt a. M. 2000
Nohel, Christian | Payer, Harald | Rützler, Hanni *2. Österreichischer Lebensmittelbericht, Die Entwicklung des Lebensmittelsektors von 1995 bis 2002*, Bundesministerium für Land- und Forstwirtschaft, Umwelt und Wasserschutz (Hg.), Wien 2003
Nohel, Christian | Payer, Harald | Rützler, Hanni *Lebensmittelreport*, Wien 1999
Nuber, Ursula *Die erschöpfte Seele*, In: Psychologie Heute, Heft 8, Weinheim 2006
Nuber, Ursula *Resilienz: Immun gegen das Schicksal?*, In: Psychologie Heute, Heft 9, Weinheim 2005
Nuber, Ursula *Warum wir essen, was wir essen*, In: Psychologie Heute Compact, Heft 14, Weinheim 2006
Oltensdorf, Ulrich *Mahlzeiten in Deutschland*, In: DGE (Deutsche Gesellschaft für Ernährung), Info 12, Frankfurt a. M. 2002
Palm, Kurt *Suppe Taube Spargel Sehr Sehr Gut – Essen und trinken mit Adalbert Stifter*, ein literarisches Kochbuch, Wien 2002
Paulus, Jochen *Auswahl macht dick*, Psychologie Heute, Heft 1, Weinheim 2002
Pétonnet, Colette *Ces gens-là*, Paris 1968

Pettijohn, L. *Mood and carbohydrate cravings*, Department of Psychology, University of South Alabama, Appetite 36, USA 2001
Pfannhauser, Werner | Leitner, Erich | Siegmund, Barbara *Grundlagen der Lebensmittelsensorik*, Institut für Lebensmittelchemie und -technologie, Graz 2003
Pfirsch, Jean-Vincent *La saveur des sociétés. Sociologie des goûts alimentaires en France et en Allemagne*, Rennes 1997
Pinsker, Jochen *Chancen besser Nutzen*, Vortragsunterlagen zum Beitrag bei den 30. Internorga-Fachgesprächen für Gemeinschaftsverpflegung und Catering, Hamburg 2004
Pinstrup-Andersen, Per | Pandya-Lorch, Rajul | Rosegrant, Marc W. *World Food prospects. Critical issues for the early 21st century*, IFPRI Food Policy Statement. International Food Policy Resarch Institute 29, Washington D. C., 1999
Plattig, Karl-Heinz *Spürnasen und Feinschmecker – Die chemischen Sinne des Menschen*. Frankfurt a. M. 1995
Poulain, Jean-Pierre *La décision alimentaire*, In: Courbeau, Jean-Pierre | Poulain, Jean-Pierre: Penser l'alimentation. Entre imaginaire et rationalité, Toulouse 2002
Pudel, Volker | Westenhöfer, Joachim *Ernährungspsychologie – Eine Einführung*, Göttingen 1991
Pudel, Volker | Ellrott, Thomas *Wirksamkeit und Sicherheit kohlenhydratarmer Diäten – Eine Meta-Analyse*, In: DGE Info, Nr. 1, Frankfurt a. M. 2004
Pudel, Volker *Fett macht fett*. In: Süddeutsche Zeitung Magazin, 6. Dezember, München 2002
Pudel, Volker *Ketchup, Big Mac, Gummibärchen – Essen im Schlaraffenland*, Berlin 1995
Randow, Gero *Genießen – Eine Ausschweifung*, München 2003
Ray, Paul H. *Vorreiter einer neuen Kultur?* In: Psychologie Heute, Heft 3, Weinheim 2004
Regenass, Romeo *Kinder reagieren auf Food-Werbung*, In: Tages-Anzeiger 2005
Reiss, Stephen *www.reiss-profil.at*
Rigotti, Francesca *Philosophie in der Küche – Kleine Kritik der kulinarischen Vernunft*, München 2002
Röbke, Thomas *Und, schmeckt's?* In: Die Zeit 43, Hamburg 2002
Rolls, B. J. | et al.: *Changing the Energy Density of the Diet as a Strategy for Weight Management*, 2005
Rousseau, Jean-Jacques *Émile ou De l'éducation*, Paris 1762
Rützler, Hanni *Bewusst Essen Gesund Leben – Eine kritische Anleitung zur vollwertigen Ernährung*, Wien 1995
Rützler, Hanni *Ernährungsgewohnheiten von Erwachsenen in Wien*,

In: WHO Projekt – Gesunde Stadt Wien (Hg.): 1. Wiener Ernährungsbericht, Wien 1994
Rützler, Hanni *Executive Summary der AC Nielsen Essensstudien Sommer 1999 und Winter 2000*, In: AC Nielsen Essensstudie – Wie isst Österreich? Wien 2000
Rützler, Hanni *Mahlzeiten. Lebensmittel. Nährstoffe. Ergebnisse einer repräsentativen Verzehrserhebung*, In: Institut für Kulturstudien (Hg.): Ernährungsweisen, Ess- und Trinkkulturen in Österreich, Vol. 3., Wien 1994
Rützler, Hanni *Was essen wir morgen?* Wien 2005
Scheck, Alexandra *Einfluss der Ernährung auf Depressivität und Stresstoleranz*, In: Ernährungs-Umschau 50, Frankfurt a. M. 2003
Schopper, Doris *Gesundes Körpergewicht: Wie können wir Übergewichtsepidemien entgegenwirken – Wissenschaftliche Grundlage zur Erarbeitung einer Strategie für die Schweiz*, Bern 2005
Schwartz, Barry *Anleitung zur Unzufriedenheit – Warum weniger glücklicher macht*, Berlin 2004
Schwedt, Georg *Experimente rund ums Kochen, Braten, Backen*, Weinheim 2004
Sieder, Reinhard *Einkaufen, Kochen, Essen und Trinken im praktischen Lebenszusammenhang*, In: Institut für Kulturstudien (Hg.): Ernährungsweisen, Eß- und Trinkkulturen in Österreich, Vol. 2., Wien 1994
Singly de, François *La spécifité de la jeunesse dans les sociétés individualisées*. In: Comprendre 5, 2004
Sjöström, Lars *Fet Cells and Body Weight*, In: Logue, Alexandra w. Die Psychologie des Essens und Trinkens, Heidelberg 1995
Slater, Lauren *Von Menschen und Ratten – Die berühmten Experimente der Psychologie*, New York 2004
Spiekermann, Uwe *Auf dem Weg zur kalten Küche*. In: Psychologie Heute, Ausgabe 11, Weinheim 2002
Spitzmüller, Eva-Maria | Pflug-Schönfelder, Kristine | Leitzmüller, Claus *Ernährungsökologie – Essen zwischen Genuß und Verantwortung*, Heidelberg 1993
Stock, Ulrich *»Aroma, Aroma« – Das Basler Museum für Gestaltung stellt Gerüche aus*. In: Die Zeit, Nr. 26, 23. Juli, Hamburg 1995
Stummerer, Sonja | Hoblesreiter, Martin *Food Design – Von der Funktion zum Genuss*, Wien 2005
Tanner, Jakob *Modern Times – Industrialisierung und Ernährung in Europa und den USA im 19. und 20. Jahrhundert*, In: Essen und Trinken zwischen Ernährung, Kult und Kultur, ETH, Zürich 2003
Tenzer, Eva *Sag mir, was du isst ...* In: Psychologie Heute, Ausgabe 11, Weinheim 2002

Thompson, Edward P. *Zeit, Arbeitsdisziplin und Industriekapitalismus*, In: Plebejische Kultur und moralische Ökonomie. Aufsätze zur englischen Sozialgeschichte des 18. und 19. Jahrhunderts, Frankfurt a. M. | Berlin | Wien 1980

Tonnac de, Jean-Philippe *Anorexia. Enquête sur l'expérience de la faim*, Paris 2005

Troiano, Richard P. | Flegal, Katherine M. *Overweight Children and Adolescents*: Description, Epidemiology and Demographics, Pediatrics 101, 1998

Van Belteray, Christiane *Schlaraffenland – Ein Erlebnisbuch rund ums Essen, Schmecken und Genießen*, Freiburg im Breisgau 1999

Vanhoutte, Jean-Marc *La Relation formation-emploi dans la restauration. Travail salarié feminine, fin des chefs cuisiniers et nouvelles pratiques alimentaires*, Thèse de 3ieme cycle de sociologie, Université Paris, Nanterre 1982

VDD (Verband der Diätassistenten, Deutscher Bundesverband): *Wir essen, was wir wollen! Oder?* In: Ernährungsumschau 50, Heft 6, Umschau Zeitschriftenverlag, Frankfurt a. M. 2002

Visser, Margaret *Mahlzeit! Von den Erfindungen und Mythen, Verlockungen und Obsessionen, Geheimnissen und Tabus, die mit einem ganz gewöhnlichen Abendessen auf unseren Tisch kommen*, Frankfurt a. M. 1998

Von Arnim, Gabriele *Essen – kleine Philosophie der Passionen*, München 1998

Von Paczensky, Gert | Dünnebier, Anna *Kulturgeschichte des Essens und Trinkens*, München 1994

Von Randow, Gero *Genießen – Eine Ausschweifung*, Hamburg 2001

Wabitsch, Martin *Adipositas im Kindes- und Jugendalter: Empfehlungen einer US-amerikanischen Expertengruppe zur Diagnostik und Therapie*, Klinische Pädiatrie 212, 2000

Wabitsch, Martin *Overweight and obesity in European children and adolescents: Definition and diagnostic procedures, risk factors and consequences for later health outcome*, European Journal of Pediatrics 159, 2000

Wagner, Christoph *Fast schon Food – Die Geschichte des schnellen Essen*, Frankfurt | New York 1995

Wagner, Christoph *Jeder will ein Genießer sein.* In: Lust & Leben, Frühling 2004

Waterhouse, Debra *Why women need chocolate*, London 1995

Waysfeld, Bernard *Le Poids et moi*, Paris 2003

Weber, Max *Die protestantische Ethik und der Geist des Kapitalismus*, München 2004

Wenzel, Eike | Kirig, Anja | Huesmann, Anette *Gesundheitstrends 2010 –*

Von der Symptom-Medizin zur neuen Gesundheitskultur, In: Zukunfts-
institut GmbH, Kelkheim 2006
Wenzel, Eike | Kirig, Anja *Pleasure Markets – Die neuen Luxus- und
Genussmärkte*, In: Zukunftsinstitut GmbH, Kelkheim 2005
Whitaker, A. zitiert aus:
Logue, Alexandra W.: Die Psychologie des Essens und Trinkens,
Heidelberg 1995
WHO *MONICA-Projekt – Monitoring trends and determinants in
cardiovascular disease*, Unter: www.herzschlag-info.de
WHO | NUT | NCD *Obesity – Preventing and managing the global epidemic, Re-
port of a WHO Consultation on Obesity*, WHO/NUT/NCD/89.1, Geneve 1997
WHO *Obesity: Preventing and managing the global epidemic, Report of a
WHO consultation on obesity*, WHO Technical Report Series 894, 2000
Wirz, Albert *Die Moral auf dem Teller*, Zürich 1993
World Health Organisation and Food Agriculture Organisation
Diet, nutrition and the prevention of chronic diseases, WHO/FAO. 916, 2003,
Geneve. In: World Health Organisation, WHO Technical Report Series
www.spechzimmer.ch *Übergewicht und Adipositas bei 6–12-jährigen
Kindern in der Schweiz*, Unter: http://www.sprechzimmer.ch/modules

Aus unserem Programm:

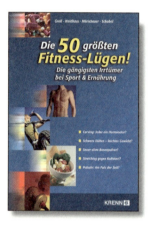

ISBN 978-3-902351-41-8

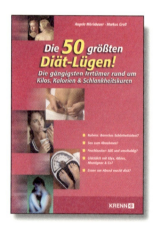

ISBN 978-3-902351-65-4

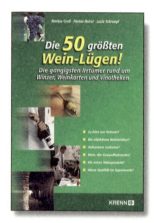

ISBN 978-3-902351-84-5

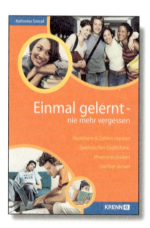

ISBN 978-3-902351-40-1

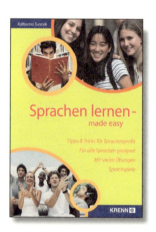

ISBN 978-3-902351-42-5

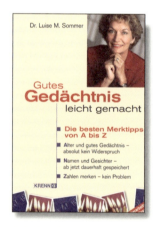

ISBN 978-3-902351-19-7

Bestellungen richten Sie bitte an die Hubert Krenn VerlagsgesmbH oder an Ihre Buchhandlung.

Hubert Krenn VerlagsgesmbH
A–1040 Wien · Gußhausstraße 18
Telefon: 01-585 34 72 · Fax: 01-585 04 83
hwk@buchagentur.at · www.hubertkrenn.at

Aus unserem Programm:

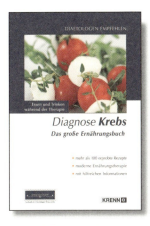

ISBN 978-3-902532-04-6

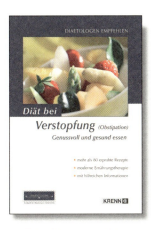

ISBN 978-3-902351-86-9

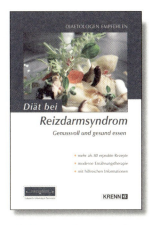

ISBN 978-3-902351-87-6

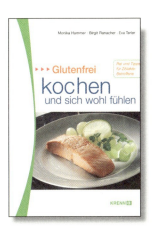

ISBN 978-3-902351-24-1

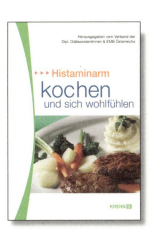

ISBN 978-3-902351-18-0

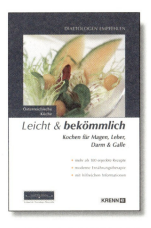

ISBN 978-3-902351-15-9

Bestellungen richten Sie bitte an die Hubert Krenn VerlagsgesmbH oder an Ihre Buchhandlung.

Hubert Krenn VerlagsgesmbH
A-1040 Wien · Gußhausstraße 18
Telefon: 01-585 34 72 · Fax: 01-585 04 83
hwk@buchagentur.at · www.hubertkrenn.at

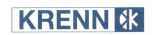

Aus unserem Programm:

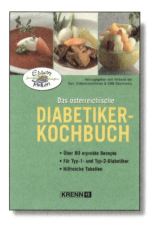
ISBN 978-3-9501316-6-6

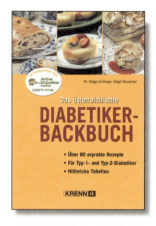
ISBN 978-3-9501316-7-3

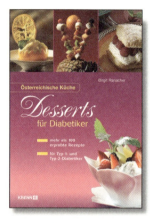
ISBN 978-3-902351-17-3

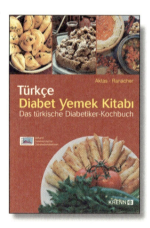
ISBN 978-3-902351-27-2

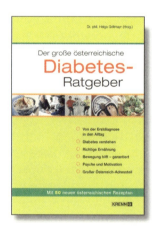
ISBN 978-3-902351-93-7

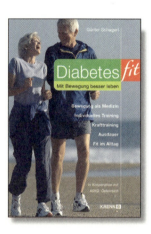
ISBN 978-3-902351-92-0

Bestellungen richten Sie bitte an die Hubert Krenn VerlagsgesmbH oder an Ihre Buchhandlung.

Hubert Krenn VerlagsgesmbH
A-1040 Wien · Gußhausstraße 18
Telefon: 01-585 34 72 · Fax: 01-585 04 83
hwk@buchagentur.at · www.hubertkrenn.at